Desnutrición Infantil

Fisiopatología, Clínica y Tratamiento Dietoterápico

•

Eduardo A. Roggiero
Mónica A. Di Sanzo

•

CORPUS

Roggiero, Eduardo A.
Desnutrición Infantil / Eduardo A. Roggiero y Mónica Di Sanzo - 1ª ed. - Rosario
Corpus Editorial y Distribuidora, 2007.
218 p.: il.; 24x16,5 cm.

ISBN 978-950-9030-39-8

1. Desnutrición Infantil. I. Di Sanzo, Mónica II. Título

CDD 362.176

Desnutrición Infantil
Eduardo A. Roggiero y Mónica Di Sanzo
1ª Edición

editorial@corpuslibros.com.ar
eroggiero@corpuslibros.com.ar
mdisanzo@corpuslibros.com.ar
www.corpuslibros.com.ar
Suipacha 581 - Tel/Fax: (+54 341) 439 4978 / 437 1327
(S2002LRK) Rosario - Argentina

Editor: Esteban Oscar Mestre

NOTA

La medicina es una ciencia en constante desarrollo. Conforme surjan nuevos conocimientos, se requerirán cambios de la terapéutica. El (los) autor (es) y los editores se han esforzado para que los cuadros de dosificación medicamentosa sean precisos y acordes con lo establecido en la fecha de publicación. Sin embargo, ante los posibles errores humanos y cambios en la medicina, ni los editores, ni cualquier otra persona que haya participado en la preparación de la obra garantizan que la información contenida en ella sea precisa o completa; tampoco son responsables de errores u omisiones, ni de los resultados que con dicha información se obtengan. Convendría recurrir a otras fuentes de datos, por ejemplo, y de manera particular, habrá que consultar la hoja de información que se adjunta con cada medicamento, para tener certeza de que la información de esta obra es precisa y no se han introducido cambios en la dosis recomendada o en las contraindicaciones para su administración. Esto es de particular importancia con respecto a fármacos nuevos o de uso no frecuente. También deberá consultarse a los laboratorios para información sobre los valores normales.

Tirada: 1000 ejemplares
Se terminó de imprimir en junio de 2007
Rosario - Argentina

Dedicado especialmente a María Alejandra, Evangelina y Marta.
Dr. Eduardo A. Roggiero

Con un cariño muy especial a mi esposo Sergio y a
mis verdaderos "maestros" de la vida...
mis hijos, Nicolás y Santiago.
Lic. Mónica A. Di Sanzo

Tenía hambre y formaron un comité para investigar mi hambre;
no tenía hogar e hicieron un informe sobre mi problema;
estaba enfermo y organizaron un seminario sobre la situación de los desprotegidos:
investigaron todos los aspectos de mi condición…
pero todavía tengo hambre, carezco de hogar y sigo enfermo.

Ulbricht TLV. "Priorities in agricultural research", *Food Policy*, 1976; 1: 313-9.

Autores

Eduardo Antonio Roggiero

Médico Pediatra
Ex Jefe de Residentes de Pediatría del Hospital Narciso López de Lanús, Buenos Aires
Médico Pediatra del Gobierno de la Ciudad Autónoma de Buenos Aires
Profesor Titular de Fisiopatología y Dietoterapia del Niño de la Carrera de Nutrición de la Fundación Barceló
Profesor Titular de Fisiopatología y Dietoterapia del Niño de la Carrera de Nutrición del Instituto Universitario ISALUD
Profesor Titular de Nutrición Materno Infantil de la Carrera de Nutrición del Instituto Universitario ISALUD
Jefe de Trabajos Prácticos de la materia Alimentación del Niño Sano, Carrera de Nutrición de la Universidad de Buenos Aires
Jefe de Trabajos Prácticos de la materia Fisiopatología y Dietoterapia del Niño, Carrera de Nutrición de la Universidad de Buenos Aires

Mónica Alejandra Di Sanzo

Licenciada en Nutrición de la UBA
Docente de Fisiopatología y Dietoterapia del Adulto, Cátedra I, Carrera de Nutrición Facultad de Medicina, UBA
Docente de Fisiopatología y Dietoterapia del Niño, Carrera de Nutrición Facultad de Medicina, UBA
Ex Jefa de Residentes de Nutrición, Hospital I. Pirovano. Realizó rotación de especialización en el Hospital de Pediatría Juan P. Garrahan

Colaboradores

María Alejandra Guzmán

Bioquímica de la UBA
Especialista en Bioquímica Clínica. Área Hematología y Hemostasia, UBA
Docente de la Cátedra de Hematología (Análisis Clínicos) de la Facultad de Farmacia y Bioquímica de la UBA
Bioquímica del Centro de Hematología y Trombosis
Bioquímica del Hospital de Quemados del GCBA
Ex integrante del plantel de FUNDALEU
Miembro de la Sociedad Argentina de Hematología

Silvana A. López Martínez

Licenciada en Nutrición
Ex residente del Hospital Pirovano de la Ciudad de Buenos Aires
Realizó rotaciones de especialización en la Unidad de Terapia Intensiva del Hospital Argerich y en el Hospital General Universitario G. Marañón de Madrid, España.
Co-autora de trabajos sobre desnutrición oculta presentados en el marco de la Residencia de Nutrición

Índice

Capítulo 6
Fisiopatología de la desnutrición crónica ... 45

Capítulo 7
Alteraciones intestinales en la desnutrición crónica ... 55

Capítulo 8
Alteraciones en el metabolismo de los nutrientes ... 63

Capítulo 9
Manifestaciones clínicas de la desnutrición crónica ... 73

Capítulo 10
Alteraciones bioquímicas de la desnutrición crónica ... 81

Capítulo 11
Fisiopatología de la desnutrición proteica ... 87

Prólogo

El Dr. Eduardo Roggiero y la Lic. Mónica Di Sanzo me concedieron el honor de prologar este libro que sin dudar acepté con gusto, por tratarse de dos muy queridos compañeros de trabajo.

Nadie más calificado que ellos, reconocidos profesionales en el tema, para escribir esta obra que seguramente tendrá un gran éxito.

La Nutrición es un campo científico que en los últimos años ha presentado importantes avances, quizá en parte por la creciente preocupación social existente sobre la repercusión que una alimentación inadecuada tiene sobre la salud. Lógicamente esta preocupación es mayor cuando se refiere a la Nutrición Infantil, ya que el niño es más susceptible que el adulto a las consecuencias negativas de ella.

En este trabajo, a través de sus 20 capítulos, los autores ponen al alcance del lector los conocimientos básicos y actualizados sobre una problemática antigua, pero no por eso menos actual, como es la *Desnutrición en la Infancia.*

Estoy segura que redundará en beneficio de los estudiantes y profesionales de la salud, quienes encontrarán en él un instrumento invalorable para la formación y la consulta en el ámbito de la nutrición infantil.

Les deseo el mayor de los éxitos y les expreso mi más merecido reconocimiento.

María Elena Torresani
Licenciada en Nutrición
Docente a cargo de Dietoterapia del Niño
Carrera de Licenciatura en Nutrición - UBA

Introducción

Palabras iniciales de los autores

Eduardo A. Roggiero
Mónica A. Di Sanzo

Tal vez sepamos que son muchos los individuos que en el mundo mueren por desnutrición y muchos más los que carecen de un adecuado saneamiento ambiental, agua potable y alimentos suficientes para desarrollarse en forma normal. Es inevitable conmoverse con las imágenes de niños desnutridos y familias enteras viviendo en la extrema miseria. (Imágenes 1 y 2) Pero lo que resulta imposible de hacer es lograr en nuestra mente la imagen de **2 400 millones de personas**. Parecería que en los hechos se llega a un punto en donde la razón no alcanza.

En el vestíbulo del siglo XXI, observar por la televisión la forma en que se construye una estación espacial o desarrolla la industria bélica (tan sólo por citar dos ejemplos) al mismo tiempo que millones de seres humanos viven, crecen y mueren en forma indigna, resulta un escenario incomprensible. En un mundo con un nivel de riqueza sin precedentes, las cifras del hambre resultan, entonces, vergonzosas.

Es que la prevención y tratamiento de la desnutrición no necesitan de sofisticadas tecnologías, avances científicos o drogas complejas y tal vez ésta sea la razón que nos impida comprender plenamente la realidad.

La desnutrición está presente hoy en día de la misma forma que hace millones de años cuando comenzaba la humanidad. Quizás la diferencia radique en que el hombre primitivo la aceptaba con la resignación de lo inevitable y el hombre actual haya decidido convivir con ella.

De poco sirven la sabiduría y los avances tecnológicos si no están al alcance de todos, y en materia social parece ser que la humanidad todavía está lejos de lograrlo.

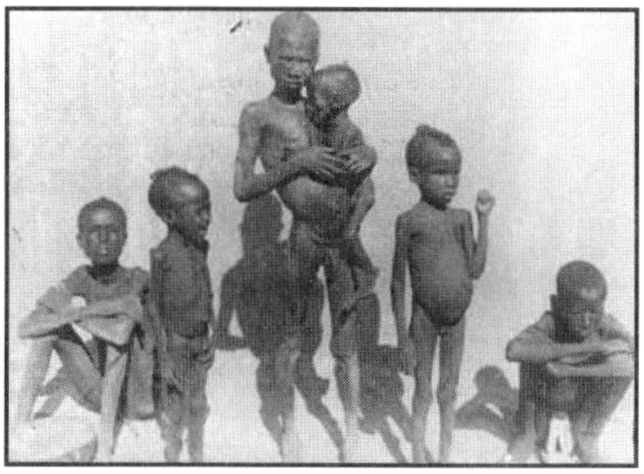

Imagen 1: Padres e hijos desnutridos viviendo en la extrema pobreza

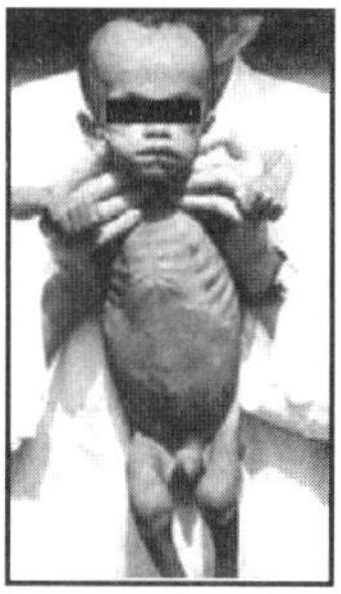

Imagen 2: Niño con desnutrición calórico-proteica grave

Breve reseña

1

Historia de la desnutrición

Eduardo A. Roggiero
Mónica A. Di Sanzo

Desde los comienzos de la historia, el mundo ha sufrido escasez de alimentos debido a pestes, sequías, catástrofes naturales, guerras, etc., que provocaron innumerables muertes por desnutrición. En ese tiempo, el hombre primitivo estaba muy expuesto a todo tipo de carencias nutricionales por la dificultad que tenía para conseguir su propio sustento. Pruebas de ello son la menor longevidad y contextura física que tenía respecto del hombre actual.

Durante siglos la humanidad contempló a las muertes por desnutrición con un sereno sometimiento, interpretándolas –tal vez– como hechos tan naturales como irremediables. Probablemente por indiferencia, resignación, o por la impotencia para actuar sobre ella, fue que pasaron miles de años sin que nadie se ocupara de hacer una descripción clínica de esta enfermedad. A pesar de ello, la asociación entre el hambre crónico y la desnutrición era un hecho conocido.

Cinco siglos antes de que fuera escrito el nuevo testamento, Hipócrates mencionaba que *el vigor del hambre puede influir violentamente en la constitución del hombre debilitándolo, haciéndolo enfermar e incluso, sucumbir.* Mientras tanto, los fallecimientos por alimentación insuficiente continuaron afectando a hombres, mujeres y, sobre todo, a niños durante milenios. Recién en el siglo XVII d.C. se utilizó por primera vez el término *marasmus* para definir a los niños afectados de adelgazamiento extremo por falta de alimentación. A pesar de esta definición, fueron pocos los que se ocuparon de esta enfermedad hasta mediados del siglo XIX. En 1843 se asoció a la desnutrición con la pobreza. Si bien por entonces había una clara percepción de su origen social, la imagen clínica que se tenía era todavía confusa. Hasta 1930 el cuadro clínico se fue describiendo en distintos lugares con los nombres de *atrepsia, hipotrepsia, distrofia, atrofia del lactante, milchnährschaden, mehlnährschaden, descomposición corporal y desnutrición.*

En 1933 Cicely Williams, pediatra del hospital de Accra, ubicado en la Costa de Oro africana –hoy Ghana–, describió una enfermedad nutricional en los niños asociada al consumo de dietas a base de maíz, similar a una descripción hecha en 1835 por Hinojosa en un poblado de Magdalena –hoy ciudad de México–. En 1935 publicó sobre esta enfermedad en la revista *Lancet* empleando la palabra ***Kwashiorkor***, término utilizado por los nativos que la padecían. En el dialecto de la región, *kwashiorkor* significa *enfermedad de los niños abandonados cuando nace el siguiente.* Con la Segunda Guerra Mundial la desnutrición se extendió por algunos países del sur de Europa. En 1946, Federico Gómez –un pediatra y cirujano mexicano– publicó un informe en donde se aclaraban los conceptos clínicos y se describían tres formas clínicas de distinta gravedad. Tres años más tarde, los representantes de la Organización para la Agricultura (FAO) y la Organización Mundial de la Salud (OMS) se reunieron para determinar si era posible que las enfermedades descritas hasta entonces en distintos lugares por distintos autores pudieran ser una misma entidad clínica. Se designó entonces a un comité de expertos para estudiar el tema en 10 países de África, quienes realizaron una descripción detallada del *kwashiorkor* y atribuyeron su origen en la deficiencia de proteínas en la dieta. Siguieron más tarde descripciones del *kwashiorkor* en Brasil y otros países de América Latina. Gradualmente se fue diferenciando a este tipo de desnutrición de la deficiencia calórico-proteica y muchos años más tarde, de la desnutrición oculta.

Desde entonces fueron muchos los que trabajaron, investigaron y colaboraron en los múltiples aspectos de esta enfermedad (sociales, económicos, políticos, psicológicos y, por supuesto, nutricionales) a tal punto que el conocimiento actual es muy amplio y en ciertos aspectos, exhaustivo. Sin embargo, es evidente que todo el esfuerzo cientificista con el que la desnutrición ha sido estudiada ha resultado insuficiente para erradicarla por completo. Es verdad que con el paso de los años han disminuido sus formas graves y mortales, pero simultáneamente aumentó la prevalencia de niños con peso y talla por debajo de los estándares de referencia así como las deficiencias ocultas de micro nutrientes.

A pesar de los avances científicos, tecnológicos y sociales que ha traído el nuevo siglo, resulta doloroso y lamentable tener que afirmar que para millones de personas en el mundo la desnutrición sigue tan vigente como en los principios de la humanidad.

- Edad: 1-4 años
- Historia de dieta *anormal* amamantado por una mujer embarazada o de edad avanzada
- Edema
- Emaciación
- Diarrea
- Úlceras de las mucosas
- Descamación de la piel de las piernas y antebrazos
- Hígado graso *no confluente*
- Invariablemente mortal si no se lo trata

Tabla Nº 1: Características de los niños con *kwashiorkor* según la descripción de Williams, 1933. *Ref: Protein-energy malnutrition. Waterlow JC. 1992*

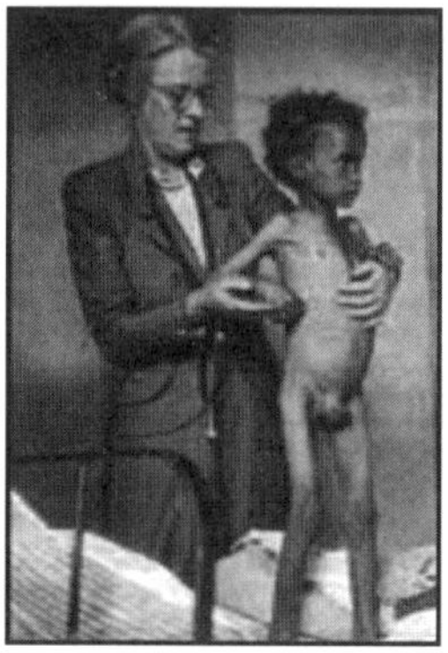

Imagen 3: Dra. Cicely Williams (1893-1992). Pediatra y sanitarista que describió por primera vez el *kwashiorkor* en una población de niños africanos

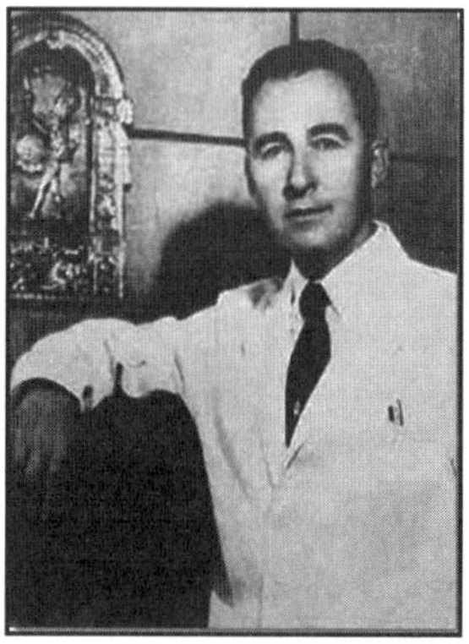

Imagen 4: Dr. Federico Gómez Santos (1897-1980). Pediatra y cirujano mexicano. Importante investigador de la desnutrición infantil. Autor de una clasificación que valora la gravedad del padecimiento según el déficit de peso

Bibliografía

- Gómez F, Ramos RK, Craviotto J, *et al. Manutrition in infancy and childhood with special reference to Kwashiorkor. Advances in Pediatrics*, Vol. II, Chicago, Year Book Publishers, 1955; 131-64.
- Gómez F. "Desnutrición", *Bol. Hosp. Inf.*, México, 1946; 3: 543-51.
- Hinojosa F. "Apuntes sobre una enfermedad del pueblo de la Magdalena", *Gaceta Médica de México*, 1865; 1: 137-9.
- Jelliffe DB. "Protein-calorie malnutrition in tropical preschool children", *J. Pediatr.*, 1959; 54: 227-56.
- Ballabriga A, Carrascosa A. *Malnutrición energético-proteica. Nutrición en la Infancia y Adolescencia*, Editorial Ergón, Madrid, 1998; 562-92.
- Vega L, Franco MS. "Hitos conceptuales en la historia de la desnutrición proteico-energética", *Salud Pública de México*, Vol. 41, 1999; 4: 328-33.
- Waterlow JC. "Protein-energy malnutrition", *Publ. Científica* 555, *OPS, OMS*, 1992.
- Williams CD. "*Kwashiorkor.* A nutritional disease of children associated with a maize diet", *Lancet*, 1935; 2: 1151-2.

La desnutrición como problema social

2

Eduardo A. Roggiero

2.1 Causas de desnutrición en una sociedad

Existe una regla sin excepción y es que cuando hay desnutrición en una comunidad, siempre hay niños pequeños afectados. Esto se debe a que el gasto que tienen por el crecimiento genera requerimientos nutricionales muy altos y por ende, difíciles de satisfacer. Por otra parte, para su alimentación, ellos dependen enteramente de terceros, quienes –la mayoría de las veces– no tienen recursos económicos o carecen de un nivel cultural suficiente como para cumplir adecuadamente con este rol.

La desnutrición infantil no es sólo el producto de una insuficiente ingesta alimentaria, sino el resultado de una combinación de factores socio-ambientales, tales como pobreza extrema, falta de trabajo, analfabetismo, baja cobertura de saneamiento ambiental, malas condiciones de vivienda, medio ambiente contaminado, inequidades sociales, políticas sanitarias ineficaces, etc.

Todos estos factores son particularmente prevalentes en los países que se encuentran en vías de desarrollo, en donde se observa un sostenido incremento del número de niños que viven en forma indigente.

Para la Organización Mundial de la Salud (OMS), los causales de desnutrición en una sociedad son:

a) *Problemas socioeconómicos:* Cuando el individuo, la familia o la comunidad, no tiene acceso a los alimentos en cantidades suficientes por estar marginada social o geográficamente; o cuando se carece de los medios mínimos de saneamiento ambiental, sobre todo de agua corriente y eliminación de excretas. En este sentido, la experiencia de muchos países en vías de desarrollo demuestra que una reducción de la pobreza tiene un impacto significativo en los índices de desnutrición. Sin embargo, las medidas económicas por sí solas, como única variable de control, no alcanzan para optimizar las condiciones de vida de las poblaciones. La mayor parte de las veces, los mejores ingresos no generan reducciones importantes de los indicadores sanitarios debido a que la pobreza es sólo una de muchas caras de un problema que se debe abordar en forma multidisciplinaria.

b) *Problemas educacionales:* Cuando por falta de educación se desconocen las prácticas básicas de higiene, las técnicas de conservación de los alimentos o las cantidades óptimas que se deben consumir. Está demostrado que el nivel educativo de una población, sobre todo el nivel educativo de sus mujeres, está íntimamente relacionado con su estado nutricional. Ejemplo de esto son los programas aplicados en mujeres nigerianas por la UNICEF que han podido reducir un 10% las tasas de desnutrición infantil después de haberlas educado en regímenes alimentarios.

c) *Problemas en la producción de alimentos:* Cuando la baja producción de alimentos provoca deficiente disponibilidad para cubrir las necesidades de una población. Sin embargo, una adecuada producción agrícola y ganadera tampoco garantiza el buen estado nutricional de todas las personas. Muchos países son productores y exportadores de alimentos y aún mantienen elevadas sus tasas de desnutrición debido a las exigencias del mercado. Con frecuencia los intereses económicos de una sociedad, transitan por carriles distintos al de las necesidades nutricionales de sus habitantes.

d) *Problemas en la conservación de los alimentos:* A pesar de los avances en materia de producción alimentaria, una parte importante de los alimentos producidos se pierde por diversos motivos antes de que puedan ser consumidos. En este sentido, un informe de la Organización de las Naciones Unidas para la Agricultura y la Alimentación (FAO-OMS) del año 2002 indica que alrededor del 25% de los granos que se siembran se pierde por un mal manejo luego de la cosecha, deterioro o infestación por plagas. Las pérdidas de alimentos fácilmente perecederos, como verduras y frutas, se calcula en un 50% y del total de alimentos que finalmente llega a los hogares, por distintas razones, se pierde un 10%.

e) *Problemas poblacionales:* En algunos países el problema poblacional es de gran importancia. En ellos el exceso de población y el hacinamiento pueden ser determinantes muy importantes de malnutrición. Sin embargo, es ingenuo creer que el problema del hambre se soluciona exclusivamente desde la planificación familiar ya que existen países con gran número de habitantes y mejores indicadores sanitarios que otros con menor población. (Cuadro 2.1)

Los problemas poblacionales están íntimamente relacionados con cuestiones socioeconómicas y culturales, entre ellas la migración interna que sufren muchos países que tienen desarrollada irregularmente su riqueza. En estos, parte importante de su población rural se ve obligada a migrar a la periferia de las grandes ciudades en busca de mejores oportunidades laborales, formando así pozos de pobreza y sufriendo un shock cultural en donde se pierden muchos hábitos y costumbres, entre ellas, la lactancia materna. De esta manera, los niños quedan expuestos a un ambiente ampliamente contaminado desde edades muy tempranas produciéndose enfermedades digestivas, respiratorias e infecciosas que inician el ciclo de la desnutrición.

f) *Problemas políticos:* Todos los países tienen mecanismos para formular y poner en marcha políticas de desarrollo. Los sistemas difieren de un país a otro, pero las políticas relacionadas con la agricultura, salud, educación y economía, determinan el bienestar de la gente, incluyendo su estado nutricional. La manera como la ideología política influye en la malnutrición es a través de los gobiernos que garantizan un acceso razonable o relativamente justo para todas las personas a los recursos esenciales, como vivienda, educación, alimentos y servicios de salud.

g) *Enfermedades:* Gran parte de las desnutriciones son causadas o agravadas por la presencia de enfermedades. La relación entre la malnutrición y las infecciones se ha estudiado y documentado ampliamente. La diarrea, las enfermedades respiratorias, los parásitos intestinales, el sarampión y el síndrome de inmunodeficiencia adquirida (SIDA) son causas importantes de desnutrición, así como las enfermedades no infecciosas: síndromes de mala absorción, enfermedades crónicas, muchos tipos de cáncer, procesos degenerativos y ciertas enfermedades psicológicas.

Como conclusión, se puede decir que la desnutrición infantil es mucho más que una carencia alimentaria y que las políticas sanitarias planificadas exclusivamente desde lo nutricional, sólo producen una mejoría parcial y transitoria del problema. Si bien el peso de cada uno de los causales es diferente en cada región, el abordaje debe ser, en todos los casos, multidisciplinario. En

País	**Población menor de 5 años (x 1 000)**	**Recién nacidos de bajo peso (en %)**	**Insuficiencia ponderal**		**Insuficiencia de talla (en %)**
			Moderada (en %)	**Grave (en %)**	
China	92 555	6	10	1	14
Guinea-Bissau	292	22	25	7	30

Fuente: Indicadores de salud. UNICEF. 2003

Cuadro 2.1: Comparación del estado nutricional de dos países con diferente población

tanto no mejoren las condiciones de saneamiento ambiental, disminuya el número de personas que vive en la pobreza extrema y mejoren el nivel educativo, la calidad de las viviendas, los índices de desempleo, las desigualdades sociales, etc. seguirán existiendo casos de desnutrición. El mayor problema radica en que (como informara el Comité de Expertos de la OMS en 1981) por sus múltiples causas, la desnutrición es a menudo la preocupación de todos y la responsabilidad de nadie.

2.2 Cifras de la pobreza en el mundo

En un documento preparado por la FAO OMS en 1995, se revisó toda la información disponible sobre la prevalencia del hambre y la malnutrición, proporcionando un cálculo global para las diversas regiones del mundo. Entre las cifras de este informe, se destacan:

- 2.400 millones de personas carecen de acceso a cualquier tipo de medios de saneamiento
- Más de 2.000 millones de personas –en su mayoría mujeres y niños– tienen carencia de micronutrientes, especialmente hierro, yodo y vitamina A
- 1.100 millones de personas, carecen de acceso a agua potable inocua
- 840 millones de personas tienen una ingesta alimentaria insuficiente, de los cuales más de la mitad son niños
- 226 millones de niños tiene talla baja, 183 millones tiene déficit de peso para su edad y 67 millones tienen déficit de peso para su talla
- 192 millones de niños sufren distintos grados de desnutrición calórico-proteica
- 1 de cada 5 personas del mundo en desarrollo presenta sub-nutrición crónica
- En los países en vías de desarrollo, entre un 6 a 48% de los niños menores de 5 años de edad padece formas leves y moderadas de desnutrición calórico-proteica y entre un 1 al 10%, formas graves
- Anualmente nacen en el mundo unos 24 millones de niños con bajo peso, lo que representa el 17% del total de nacimientos. Estos niños tienen mayor riesgo de muerte que los lactantes de peso normal, sufren más enfermedades, retraso del desarrollo cognitivo y tienen mayores probabilidades de estar desnutridos durante su niñez
- En los países en vías de desarrollo anualmente mueren más de 6 millones de niños menores de 5 años por desnutrición (55% del total de muertes en ese intervalo etario)
- En Asia meridional los niños desnutridos representan la mitad de la población total de niños y en los países de África al sur del Sahara, la tercera parte

2.3 Cifras de la pobreza en América Latina

Datos de UNICEF (1998) informan que:

- Más del 40% de las familias latinoamericanas vive por debajo de lo que se considera *el nivel crítico de pobreza* y el 20% de éstas vive en condiciones de pobreza absoluta
- La mortalidad infantil en la región es cinco veces mayor a la de los países desarrollados
- Estudios acerca del estado nutricional de la población latinoamericana muestran que cerca del 65% de los niños menores de 6 años sufre de diversos grados de desnutrición

En la actualidad, la población de América Latina aumenta a un ritmo superior al de su crecimiento económico, a diferencia de lo registrado en las primeras décadas de la posguerra. Entre los años 1980-2000 la población latinoamericana aumentó alrededor de un 50%, en tanto que en el mismo período su economía creció globalmente sólo el 7% (sumando de forma algebraica los crecimientos y retrocesos), lo que significa que la calidad de vida promedio se redujo a la mitad y que la pobreza prácticamente se duplicó desde 1980. Esto contrasta con las cifras del período 1960-1980 cuando la economía creció en un 75% y, aunque fue similar al aumento poblacional, en esos años la pobreza no creció.

A pesar de todo lo expuesto, la desnutrición infantil no se limita al mundo en desarrollo. En algunas naciones industrializadas, las crecientes desigualdades en materia de ingresos, en combinación con la disminución de la protección social, repercuten de una manera preocupante sobre la nutrición de los niños. En ellas, también se pueden observar casos de desnutrición en grupos marginados sometidos a restricciones dietéticas por consideraciones religiosas o estilos de vida particulares.

2.4 Ciclos de la desnutrición

En la desnutrición se producen ciclos de perpetuidad que complican y dificultan la resolución del problema.

2.4.1 Retraso de crecimiento a través de las generaciones

Una nutrición insuficiente se puede perpetuar de generación en generación. Las jóvenes con retraso en su crecimiento se convierten en mujeres de baja estatura con mayores probabilidades de dar a luz niños con bajo peso. Cuando se trata de niñas, es muy probable que perpetúen el ciclo convirtiéndose en mujeres de baja estatura y así sucesivamente. El embarazo entre adolescentes aumenta el riesgo de bajo peso al nacer y la dificultad de interrumpir el ciclo.

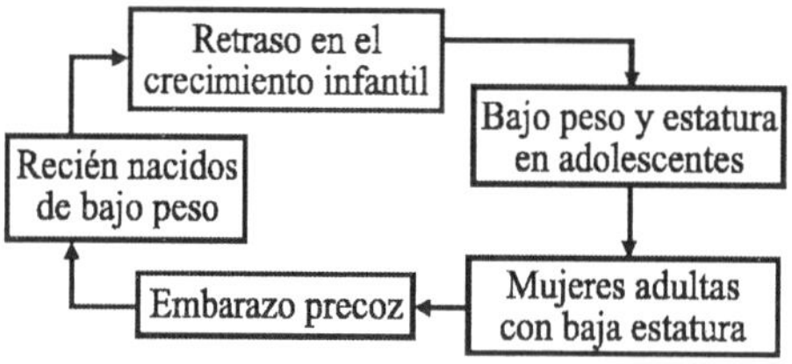

Cuadro 2.2: Retraso de crecimiento a través de las generaciones

2.4.2 Alteraciones en el desarrollo cerebral

La relación entre desnutrición y desarrollo del intelecto es un tema de controversia entre distintos autores debido a lo difícil que resulta separar los distintos factores que influyen en la inteligencia. La nutrición y el medio ambiente son dos factores inseparables que condicionan el desarrollo del niño, tanto sea en la adquisición de habilidades motoras gruesas y finas, como en la conducta e inteligencia final. A pesar de estas dificultades, son numerosos los trabajos que reconocen que la desnutrición en los primeros años de vida se relaciona con deficiencias del desarrollo intelectual del niño y disminución de su capacidad de aprendizaje.

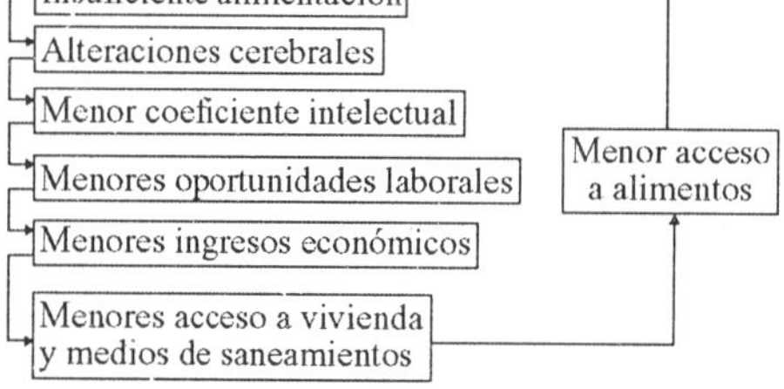

Cuadro 2.3: Alteraciones en el desarrollo cerebral

No hay una respuesta contundente respecto de si las consecuencias intelectuales a la desnutrición son irreversibles. La intensidad, el momento y duración de la deprivación nutricional, así como el grado de estimulación familiar, la calidad de la rehabilitación y el soporte psicosocial pueden conducir entre todos, a un buen o mal resultado. Mientras tanto, la mejor conducta continúa siendo la prevención a través de la adecuada alimentación durante el embarazo y primeros años de vida, la educación y el saneamiento ambiental.

2.4.3 Alteraciones inmunológicas

La desnutrición compromete en forma importante y precoz la inmunidad del individuo –especialmente la inmunidad celular– produciéndose una estrecha y directa interrelación con la infección. Las infecciones en los niños desnutridos no sólo son más frecuentes sino también más graves, prolongadas y complicadas. como la tuberculosis y las enfermedades intestinales y respiratorias. En cada episodio infeccioso el estado nutricional se deteriora y el ciclo se repite. Desde otra óptica, cada internación por desnutrición e infección aumenta el gasto en salud y el recurso económico se desvía a tratar las complicaciones en lugar de mejorar las condiciones sanitarias de la población.

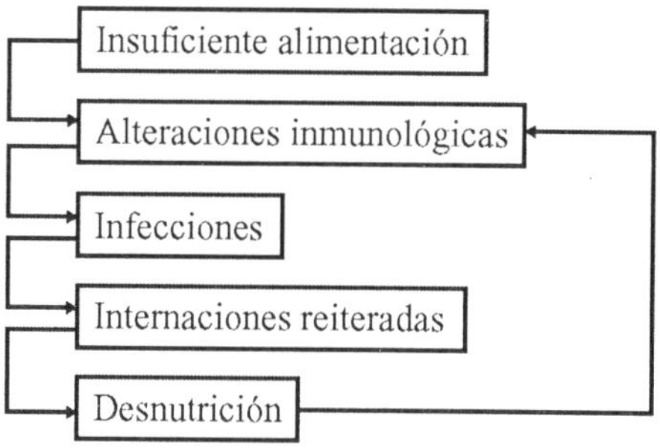

Cuadro 2.4: Alteraciones en sistema inmunológico

2.4.4 Hábitos alimentarios

Los deficientes hábitos alimentarios, que se generan durante la infancia, se trasladan a la edad adulta y luego se repiten culturalmente en las generaciones sucesivas.

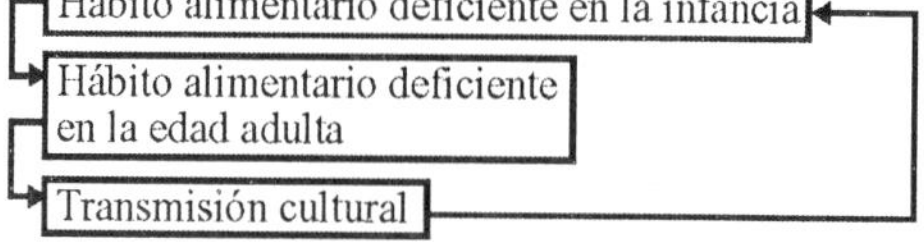

Cuadro 2.5: Ciclo de los hábitos alimentarios

2.5 Estrategias de la OMS para prevenir la desnutrición en el mundo

La descripción de los problemas relacionados con la desnutrición, muestra la complejidad de sus causas y, por ende, de sus soluciones. Los políticos, economistas, demógrafos, sociólogos, antropólogos, expertos en agricultura y personal de salud juegan un importante rol en el control de la desnutrición. Está demostrado que no se puede controlar el hambre desde un área sola y que la mejor estrategia es aquella que proviene de la multidisciplina, incluyendo la participación de la misma comunidad afectada. Para esto, la OMS propone once puntos clave de trabajo:

- Alimentación adecuada de la madre durante el embarazo
- Lactancia materna exclusiva durante los primeros cuatro a seis meses de vida
- Ablactación adecuada
- Saneamiento ambiental
- Vacunación universal
- Desparasitación intestinal periódica, en áreas de riesgo
- Vigilancia del crecimiento
- Apoyo alimentario directo
- Fortificación de alimentos
- Suplementación nutricional
- Atención integral del niño enfermo

La presencia de un niño desnutrido en una familia debe hacer pensar que otros miembros de su mismo hogar están corriendo el mismo riesgo nutricional. De la misma manera, una alta prevalencia de niños desnutridos o con retardo de crecimiento en una comunidad indica que toda la población se encuentra en situación de riesgo.

Como conclusión, se transcribe un fragmento del discurso inicial de la Conferencia Internacional de Nutrición, que se realizó en el seno de la Organización de las Naciones Unidas para la Agricultura y la Alimentación (FAO) y la Organización Mundial de la Salud (OMS), en Roma, en diciembre de 1992: "Nosotros, ministros y plenipotenciarios, representantes de 159 estados... reconocemos que mundialmente hay alimentos suficientes para todos y que el problema principal es el acceso desigual a esos alimentos. Teniendo en cuenta el derecho a un nivel de vida adecuado, incluida la alimentación, que se expresa en la Declaración Universal de los Derechos Humanos, nos comprometemos a actuar solidariamente para lograr que la eliminación del hambre llegue a ser una realidad. Declaramos, asimismo nuestro firme compromiso de actuar juntos para asegurar un bienestar nutricional duradero a todos, en un mundo pacífico, justo y con un ambiente sano".

Bibliografía

- ACC/SCN, *Second Report on the World Nutrition Situation*: Vol. I: "Global and Regional Results", ACC/SCN, Ginebra, 1992.
- Bueno M, Sarría A. "Malnutrición del lactante". En: *Nutrición en Pediatría.* Bueno M, Sarría A, Pérez González JM, Ed. Ergón, Madrid, 2003; 313-22.
- Datos del UNICEF. En: www.unicef.org
- Dirección de Estadística de la FAO OMS. En: www.fao.org/documents/show
- Grant JP. *The State of the World's Children 1989*, UNICEF: Oxford University Press, 1989.
- Jelliffe B. "Protein calorie malnutrition in tropical pre-school children: a review of recent knowledge", *J. Pediatr.*, 1959; 54: 227-32.
- Latham MC. "Nutrición Humana en el Mundo en Desarrollo", Organización de las Naciones Unidas para la Agricultura y la Alimentación, Colección FAO: *Alimentación y nutrición* N° 29 de las FAO, OMS, Roma, 2002.
- Lechtig A. "Early Malnutrition Growth and Development". En: Gracey M, Falkner F (eds.) *Nutritional Needs and Assessment of Nomal Growth.* Workshop Series. Raven Press, New York, 1985; 7: 185-219,
- Levav M, Cruz ME, Mirsky AF. "EEG abnormalities, malnutrition, parasitism and goitre: An study of school children in Ecuador", *Acta Paediatr.*, 1995; 84: 197-202.
- Panorama Epidemiológico 1990-1997. En: www.cenids.insp.mx.
- UNICEF: *El estado mundial de la infancia. Nutrición*, New York: UNICEF, 3 UN Plaza, 1998.

Evaluación del estado nutricional

3

Mónica A. Di Sanzo
Silvana A. López Martínez
Eduardo A. Roggiero

Pocas áreas de la nutrición han sido objeto de tanto estudio como las relacionadas con la evaluación del estado nutricional, en razón de que ésta no es sólo una disciplina sino también un instrumento operacional que permite definir conductas clínicas y sanitarias. En el ámbito clínico detecta a los individuos –en este caso niños– que necesitan una intervención o apoyo nutricional y en el ámbito epidemiológico permite el diseño, la implementación, el monitoreo y la evaluación del impacto de los programas nutricionales que se aplican sobre las poblaciones.

La OMS define a la evaluación nutricional como *la interpretación de la información obtenida a través de estudios antropométricos, bioquímicos y/o clínicos; que se utiliza para determinar la situación nutricional de individuos o de poblaciones en forma de encuestas, vigilancia o pesquisa.*

3.1 Herramientas de la evaluación nutricional

El crecimiento y desarrollo son dos pilares alrededor de los cuales se estructura la atención sanitaria infantil. Por esta razón, su evaluación y vigilancia desde la concepción hasta la madurez constituye una de las acciones más relevantes de la atención primaria.

El crecimiento de un niño evidencia la eficacia con la que se satisfacen sus necesidades nutricionales, las que dependen del comportamiento e ingesta alimentarias, la absorción intestinal, la existencia de enfermedades agudas o crónicas, el entorno social, los patrones culturales, etc. En consecuencia, la valoración del estado nutricional no sólo refleja el estado de salud del niño o población infantil, sino que aporta información sobre los múltiples aspectos de los cuales éste depende.

El estado nutricional se evalúa con tres elementos:

- La historia alimentaria o dietética
- La evaluación antropométrica
- Los indicadores bioquímicos

3.2 Historia alimentaria o dietética

La historia alimentaria o dietética, si es obtenida cuidadosamente, es muy útil para caracterizar los primeros estadios de una deficiencia nutricional y el riesgo de padecerla. En este sentido, permite determinar si un niño padece o se encuentra en riesgo de padecer la carencia de uno o más nutrientes.

La historia dietética debe investigar:

- La duración de la lactancia materna
- El momento de incorporación de alimentos diferentes a la leche materna; sobre todo la de leche de vaca sin fortificar
- La frecuencia y el cumplimiento de la suplementación vitamínica y mineral
- La preparación de los alimentos, la reconstitución de las fórmulas lácteas en polvo, la densidad calórica de las papillas, el agregado de aceite o leche en las preparaciones, etc.

- La variedad y forma de conservar los alimentos de la dieta

Además de los mencionados, la historia alimentaria debe registrar:

Antecedentes del niño
- La edad gestacional y el peso de nacimiento
- Información sobre el crecimiento hasta el momento de la evaluación
- Antecedentes patológicos (alergias, enfermedades gastrointestinales, intolerancias alimentarias, problemas deglutorios, etc.)
- Variaciones en el apetito, grado de interés por los alimentos
- Variaciones recientes de peso

Factores relacionados con el vínculo madre-hijo
- Interés de los padres por la alimentación del niño
- Tiempo que la madre dispone para la atención del niño
- Cantidad de niños en el hogar
- Situaciones de riesgo afectivo: Madre adolescente, sin instrucción, soltera o con pareja inestable, etc.

Factores socioeconómicos
- Nivel socioeconómico
- Accesibilidad y sistema de compras de alimentos
- Riesgo social: Familia numerosa, inestabilidad laboral, madre como único sostén de la familia, alcoholismo o drogadicción en los miembros del hogar, etc.

Factores medioambientales
- Tipo de vivienda
- Cantidad de habitantes por vivienda
- Accesibilidad a medios de saneamiento: eliminación de excretas, recolección de residuos, provisión de agua potable, atención sanitaria, etc.

3.2.1 Evaluación de la ingesta alimentaria

La información que se obtiene a partir de la historia alimentaria puede ser de dos tipos, retrospectiva y prospectiva. La primera corresponde al interrogatorio y registro de lo ingerido en las veinticuatro horas pasadas o la frecuencia con la que se consumen ciertos alimentos en un lapso determinado. La segunda es un registro de los alimentos que se consumirán en las próximas horas.

A pesar de no ser un procedimiento demasiado complejo, la valoración de la ingesta a nivel poblacional puede presentar algunas dificultades debido la posibilidad de errores en la metodología de evaluación. Por ejemplo:
- Errores en el encuestado por la tendencia de brindar respuestas *socialmente deseables*
- Errores en el entrevistador por la forma como se realiza el interrogatorio
- Errores en la valoración de la ingesta de los niños
- Errores en la utilización de las tablas de composición química de alimentos

Los errores originados en el uso de las tablas de composición química derivan del hecho de tener que convertir cantidades de alimentos a cantidades de nutrientes, por esta razón, la calidad de estas tablas y los factores de conversión utilizados para calcular el aporte de vitaminas y minerales, constituye una limitación importante para una adecuada valoración de ingesta. En la Argentina, si bien no se cuenta con una tabla de composición química de alimentos actualizada y completa, existen algunas recopilaciones suficientemente revisadas y útiles tanto para fines clínicos como de investigación.

La evaluación de la ingesta alimentaria se puede hacer de forma cualitativa o cuantitativa.

Evaluación cualitativa: A través del interrogatorio, este tipo de evaluación determina las conductas y los hábitos alimentarios respecto de los distintos grupos de alimentos (gustos, rechazos, frecuencia de consumo, etc.).

Evaluación cuantitativa: La evaluación cuantitativa, en cambio, es más precisa para expresar el consumo de los grupos de alimentos porque posibilita el cálculo de porcentajes de adecuación para cada uno de los nutrientes. Esto requiere el uso de distintos recordatorios o registros alimentarios, todos ellos con sus ventajas e inconvenientes, motivo por el cual su selección dependerá de la información que se desee obtener y del paciente a quien vaya dirigida. Los modelos más utilizados son el registro diario de alimentos, los recordatorios de 24, 48 ó 72 horas y la frecuencia de consumo de alimentos.

Registro diario de alimentos: Es un registro prospectivo que el paciente hace de todos los alimentos que consume, expresados en gramos o en unidades de medida previamente estandarizadas. Este registro se hace –generalmente– en tres días consecutivos, pudiéndose realizar en una semana completa. Los inconvenientes de este método son la necesidad de una cooperación del paciente o su familiar y la posibilidad de que la ingesta alimentaria sea modificada por efecto de la observación. A pesar de esto, el registro diario puede brindar una información muy valiosa, sobre todo, de los hábitos alimentarios.

Recordatorio de 24, 48 ó 72 horas: Como su nombre indica, en los recordatorios la información del registro es retrospectiva. En este caso, lo que se analiza es el consumo de alimentos en las últimas 24, 48 ó 72 horas, que deben ser lo más representativas posible del consumo habitual. Igual que en el registro diario de alimentos, los datos se expresan a través de porciones previamente estandarizadas. Dado que estos recordatorios están muy limitados al recuerdo y a la estimación del tamaño de las porciones, tienen poca utilidad en la clínica diaria, sin embargo, representan un recurso invalorable en el diagnóstico comunitario. Los recordatorios de veinticuatro horas en función de la variación interindividual no sirven para el diagnóstico de la ingesta de una persona, pero sí para un conjunto de individuos que comparten alguna condición, por ejemplo su nivel socioeconómico, edad o región geográfica.

Frecuencia de consumo de alimentos: También ofrece una información retrospectiva. En este caso, el paciente debe recordar la frecuencia con la que fueron consumidos distintos grupos de alimentos durante un día, una semana, quince días o esporádicamente. Para facilitar el método, los grupos se organizan en base a nutrientes comunes. Si bien este tipo de registro obtiene datos cualitativos, es posible cuantificarlos a través de la estandarización de las porciones.

Los datos obtenidos del interrogatorio se procesan manualmente o a través de programas informáticos. En cualquiera de los casos, los resultados se expresan en forma de *porcentajes de adecuación a las recomendaciones nutricionales.* Este porcentaje se calcula dividiendo la ingesta del nutriente en cuestión, por la ingesta esperada en una población de referencia (RDA), multiplicado por 100. La RDA es la recomendación diaria admitida, suficiente para satisfacer los requerimientos nutricionales de casi todos (97-98%) los individuos sanos de una población, teniendo en cuenta el grupo etario y el sexo.

$$\text{Porcentaje de adecuación} = \frac{\text{Ingesta del nutriente}}{\text{RDA del nutriente}} \times 100$$

Ejemplo: El porcentaje de adecuación de ingesta de calcio para un niño que ingiere 900 mg/día, cuya RDA para su edad es de 1300 mg/día es:

$$\text{Porcentaje de adecuación} = \frac{900 \text{ mg}}{1300 \text{ mg}} \times 100 = 69{,}2\%$$

Esto significa que el niño consume sólo el 69% de la recomendación de calcio para su edad, o sea que tiene una ingesta de calcio deficiente.

Se debe recordar que las recomendaciones nutricionales son referencias para poblaciones normales y que los niños enfermos tienen necesidades distintas que varían de acuerdo a su patología, condición previa, gravedad, etc.

3.3 Evaluación antropométrica

La antropometría (*antro:* cuerpo; *metría:* medición) es el recurso más sencillo y económico para analizar el estado nutricional de un niño o una comunidad. La evaluación del tamaño corporal a través de las mediciones del peso, talla, circunferencias y pliegues cutáneos permite planificar acciones sanitarias, clínicas o alimentarias. Las mediciones corporales se pueden hacer en forma transversal o longitudinal. Las primeras informan el tamaño del paciente en un momento dado *(la fecha de la medición).* En las segundas, en cambio, las mediciones se toman en forma seriada (diaria, semanal, quincenal o mensualmente) analizándose las variaciones de tamaño en el intervalo estudiado.

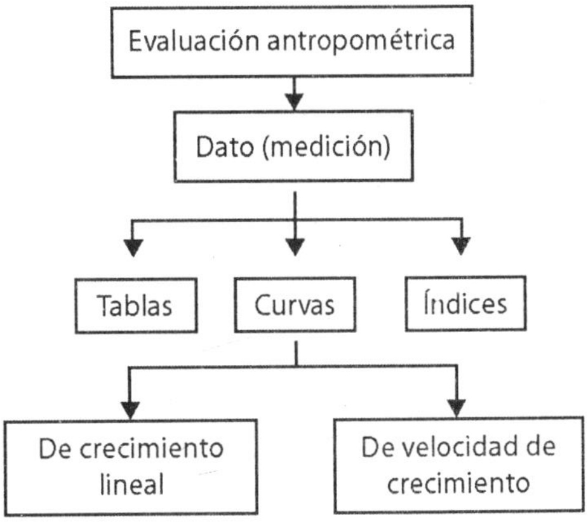

Cuadro 3.1: Presentación de los datos antropométricos

Como los niños se encuentran en un proceso de crecimiento continuo, es más conveniente realizar este tipo de evaluaciones. No obstante, si el objetivo de estudio es el diagnóstico poblacional o la planificación de conductas a nivel sanitario, quizás resulte más ventajoso utilizar mediciones obtenidas a través de estudios transversales.

Los datos obtenidos de la evaluación antropométrica se presentan en forma de tablas, curvas o índices. (Cuadro 3.1)

3.3.1 Tablas

En este caso, las mediciones se tabulan en relación a la edad y/o fecha en que fueron tomadas.

Edad	Peso (kg)	Talla (cm)
RN	3,500	50
1 mes	4,000	53
5 meses	6,900	63,5
12 meses	9,800	74,1
2 años	12,900	85,5
3 años	15,000	93,8
4 años	16,500	99,7
5 años	18,500	106,7
6 años	21,000	113,2
7 años	23,000	118,8
8 años	25,100	124,1

Tabla 3.1: Ejemplo de registro en forma de tabla

3.3.2 Curvas

Los datos antropométricos se pueden graficar en dos tipos de curvas: de crecimiento lineal o de velocidad.

Curvas de crecimiento lineal: Son las que resultan de relacionar la edad del paciente con el valor absoluto de la medición, expresado en la unidad de medida correspondiente. Ejemplos de este tipo de curva son las de peso/edad, talla/edad, perímetro cefálico/edad, pliegue tricipital/edad, etc. (Gráfico 3.1)

Curvas de velocidad de crecimiento: En este tipo de curvas se relaciona la edad del paciente con el incremento (de peso o estatura) entre dos mediciones. A los fines prácticos y con un sentido de una mayor exactitud de los registros, la edad del paciente se expresa en términos decimales y el intervalo de medición en un año. (Gráfico 3.2)

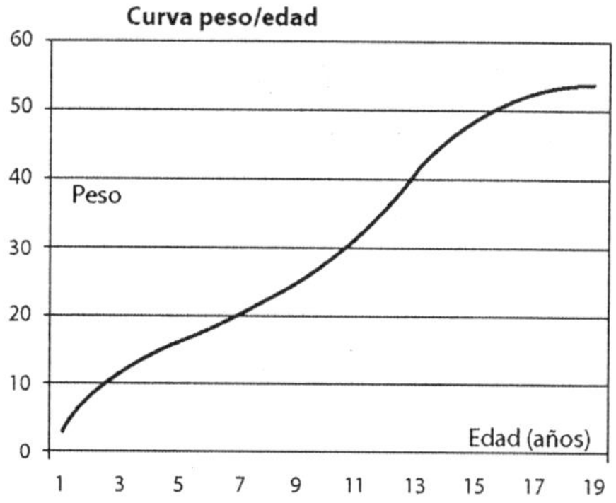

Gráfico 3.1: Ejemplo de curva de crecimiento lineal

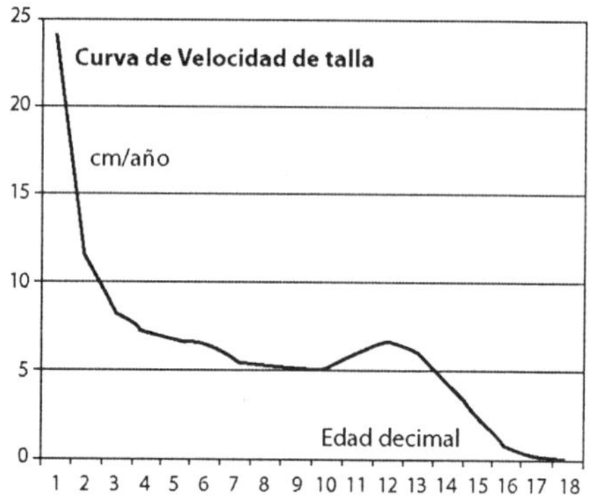

Gráfico 3.2: Ejemplo de curva de velocidad de crecimiento

Estándares o patrones de referencia: La presentación de los datos en las tablas o en los gráficos de crecimiento no alcanza por sí sola para diagnosticar la normalidad antropométrica, para lo cual se debe hacer una comparación con una población de referencia. Los patrones de referencia se elaboran a partir de la medición de un número representativo de individuos provenientes de una población clínicamente sana, a la que pertenece el paciente. Existen varios tipos de estándares. (Cuadro 3.2)

Origen de los datos: La OMS recomienda que cada país tenga estándares nacionales de crecimiento, ya que éstos se elaboran con datos provenientes de su propia población, en donde se comparten condiciones medioambientales, sociales, demográficas y epidemiológicas. Si un país no tiene

Según el origen de los datos	Nacionales
	Internacionales
Según el objetivo	Prescriptivos
	Descriptivos
Según el tipo de mediciones	Transversales
	Longitudinales
Según su condición	Condicionados
	No condicionados
Según su especificidad	Específicos
	Inespecíficos

Cuadro 3.2: Tipos de estándares de referencia

la información antropométrica necesaria para construir sus propios estándares, transitoriamente se pueden utilizar las referencias de países vecinos que tengan una población genéticamente similar. En aquellos casos en donde el objetivo de estudio sea la comparación de los datos antropométricos entre países, la OMS propone el uso de los estándares del NCHS (Centro Nacional de Estadísticas de Salud de los EEUU) como tablas de referencia internacional. La República Argentina cuenta con estándares propios que han sido consensuados por la Sociedad Argentina de Pediatría y el Ministerio de Salud y Acción Social de la Nación y que son considerados Estándares Nacionales de Referencia.

Objetivo de los estándares: El estándar prescriptivo se construye con una muestra de población muy *selecta* para mostrar "la completa expresión del potencial genético". Dicho de otra manera, refleja el crecimiento *deseable* que debería tener un niño. El estándar descriptivo en cambio se limita a *describir* la forma en que crecen los niños sanos de una población.

Tipo de mediciones: Mientras que los estándares transversales se construyen a partir de mediciones únicas, los longitudinales se basan en datos provenientes de mediciones repetidas de los mismos niños a lo largo del tiempo.

Condición de los estándares: Los estándares condicionados son los que comparten determinada condición biológica, por ejemplo el sexo.

Especificidad de los estándares: Los estándares específicos son los que comparten determinada condición patológica, como ocurre con el síndrome de Turner, acondroplasia y síndrome de Down, que tienen un patrón de crecimiento propio.

3.3.3 Ubicación de los pacientes respecto de la población de referencia

Existen tres maneras de posicionar a un paciente respecto de su población de referencia: los percentiles, los puntajes estandarizados y los porcentajes de adecuación a la mediana.

Percentiles: Informan el porcentaje de población de niños normales con la misma condición del paciente (sexo y edad) que se encuentran por debajo de él. Por ejemplo: Un niño argentino de 7 años y 4 meses que tiene su peso en el percentil 75 significa que: "de todos los varones argentinos de 7 años y 4 meses, el 75% pesa menos que él y el 25% restante pesa más. Dicho de otra manera: «los percentiles llevan su nombre por la población que queda por debajo de ellos". La desventaja que tiene este método es que no permite clasificar adecuadamente a los niños que, por su obesidad se encuentran por encima del percentil 97 o, por el contrario, por su desnutrición se hallan por debajo del percentil 3. En estos casos, se deben emplear los puntajes estandarizados o los porcentajes de adecuación.

Puntajes estandarizados: Con el puntaje estandarizado o puntaje Z, como también se lo conoce, se asigna al paciente –mediante una fórmula matemática– un valor numérico que lo posiciona respecto de la media poblacional o percentil 50. El puntaje Z se calcula de la siguiente manera:

$$\textbf{Puntaje Z} = \frac{x - P_{50}}{D.S}$$

En donde:

x = Medida del paciente
P_{50}: Valor del percentil 50 según el mismo sexo y edad del paciente
D.S: Valor del desvío estándar, obtenido de las tablas de Z (Anexo 2, página 173)

Ejemplo: Una niña de 5 años y 11 meses tiene una talla de 102,4 cm. Si el P50 para su sexo y edad es de 112,60 cm y el DS: 5,08, el puntaje Z es:

$$\text{Puntaje Z} = \frac{102{,}4 - 112{,}6}{5{,}08} = -2{,}0$$

Porcentaje de adecuación a la mediana: Es el cociente entre una medición individual y el valor del percentil 50, expresado en forma de porcentaje. Se calcula de la siguiente manera:

$$\text{Porcentaje de adecuación} = \frac{X}{P_{50}} \times 100$$

En donde:

x = Medida del paciente

P_{50}: Valor del percentil 50 según el mismo sexo y edad del paciente

Ejemplo: En el caso anterior, el porcentaje de adecuación de talla será:

$$\text{Porcentaje de adecuación} = \frac{102,4}{112,6} \times 100 = 90,94\%$$

O sea, que la paciente tiene un 90,94% de la talla respecto la mediana de su misma población.

Comparación de los sistemas de ubicación: Si la distribución de valores de referencia sigue una distribución normal, los percentiles y los puntajes Z guardan una relación matemática. Para algunos de los puntos más usados, la equivalencia entre estos dos sistemas es:

Puntaje Z	Percentil
-3	0,13
-2	2,28
-1	15,8

Percentil	Puntaje Z
1	-2,33
3	-1,88
10	-1,29

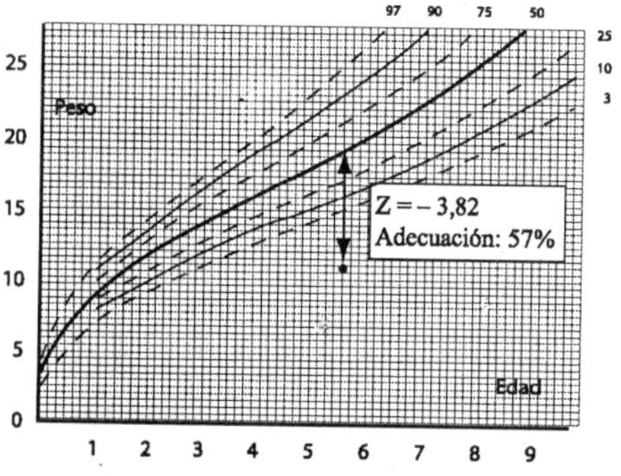

Gráfico 3.3: Posicionamiento del peso de una paciente de 5 años y 6 meses, de 11 kg respecto de su población de referencia

En la Figura Nº 4 se muestra un ejemplo en donde se posiciona el déficit de peso de un paciente mediante los percentiles, puntaje Z y porcentaje de adecuación.

Cabe destacar que tanto los puntajes estandarizados como los porcentajes de adecuación, relacionan la medición del paciente con el valor de la mediana poblacional, asumiendo que todos los niños deben medir o pesar lo que determina el percentil 50 y haciendo caso omiso de todo el amplio espectro de niños normales que se encuentra por encima o por debajo de él.

Si se considera que el peso y la talla son dos variables continuas, el límite que existe entre *lo normal* y *lo patológico* resulta una cuestión de probabilidad, en consecuencia, cualquier punto de corte que se utilice (percentil 3, -2 DE, 75% de adecuación a la mediana, etc.) en realidad indica la probabilidad de ser normal o patológico con respecto a la población de referencia. Por estas razones, todas las mediciones deben ser interpretadas dentro del contexto de cada paciente. La inobjetable utilidad que tienen los percentiles, el Z escore y el porcentaje de adecuación a la mediana en un diagnóstico poblacional puede ser cuestionada en el momento de realizar un diagnóstico individual, en donde los antecedentes personales y el examen clínico aportan toda la información necesaria para evaluar de una manera más precisa el estado nutricional de un paciente en particular.

3.3.4 Índices

Los índices antropométricos surgen de relacionar dos o más medidas entre sí o una medida con la edad por ejemplo: el índice de masa corporal (peso/talla^2) o el índice peso para la edad. Si bien aportan una valiosa información acerca de la masa corporal total, no distinguen si el exceso de peso es debido a un aumento de la grasa, músculo, hueso o líquidos corporales. A pesar de ello, son muy útiles como indicadores de corpulencia y para comparar el estado nutricional entre distintas poblaciones. Con frecuencia los términos índice e indicador son utilizados indistintamente a pesar que existe una diferencia entre ellos: mientras que el primero es un simple número, el segundo representa el uso del índice, generalmente con un *punto de corte* que establece el límite entre lo que es normal y lo que no lo es. El indicador tiene significado en tanto exista alguna aplicación o juicio de valor. Por ejemplo, el índice peso para la talla con un punto de corte del 80% de la referencia, se convierte en un *indicador* de emaciación (ver capítulo 5). Los índices más utilizados son:

Índice peso/edad: Refleja la masa corporal total alcanzada hasta el momento de la medición. Es un índice sumamente sensible que refleja con escasa especificidad las alteraciones del estado nutricional. Por sí solo, es el indicador antropométrico más apropiado para los niños menores de dos años, no así para los mayores de esa edad, en quienes se debe utilizar la relación peso/talla.

Índice talla/edad: Representa el crecimiento lineal alcanzado y equivale a la sumatoria de todos los pequeños incrementos de talla que se produjeron desde el momento de la concepción hasta el momento de la medición. En los menores de dos años, una baja talla indica la existencia de factores negativos que interfieren actualmente en el crecimiento del niño y en los niños mayores, la baja talla es signo de alteraciones nutricionales de larga data o enfermedades ya pasadas.

Índice peso/talla: Refleja el peso relativo para una talla dada y define masa corporal total. La relación peso/talla es muy útil, sobre todo para evaluar a niños de los que se desconocen datos pasados. Un bajo peso para la talla es indicador de desnutrición aguda y un alto peso para la talla es indicador de sobrepeso. La relación peso para la talla no es adecuada para evaluar niños menores de dos años, pues para cada medida de longitud corporal, estos niños tienden a ser más pesados que los mayores.

Índice de masa corporal (IMC): Igual que el anterior, refleja el peso relativo para una talla dada y define masa corporal total. Surge de dividir el peso corporal por el cuadrado de la talla. Sus valores deben ser comparados con las tablas de referencia según las distintas edades y sexo.

3.4 Evaluación bioquímica

No obstante la utilidad de la historia nutricional y la antropometría para evaluar el riesgo de padecer deficiencias o de detectar carencias ya instaladas, éstas no pueden por sí mismas determinar si ante una deficiencia nutricional el organismo aumenta la eficacia de la absorción, altera la utilización o disminuye la excreción de los nutrientes, hechos que sólo pueden ser objetivados a través de una evaluación bioquímica. En este sentido, los estudios bioquímicos son más precisos porque permiten evaluar el estado de las reservas de cada uno de los nutrientes o las alteraciones funcionales que su carencia ocasiona. Debido a sus características se alteran muy precozmente, razón por la que son utilizados para detectar deficiencias subclínicas. A pesar de lo expuesto, en la práctica cotidiana la evaluación bioquímica sólo se realiza para confirmar una presunción diagnóstica surgida a partir del interrogatorio o examen clínico.

A pesar de que son numerosas las pruebas que analizan el estado nutricional, ninguna de ellas –por sí sola– puede ser considerada como un *estándar de oro*. Por esta razón, la evaluación bioquímica debe hacerse a través de un *perfil nutricional* que combine varios estudios en forma simultánea. Este perfil debe ser capaz de informar: 1) si la nutrición que está recibiendo el paciente en el momento del estudio es adecuada a sus necesidades fisiológicas y 2) si el paciente está realmente desnutrido.

Los indicadores bioquímicos que constituyen los perfiles nutricionales deben poder:

- Depender sólo de factores nutricionales (especificidad)
- Responder rápidamente a los cambios en el estado nutricional (sensibilidad)
- Diferenciar el buen estado nutricional de un estado de desnutrición
- Ser independiente de la edad del sujeto
- Ser reproducible y comparable de un sujeto a otro
- Ser de bajo costo
- Determinarse en materiales de fácil acceso

Con respecto al último punto, la mayoría de las veces el material de estudio es la sangre, la orina y la materia fecal. Sin embargo, algunos estudios nutricionales se pueden hacer en otro tipo de muestras menos tradicionales como pelo (cinc, selenio, cromo), saliva (inmunidad secretora) o tejidos.

Entre los disponibles hasta hoy, ninguno cumple con todos los requisitos del indicador ideal, motivo por el cual la valoración bioquímica del estado nutricional continúa siendo un motivo de permanente investigación.

3.4.1 Sensibilidad y especificidad

La sensibilidad y especificidad son propiedades de los indicadores que es necesario conocer para interpretar los resultados en forma adecuada. La primera es la capacidad para detectar cambios apenas se producen y la segunda es la capacidad para determinar que las alteraciones detectadas son producidas por la causa en estudio y no por otra causa, en este caso: la desnutrición.

Por distintas razones, la sensibilidad y especificidad de las pruebas bioquímicas son diferentes para cada una de ellas. Por este motivo, un perfil bioquímico ofrece una mejor visión del estado nutricional del paciente que una prueba aislada, ya que entre varios indicadores se complementan las deficiencias y virtudes de sensibilidad y especificidad.

3.4.2 Tipos de indicadores

Los indicadores bioquímicos disponibles en la práctica nutricional, se pueden clasificar en tres grupos:

a. Los que reflejan el estado nutricional con relación a las proteínas
b. Los indicadores de la masa muscular
c. Los indicadores del estado inmunológico

Las pruebas que investigan el perfil de lipoproteínas y colesterol en plasma son más útiles para diagnosticar precozmente ateroesclerosis y dislipidemias de la infancia que para valorar el estado nutricional en sí. Respecto de las pruebas que investigan el perfil de ácidos grasos, no se utilizan con frecuencia porque: 1) requieren de técnicas complejas y costosas y 2) en la niñez, estas deficiencias son muy raras. En lo que se refiere al metabolismo de los azúcares, la determinación de los niveles de glucosa en sangre es más utilizada para evaluar las alteraciones de la secreción de insulina que para evaluar el estado nutricional. Por otra parte, las modificaciones de la glucosa relacionadas con la desnutrición son habitualmente tardías ya que –como se verá más adelante– en situación de ayuno el organismo pone en marcha múltiples mecanismos fisiológicos para evitar que las concentraciones de glucosa en sangre y tejidos desciendan por debajo de lo normal.

a. Indicadores que reflejan el estado nutricional con relación a las proteínas: Aproximadamente el 15% de la masa corporal total está constituida por proteínas, distribuidas en el tejido muscular, tejido visceral y plasma. Las proteínas que circulan por el plasma constituyen sólo una pequeña proporción de toda la masa proteica; son sintetizadas por el hígado y las células inmunológicas; tienen funciones específicas y no son representativas del recambio de la proteína visceral y muscular. A pesar de ello, su determinación es útil porque su síntesis supone un aporte dietario de aminoácidos suficiente, una función hepática y renal normales y un buen estado de hidratación.

Las proteínas más utilizadas para la valoración nutricional son la albúmina, la transferrina, la prealbúmina, la proteína transportadora de retinol y la fibrinonectina. Otras determinaciones, como los propéptidos de procolágeno, la ceruloplasmina, la apoliproteína A-1, la haptoglobina, la macroglobulina y la fracción C_3 del complemento, se muestran como estudios promisorios en el seguimiento de pacientes hospitalizados, pero aún no son de uso rutinario en la práctica diaria.

Albúmina: es la proteína más abundante del suero. Está constituida por 575 aminoácidos y es sintetizada exclusivamente en el hígado a partir de los aminoácidos que provienen de la dieta. Aunque muchos factores influyen en su síntesis, es un indicador específico de la ingesta proteica y del estado nutricional. Sin embargo, su sensibilidad es pobre debido a que su vida media en sangre es larga (14 a 21 días). Se estima que diariamente se producen entre 120 a 270 mg/kg/día siendo una parte degradada en el mismo hígado y la otra parte secretada por el intestino. La síntesis de albúmina, representa el 25% de toda la producción hepática de proteínas. Una vez que se sintetiza, se distribuye 40% en el plasma y 60% en el líquido intersticial. El pool total es de 3 a 5 g/kg de peso corporal y sus funciones son: 1) mantener la presión oncótica intravascular; 2) transportar aminoácidos, ácidos grasos, calcio, bilirrubina, enzimas, hormonas, y drogas en el plasma y 3) determinar la agregabilidad plaquetaria y la microcirculación en la mayoría de los parénquimas (renal, hepático, pulmonar). Sus valores normales se encuentran entre 3,5 y 4,5 g/dl y se debe considerar que las transfusiones de sangre o plasma provocan un aumento de los niveles, haciendo que la evaluación nutricional no pueda ser realizada por esta vía.

La albúmina es un indicador útil para valorar el estado nutricional en estudios poblacionales, pero a nivel individual su valor es relativo y discutible.

Edad	Riesgo nutricional		
	Alto	Medio	Bajo
Lactantes	–	< 2,5	≥ 2,5
Menores de 5 años	< 2,8	< 3,0	≥ 3,0
6 a 17 años	< 2,8	< 3,5	≥ 3,5
Adultos	< 2,8	2,8-3,4	≥ 3,5

Adaptado de Sarría A, Bueno M, Rodríguez. *Tratado de Endocrinología Pediátrica.* 3° edición. Madrid. Díaz de Santos; 2002; 1228-46.

Tabla 3.2: Riesgo nutricional basado en los valores de albúmina plasmática (en g/dl)

A pesar de ello, si las determinaciones no son analizadas solamente como valores aislados en sangre, sino interpretadas dentro del contexto del paciente (edad, historia alimentaria, evaluación clínica, evaluación antropométrica, etc.), a través de ellas se puede conocer el riesgo nutricional. (Tabla 3.2)

Prealbúmina: Para la mayor parte de los autores, es el indicador más sensible y específico de desnutrición. La prealbúmina es una glicoproteína que luego de ser sintetizada por el hígado, es vertida a la circulación en donde tiene una vida media corta (2 a 3 días). En razón de su baja concentración en el suero, cien veces menor que la concentración de albúmina, ejerce poca influencia en el patrón normal de electroforesis. Hasta el presente, sólo se le atribuye una función transportadora, especialmente de hormona tiroidea activa. En ausencia de insuficiencia renal y/o hepática, valores inferiores a 20 mg/dl sugieren malnutrición.

Se debe tener en cuenta que la prealbúmina es una "proteína reactante de fase aguda negativa" que en situaciones de estrés infeccioso o metabólico desciende fisiológicamente del plasma. (Ver pág. 26)

Proteína transportadora de retinol (RBP): Igual que las anteriores, es sintetizada en el hígado y luego vertida a la circulación en donde tiene una vida media de 10 a 12 horas, hecho que le da una alta sensibilidad. Sin embargo como se elimina por el riñón, sus valores pueden afectarse en los casos de insuficiencia renal. Salvando este inconveniente, la RBP refleja rápidamente las deficiencias en la ingesta proteica. Sus valores normales son de 3 a 6 mg/dl.

Transferrina: Es una betaglobulina de 90 000 daltons sintetizada principalmente (aunque no únicamente) en el hígado. A diferencia de la albúmina, casi toda la transferrina se encuentra circulando por el plasma. Su síntesis está regulada por la ferritina y su principal función es transportar el hierro plasmático. Sus valores normales oscilan entre los 220 y 350 mg/dl. Tiene una vida media de aproximadamente 7 a 10 días y sus alteraciones deben ser evaluadas en el contexto de las reservas de hierro, lo cual puede interferir la interpretación de los resultados. Los procesos agudos, las hepatopatías, el síndrome nefrótico, las terapias corticoideas y los estados de hipoxia también alteran sus valores. Por ese motivo, la especificidad como indicador nutricional de la transferrina es baja.

Fibrinonectina: Es una glicoproteína encontrada en la sangre y en la linfa con funciones de cicatrización y de defensa. Su vida media es de 10 días y su síntesis es extrahepática lo que la diferencia de otros indicadores. Algunos autores la consideran importante como indicador del pronóstico y mortalidad de la desnutrición. A pesar de ello, no es una proteína que se determine con frecuencia en la práctica. Su concentración normal en el plasma es de 0,3 mg/dl.

En la Tabla 3.3 se comparan los cuatro indicadores nutricionales más utilizados en base a su sensibilidad y especificidad.

Balance nitrogenado: El balance nitrogenado es la diferencia entre el nitrógeno ingerido y el excretado por orina, piel y heces. Informa la capacidad del organismo para retener el nitrógeno, motivo por el cual es una expresión –indirecta– de la capacidad de síntesis proteica.

El nitrógeno ingerido se calcula a partir de la cantidad de proteínas que se ingieren, dividiendo esta cantidad (en gramos) por la constante 6,25. El nitrógeno urinario se calcula a partir de la cantidad de urea excretada en 24 horas multiplicada por 0,4665. La urea es el principal catabolito nitrogenado que se elimina por riñón. (Cuadro 3.3)

En la práctica, las pérdidas cutáneas de nitrógeno (en gramos) se pueden estimar multiplicando el peso del paciente (en kilogramos) por 0,015 y en tanto exista un ritmo de deposiciones normales, las pérdidas digestivas (en gramos) se pueden calcular multiplicando el peso del paciente (en kilogramos) por 0,060. En ausencia de pérdidas anormales de nitrógeno por otras vías

Indicador	Valor normal	Vida media	Especificidad	Sensibilidad
Albúmina	3,5-4,5 g/dl	20 días	+++	+
Prealbúmina	20 mg/dl	2-3 días	+++	+++
RBP	3-6 mg/dl	12 h	++	++++
Transferrina	> 220 mg/dl	7-9 días	+	++

Tabla 3.3: Comparación entre los indicadores bioquímicos que valoran el componente proteico de uso más frecuente

–como puede ocurrir en las gastroenteritis y en ciertas enfermedades descamativas de la piel– la excreción de urea por orina, representa aproximadamente el 90% del total de las pérdidas nitrogenadas del cuerpo. En la Tabla 5 se muestran todos los compuestos de nitrógeno que se eliminan por orina.

Urea
NH_4^+
Aminoácidos
Proteína
Ácido úrico
Amino azúcares
Creatinina
Creatina
Vitaminas

Cuadro 3.3: Compuestos de nitrógeno en orina

Balance de Nitrógeno
Ingesta de N – (Eliminación urinaria de N + Eliminación de N por piel + Eliminación fecal de N)

En donde:
Ingesta de N = Ingesta proteica ÷ 6,25
Eliminación de N por la orina = Urea urinaria en 24 h x 0,4665
Eliminación de N por la piel = Peso x 0,015
Eliminación de N por la materia fecal = Peso x 0,060

Si bien el balance de nitrógeno está sujeto a errores que pueden surgir en la recolección de la orina, sobreestimación de la ingesta proteica o interpretación de los resultados, en la actualidad sigue siendo el indicador más preciso del metabolismo proteico.

Índice de Hidroxiprolina Peptídica (IHP): La 3 hidroxiprolina es un producto de excreción urinaria derivado del metabolismo del colágeno que se valora a través del índice de hidroxiprolina peptídica (IHP) en orina basal. Sus valores guardan relación con la evolución de la velocidad de crecimiento.

$$IHP = \frac{\text{Concentración de Hiroxiprolina en orina X peso corporal}}{\text{Concentración de creatinina en orina}}$$

El índice de hidroxiprolina es independiente de la edad y sus valores de referencia están comprendidos entre 2 y 5 con un valor medio de 3. Los valores inferiores a 2 indican déficit de crecimiento y obligan a profundizar los estudios con el fin de investigar la causa de base.

Índice Aminoácidos No Esenciales/Esenciales: Este índice es un reflejo del pool metabólico y se determina en muestras de suero o plasma tomadas en ayunas. Se basa en la relación que existe entre la concentración de 8 aminoácidos: 4 no esenciales (Glicina, Serina, Glutamina y Taurina) y 4 esenciales (Leucina, Isoleucina, Valina y Metionina). Los valores normales se encuentran entre 1 y 3. Índices menores a 1 reflejan un perfil metabólico compatible con una restricción energética pura e índices mayores a 3 reflejan un perfil metabólico compatible con una deficiencia proteica. En las primeras etapas de la desnutrición calórico-proteica el consumo de la masa muscular mantiene los valores de este índice dentro de límites normales.

b. Indicadores de la masa muscular: Excreción de creatinina urinaria: La creatinina es un producto no reutilizable de excreción urinaria originado a partir de la creatina que refleja el estado general de la masa muscular. La eliminación de creatinina es inversamente proporcional a la edad, disminuye en los estados de depleción proteica y aumenta en la infección aguda, trauma y dietas ricas en proteínas. Es normal que exista una variación en la excreción urinaria de hasta un 20% entre un día y otro en la misma persona, razón por la que debe realizarse una estricta recolección de orina durante tres días consecutivos. A pesar de que los valores de referencia se encuentran en alrededor de 1,5 g/día, conviene relacionar la excreción de creatinina con la altura del paciente en estudio, estimando el índice creatinina/talla (ICT). Por depender de la función renal, la determinación como indicador del estado nutricional no es válida en los casos de insuficiencia renal.

Índice creatinina-talla (ICT): Como se mencionó, la creatinina es un catabolito muscular que se elimina totalmente por vía urinaria. En las personas normales, la excreción de creatinina se correlaciona directamente con la masa magra y con la superficie corporal (que depende a su vez, del peso y de la talla). Un gramo de este catabolito en orina representa alrededor de 18 a 20 kg de masa muscular, libre de grasa.

El Índice creatinina-talla resulta de comparar la excreción urinaria de creatinina del paciente (en 24 horas) con la de individuos de igual talla y peso ideal, utilizando para ello las tablas de Bristian y Blackburn. (Tabla 3.4)

$$ICT = \frac{\text{Concentración urinaria de creatinina de 24 horas del paciente}}{\text{Concentración urinaria de creatinina de 24 horas de individuos de igual sexo, talla y peso ideal}} \times 100$$

Igual que en el caso anterior, para evitar los errores que puedan surgir de una excreción urinaria irregular de creatinina se debe recoger la orina en tres días consecutivos y luego calcular la creatinina media. Los valores normales del ICT oscilan entre 90 y 100%.

En los procesos emaciantes, la eliminación urinaria se reduce, perdiéndose la correlación con la talla. Las limitaciones de este estudio que pueden conducir a falsos diagnósticos de desnutrición, están sólo referidas a los casos de insuficiencia renal. En los casos de ejercicio intenso, estrés y tratamientos con corticoides o testosterona, los valores de ICT pueden aumentar como consecuencia del catabolismo intenso, lo mismo que en el caso de ingestas excesivas de creatina muscular (carnes). En el seguimiento de la desnutrición, el ICT es uno de los últimos parámetros bioquímicos que se normalizan.

c. Indicadores del estado inmunológico: En la evaluación del estado nutricional es conveniente incluir parámetros que evalúen la inmunocompetencia. Se ha observado que la desnutrición puede ser responsable por sí sola de alteraciones de las respuestas inmunes tanto celulares como humorales, que predisponen a enfermedades infecciosas que agravan aún más el estado nutricional del paciente (capítulo 2).

Altura (cm)	Varones	Mujeres
147.3		830
149.9		851
152.4		875
154.9		900
157.5	1288	925
160.0	1325	949
162.6	1359	977
165.1	1386	1006
167.6	1426	1044
170.2	1467	1076
172.7	1513	1109
175.3	1555	1141
177.8	1596	1179
180.3	1642	1206

Tabla 3.4: Excreción urinaria ideal de creatinina en 24 hs. Tabla de Blackburn (1977)

La desnutrición provoca reducción del tamaño y peso del timo y otros órganos linfoides, depleción linfocitaria y alteraciones histológicas que terminan en disminución de la función linfocitaria.

En la práctica diaria, el estado inmunitario se puede valorar por medio de distintas pruebas: determinación del número total de linfocitos, dosajes de fracciones C_3 y C_4 del Complemento, inmunoglobulinas séricas (IgG, IgA e IgM) y pruebas de sensibilidad cutánea retardada. También –aunque menos frecuentemente– se pueden dosar: interleukinas, sub-poblaciones celulares de linfocitos T, o determinar las capacidades oxidativa de los neutrófilos y fagocítica de los macrófagos.

Recuento total de linfocitos: El número total de linfocitos se puede calcular en función del total de leucocitos que informa el hemograma, siguiendo la fórmula:

$$\text{Linfocitos totales (cel/mm}^3\text{)} = \frac{\text{Leucocitos totales (cel/mm}^3\text{) x \% de linfocitos}}{100}$$

Como indicador general de desnutrición, el recuento total de linfocitos guarda una correlación directa con los parámetros que valoran el compartimento proteico visceral. Sin embargo, este estudio presenta ciertas limitaciones, especialmente en los casos de infección, administración de fármacos inmunosupresores y presencia de enfermedades que cursan con linfopenia o linfocitosis. Los valores de referencia son:

Normal	> 2000 cel/mm^3
Desnutrición leve	1200-2000 cel/mm^3
Desnutrición moderada	800-1200 cel/mm^3
Desnutrición grave	< 800 cel/mm^3

Reacciones de hipersensibilidad retardada: Estas reacciones son expresión de la inmunidad celular, que precisa de la integridad absoluta de los sistemas aferentes y efectores (linfocitosT y células productoras de linfokinas, respectivamente), responsables en última instancia del eritema e induración de la piel cuando se inyecta un antígeno. En este sentido, la desnutrición calóricoproteica produce un estado de anergia, esto es, disminución o falta de respuesta a las pruebas de hipersensibilidad cutánea. Los antígenos más utilizados son los presentes en las pruebas de tuberculina y candidina. Se interpreta como respuesta normal la induración con eritema igual o mayor a 5 mm de diámetro después de 48-72 horas de realizada la intradermorreacción.

Sistema Complemento: Si bien es conocido que la desnutrición disminuye las respuestas del Sistema Complemento, no existen publicaciones que cuantifiquen o correlacionen el nivel de afectación con el grado de desnutrición. En líneas generales se considera que valores menores de 70 mg/dl de C_3 son sugestivos de desnutrición proteica.

3.4.4 Otros estudios

Existen otros marcadores bioquímicos que no son utilizados en forma rutinaria por la necesidad de técnicas o aparatos especiales y/o costosos, como son la excreción de 3-metilhistidina, la concentración total de aminoácidos y el dosaje del factor de crecimiento insulínico, entre otros.

Las determinaciones de calcio, fósforo, hierro, zinc y magnesio son técnicamente más sencillas y se pueden realizar en pacientes desnutridos o en aquellos con riesgo de padecer deficiencias de nutricionales subclínicas.

También existen técnicas para medición de la composición corporal y valoración metabólica como la resonancia magnética, la bioimpedancia eléctrica, la densitometría, interactancia infrarroja, dilución de isótopos, estudios de medicina nuclear y activación de neutrones sólo utilizados con fines de investigación.

3.4.5 Proteínas reactantes de fase aguda

Una de las respuestas de adaptación que origina el estrés es la reorganización de la producción hepática de proteínas. Dentro de esta reorganización se produce un incremento agudo de la síntesis de varias proteínas llamadas *reactantes de fase aguda,* cuya función principal es la protección del medio interno (fibrinógeno, proteína C reactiva, fracción C_3 del complemento, ceruloplasmina, etc.). Simultáneamente el hígado, ante la demanda de síntesis elevada de estas proteínas y por efecto directo de los moduladores de esta respuesta, frena la síntesis de otras, a las que se denomina *reactantes negativos de fase aguda,* cuyas concentraciones caen (albúmina, prealbúmina, proteína transportadora de retinol, alfa glicoproteína, etc.). Este mecanismo de adaptación, obliga a contemplar el contexto en el que se encuentra el paciente cuando se efectúan las determinaciones bioquímicas, caso contrario se puede incurrir en errores de diagnóstico.

En el Cuadro 3.4 se describen las pruebas bioquímicas disponibles para los nutrientes específicos.

3.5 Conclusiones

Los principales trastornos nutricionales de la infancia pueden ser diagnosticados a través de la historia clínica dietética y algunas determinaciones antropométricas sencillas adecuadamente interpretadas. El bajo costo, la simplicidad, la validez y la aceptación social de la antropometría justifican su uso en la vigilancia nutricional, particularmente en aquellas poblaciones en riesgo de sufrir desnutrición. De esta manera, los indicadores bioquímicos sólo se utilizan en la detección de deficiencias nutricionales subclínicas o en forma complementaria a los métodos clínicos de valoración nutricional. También pueden utilizarse para valorar la respuesta a los tratamientos nutricionales administrados en diferentes patologías. En general, en las evaluaciones bioquímicas es recomendable aplicar una combinación de pruebas que complementen entre sí las diferencias de sensibilidad y especificidad. Debido a las interferencias que pueden producir las situaciones de estrés en la síntesis, utilización o excreción de los nutrientes –sobre todo de las proteínas plasmáticas– es necesario interpretar los resultados dentro del contexto general de cada paciente.

Nutriente a investigar	Prueba disponible
Proteínas	Prealbúmina, albúmina, globulinas, proteínas totales, aminoácidos libres, proteína transportadora del retinol, hidroxiprolina, creatinina urinaria en 24 horas, balance nitrogenado, índice creatinina-talla.
Lípidos	Lípidos totales, lipidograma, colesterol total, HDL, LDL, fosfolípidos, triglicéridos.
Hidratos de Carbono	Glucemia en ayunas, glucemia posprandial, prueba de tolerancia oral a la glucosa.
Vitamina A	Retinol sérico, proteína transportadora de retinol, carotenos plasmáticos, respuesta a dosis relativa, adaptación a la oscuridad, citología conjuntival.
Vitamina D	$25\text{-}OHD_3$ sérica, $1\text{-}25\text{-}OH_2D_3$ sérica, actividad de fosfatasa alcalina en suero, colecalciferol en sangre.
Vitamina E	Prueba de hemólisis de eritrocitos con peróxido de hidrógeno, determinación plasmática de tocoferol, rel. tocoferol/lípidos totales plasmáticos.
Vitamina K	Vitamina K en plasma, factores de coagulación, tiempo de protrombina, protombina plasmática.
Tiamina (B_1)	Actividad de transcetolasa eritrocitaria, efecto del pirofosfato de tiamina, excreción urinaria de tiamina.
Riboflavina (B_2)	Excreción urinaria, contenido de riboflavina en eritrocitos, contenido de glutation reductasa en eritrocitos.
Piridoxina (B_6)	Determinación urinaria de piridoxal, determinación de ácido xanturémico urinario con sobrecarga de triptofano, transaminasas eritrocitarias, 5 fosfato piridoxal plasmático.
Niacina	Excreción urinaria de N-metil-nicotin-amida.
Vitamina C	Concentración sérica de ácido ascórbico, concentración en leucocitos, excreción urinaria de ácido ascórbico, prueba de fragilidad capilar.
Acido fólico	Concentración de folatos en eritrocitos y en plasma, promedio de lóbulos en leucocitos.
Cianocobalamina (Vitamina B_{12})	Examen hematológico, determinación urinaria de ácido metil-malónico.
Sodio	Concentración en sangre y en orina.
Potasio	Concentración en sangre y en orina. Electrocardiograma.
Calcio	Rx, densitometría ósea, RMN, TAC, calcemia, calciuria, actividad de la fosfatasa alcalina, relación calcio-creatinina en orina basal, electrocardiograma.
Fósforo	Concentración en sangre y en orina.
Hierro	Hematocrito, hemoglobina, ferremia, transferrina, % de saturación de la transferrina, ferritina sérica, protoporfirina eritrocitaria libre, eliminación urinaria de hierro, relación hierro-creatinina en orina basal, receptores para la transferrina.
Zinc	Concentración en plasma, leucocitos, eritrocitos, pelo, saliva y orina.
Magnesio	Concentración de magnesio en sangre e intraleucocitaria. Test de sobrecarga de magnesio.
Cobre	Concentración en suero, pelo, orina, ceruloplasmina plasmática, superóxido dismutasa eritrocitaria.
Yodo	T_3, T_4, TSH, Pruebas de captación de Yodo, eliminación urinaria de ioduros, relación I-creatinina en orina basal.
Ácidos grasos esenciales	Ácido palmítico plasmático, ácido palmitoleico, ácido linoleico, relación triene/tetraene, ácido araquidónico.

Cuadro 3.4: Pruebas bioquímicas disponibles para la evaluación nutricional

Bibliografía

- Ballabriga A, Carrascosa A. "Valoración del estado nutricional". En: *Nutrición en la infancia y adolescencia*, Edit. Ergón, Madrid, 1998; 150-1.
- *Boletín CESNI*. "Evaluación del estado Nutricional en Pediatría", Junio 2000.
- Borum PR. "Nutrient metabolism". En: *The science and practice of nutrition support: a case based core curriculum*. USA: American Society for Parenteral and Enteral Nutrition, ASPEN, 2001; 17-29.
- Bueno Lozano M, Sarría A, Pérez González JM. "Exploración del estado nutricional". En: *Nutrición en pediatría*. Bueno Lozano M, Sarría A, Pérez González JM. Ed. Ergón, Madrid, 2003; 11-26.
- Carmuega E, Duran P. "Valoración del Estado Nutricional en Niños y Adolescentes", *Bol. Cesni*, Junio 2000; 3-24.
- Chwals WJ. "Serum visceral protein levels reflect protein calorie repletion in neonates recovering from major surgery", *J. Pediatr. Surg.*, 1992; 27: 317-21.
- Dibley MJ, *et al.* "Development of normalized curves for the international growth reference: Historical and technical considerations", *Am. J. Clin. Nutr.*, 1987; 46: 736-48.
- Dirección de Salud Materno-Infantil: *Manual Metodológico de Capacitación del Equipo de Salud en Crecimiento y Nutrición de Madres y Niños*, 1996.
- Guo S, Roche AF, Fommon SJ, *et al.* "Datos de referencia para peso, talla y ganancias de peso y talla durante los primeros dos años de vida", *J. Ped.*, 1991; 119: 355-62.
- Jorge J, Díaz M. "Requerimientos y Recomendaciones nutricionales". En: *Nutrición Pediátrica*. Lorenzo J, Guidoni ME y col., Ed. Corpus, Rosario 1ª ed., 2004; 41-51.
- Kalinov A. Variables bioquímicas para el diagnóstico médico, Ed. Pharma, Argentina, 1995; 72.
- Martínez Valls JF. "Diagnóstico y valoración de estado nutricional", *Medicine*, 2000; 1638-48.
- Ministerio de Salud y Acción Social de la Nación: *Estudios Antropométricos en la población infanto-juvenil de la República Argentina. Años 1993-1996*, Edit. Universitaria de La Plata, 1999.
- Mora R. *Soporte Nutricional Especial*, Edit. Panamericana, Madrid, 1992; 89-100.
- Moreno Aznar LA, Bueno Sánchez M. "Exploración del estado nutricional y composición corporal", *An. Esp. Pediat.*, 1998; 48: 111-5.
- O'Donnell AM, Grippo B. "Las tablas de crecimiento como patrón de referencia. Una reflexión", *Arch. Arg. Preeditar*, 2003; 101: 57-60.
- O'Donnell AM. "Evaluación del estado nutricional en pediatría", Pronap, Módulo 3, 2000; 1: 7-33.
- Planas Vila M, Pérez Portabella C. "Malnutrición y valoración del estado nutricional", *Nutr. Hosp.*, 1999; XIV (Sup. 2): 4-12.
- Río M, Slobodianik NH, Zago L. "Evaluación del estado nutricional energético-proteico". En: *Aplicación de la bioquímica a la evaluación del estado nutricional*. Portela M, Pita M, Río M, Slobodianik NH. López Editores, Buenos Aires, Argentina, 1997; 23-53.
- Rodríguez G, Sarría A, Moreno LA y col. "Nuevos métodos para la evaluación del estado nutricional de niños y adolescentes", *Nutr. Clin.*, 2000; 20: 9-20.
- Sarriá A, Moreno LA, Bueno M. "Exploración del estado nutricional en el niño y adolescente". En: Pombo M (ed.) *Tratado de Endocrinología Pediátrica*, 3ª edición, Díaz de Santos, Madrid, 2002; 1228-46.
- Slobodianik NH. "Parámetros bioquímicos tempranos de la desnutrición", *Rev. Hosp. Gral. Niños Pedro Elizalde*, 1999; 9: 115-9.
- Slobodianik NH. "Proteínas plasmáticas específicas. Su utilidad en estudios de nutrición", *Rev. Soc. Arg. de Nutr.*, 1993; 4(2): 37.
- Sociedad Argentina de Pediatría. Comité Nacional de Crecimiento y Desarrollo. *Guías para la evaluación del crecimiento*, 2ª edición, SAP, 2001.
- Tablas de crecimiento del CDC en www.cdc.gov/growthcharts
- Tanner JM, Whitehouse RH, Takaishi N. "Gráficos de la Velocidad de Peso y Talla para niños desde el nacimiento a los 19 años según sexo", *Arch. Dis. Child* 1966; 41: 454 (part I) y 1966; 41: 613 (part II).
- United States Department of Health Education and Welfare. Public Health Service. Health Resources Administration. NCHS Growth Charts. Rockville MD. 1976, HRA 76-1120, 25 (3).
- Waterlow JC, *et al.* "The presentation and use of height and weight data for comparing groups of children under the age of 10 years", *Bull WHO* 1993; 71: 703-12.
- WHO Working Group: "Use and interpretation of anthropometrics indicators", *Bull WHO* 1986; 64: 929-41.

Bases fisiológicas de la nutrición normal

4

Eduardo A. Roggiero

4.1 Conceptos básicos de la nutrición normal

4.1.1 Concepto de gasto energético

El cuerpo humano requiere alimentos que aportan nutrientes, los que al oxidarse proveen energía para las funciones vitales y el ejercicio físico.

La energía que consume el organismo se denomina gasto energético total (GET) y está formada por cuatro componentes:

- Tasa metabólica basal (TMB)
- Termogénesis inducida por los alimentos (TIA)
- Termogénesis por actividad física (TAF)
- Termogénesis por injuria (TI)

GET = TMB + TIA + TAF + TI

La **tasa metabólica basal** o **gasto energético en reposo**, representa la energía necesaria para mantener las funciones vitales del organismo en condiciones de reposo (circulación sanguínea, respiración, digestión, etc.). En los niños también incluye el gasto energético destinado al crecimiento. Por este motivo, la TMB guarda una relación inversa con la edad, ya que los niños pequeños tienen una velocidad de crecimiento muy alta. A menos que la actividad física sea muy importante, la tasa metabólica basal es el mayor componente del gasto energético total. (Gráfico 4.1)

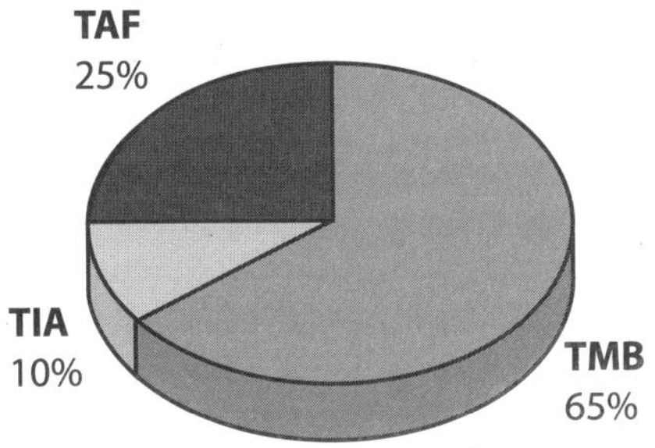

Gráfico 4.1: Distribución del Gasto Energético Total (GET) *TMB: Tasa metabólica basal; TIA: Termogénesis inducida por los alimentos; TAF: Termogénesis por actividad física*

Si bien **tasa metabólica basal** y **gasto metabólico en reposo** son dos términos que en la práctica se usan indistintamente, existe una pequeña diferencia entre ellos. El primero representa la energía consumida por una persona en condiciones de reposo y a una temperatura ambiente moderada. El segundo sería el consumo metabólico en unas condiciones de reposo y ambientales muy concretas. (Cuadro 4.1) En la práctica, la tasa metabólica basal y el gasto metabólico en reposo difieren en menos de un 10%, por lo que ambos términos pueden ser intercambiables.

La tasa metabólica basal de un individuo depende de su masa corporal (peso y talla), edad, condición fisiológica y composición corporal (porcentaje de masa magra).

- Doce a dieciocho horas de ayuno absoluto.
- La determinación se hace después de una noche de sueño tranquilo.
- Entre el período de sueño y la determinación no debe hacerse ningún ejercicio.
- El individuo debe permanecer acostado al menos 30 minutos antes de la determinación y mientras ésta dure debe permanecer en la posición de mayor confortabilidad.
- Debe eliminarse todo factor de estrés psíquico y físico capaz de constituir estímulo.
- La temperatura ambiente debe ser agradable y aproximadamente entre 19 y 26 °C.

Cuadro 4.1: Condiciones para la determinación de la Tasa Metabólica Basal

La **termogénesis** se define como la producción de energía por sobre la tasa metabólica basal.

La **termogénesis inducida por los alimentos** corresponde al aumento de la tasa metabólica basal que se produce como consecuencia de los procesos de digestión, secreción de enzimas digestivas, absorción y metabolismo de los nutrientes. Esta termogénesis es transitoria y en los lactantes alcanza un pico del 5% por encima de la tasa metabólica basal dentro de la primera hora después de ingerida la leche. En los niños mayores con una dieta mixta corriente alcanza al 7%. Dependiendo del tipo de dieta y calculado en 24 horas, representa aproximadamente un 10% de la tasa metabólica basal.

La **termogénesis por actividad física** es un gasto variable que corresponde a la actividad física y puede llegar a más del 100% de la tasa metabólica basal durante el ejercicio. Se debe tener en cuenta que cuando están hospitalizados, los niños no consumen un número significativo de calorías por actividad muscular.

La **termogénesis por injuria**, por el contrario, es de gran importancia en los pacientes hospitalizados. Por ejemplo, las fracturas incrementan entre un 10 a un 30% la tasa metabólica basal, la sepsis entre 20 y 60%, las quemaduras entre 40 y 100% y la fiebre un 14% por cada grado mayor a los 37 °C.

Existen además, dos factores adicionales de termogénesis: la **termogénesis por escalofrío**, que se define como la producción de calor necesaria para mantener la temperatura corporal dentro de límites normales y la **termogénesis por agentes exógenos** que es el calor generado por el consumo de ciertas sustancias (cafeína, nicotina, etc.). En la práctica diaria esos dos factores no son considerados para el cálculo del gasto energético total.

4.1.1.1 Concepto de balance energético

Los alimentos contienen nutrientes cuya equivalencia energética es:

- Carbohidratos: 4 cal/g
- Lípidos: 9 cal/g
- Proteínas: 4 cal/g

Considerando la ingesta de energía en los nutrientes de los alimentos (IE) y evaluando el GET se puede determinar el **Balance Energético.** (Cuadro 4.2)

Balance energético = IE – GET

IE: Ingesta de Energía; GET: Gasto energético total

Cuadro 4.2: Cálculo del Balance Energético

El principal determinante del peso corporal es el balance entre las necesidades de energía y la ingesta calórica. Cuando el balance es positivo, se produce sobrepeso y obesidad y cuando es negativo se consumen las reservas grasa y proteica, produciéndose adelgazamiento y desnutrición.

Un balance energético negativo se puede producir cuando el GET es mayor al IE, ya sea por aumento del primero, disminución del segundo o ambas situaciones a la vez.

4.1.1.2 Medición del Gasto Energético

El Gasto Energético se puede medir por medio de Calorimetría Directa o estimar a través de ecuaciones basadas en el consumo de oxígeno. (Cuadro 4.3)

Gasto Energético (cal/día) = 4,825 x VO_2

VO_2 = Consumo de oxígeno en litros/día

Cuadro 4.3: Cálculo de la TMB sobre la base del consumo de oxígeno

Tanto la calorimetría directa como la determinación del consumo de oxígeno se miden con el individuo en reposo, por lo que hay que adicionar la termogénesis por actividad física según tablas.

Existen otros métodos para estimar el gasto energético por medio de ecuaciones basadas en el peso, la talla, la superficie corporal, el grado de injuria, la actividad física, etc. Si bien son más prácticos y económicos, carecen de la precisión de la calorimetría y del consumo de oxígeno. (Cuadro Nº 4)

Edad (años)	Ecuación para calcular la TMB (kcal/día)	
	Varones	*Mujeres*
0-2	(60.9 x Peso) – 54	(61.0 x Peso) – 51
3-9	(22.7 x Peso) + 495	(22.5 x Peso) + 499
10-17	(17.5 x Peso) + 651	(12.2 x Peso) + 746
18-29	(15.3 x Peso) + 679	(14.7 x Peso) + 496
30-59	(11.6 x Peso) + 879	(8.7 x Peso) + 829
60 +	(13.5 x Peso) + 487	(10.5 x Peso) + 596

Tabla 4.1: Cálculo de la TMB según la edad, el peso y el sexo. FAO/WHO-OMS/UNU Expert Consultation Report. *Energy and Protein Requirements. Technical Report Series* 724. Ginebra: WHO/OMS. 1985.

Otra fórmula muy utilizada para calcular la TMB es la de Harris-Benedict a partir del peso y la talla. (Cuadro 4.4)

Varones
TMB = 664 + [13.7 x P] + [5 x T] – [6.8 x E]
Mujeres
TMB = 655 + [9.6 x P] + [1.8 x T] – [4.7 x E]

P: Peso en kg
T: Talla en cm
E: Edad en años

Cuadro 4.4: Ecuación de Harris-Benedict para calcular la TMB

4.1.1.3 Gasto energético y crecimiento

El organismo consume en promedio 5 kilocalorías por cada gramo de tejido que sintetiza, de las cuales 4 corresponden al contenido energético del tejido y 1 al costo de la síntesis.

El gasto energético que origina el crecimiento es máximo durante el primer trimestre de vida, etapa en la cual corresponde aproximadamente al 30% del requerimiento total de energía. De aquí en adelante disminuye progresivamente hasta alcanzar no más del 2% en la adolescencia.

A la inversa de lo que ocurre con el crecimiento, el gasto demandado por la actividad física es mínimo en el primer trimestre de vida (aproximadamente 5-10 kcal/kg/día), que representan de un 4 a un 8% del gasto calórico total), aumentando en forma progresiva hasta alcanzar un 25% del gasto total en el segundo año de vida, pudiendo ser mayor en los niños de edad escolar y en los adolescentes con gran actividad física.

Independientemente de la edad y como parte de una serie de mecanismos compensadores, durante el ayuno se produce una importante disminución del gasto destinado al crecimiento.

En esta situación, disminuye la síntesis de tejido nuevo; en consecuencia, las calorías que se hubieran consumido en esa función se destinan a funciones más importantes para la supervivencia. El costo de esta adaptación metabólica es, en consecuencia, la detención del crecimiento.

Otro mecanismo de ahorro energético en los períodos de ayuno es el que se obtiene al reducir la actividad física. Igual que en el caso anterior, este mecanismo permite desviar las calorías ingeridas a funciones vitales más importantes (respiración, circulación, mantenimiento de la homeotermia, mantenimiento de gradientes eléctricos de las membranas celulares, etc.).

A la inversa de lo descrito anteriormente, en las etapas de crecimiento acelerado o de recuperación nutricional, el gasto energético por crecimiento, aumenta en forma significativa, lo que puede incrementar el gasto energético total hasta un 100%.

4.1.1.4 Concepto de balance nitrogenado

Si se tiene en cuenta que la mayor parte del nitrógeno corporal está en los aminoácidos que componen las proteínas, cuando se habla de balance nitrogenado, en última instancia, se hace referencia al balance de las proteínas.

Es muy importante entender que el organismo no acumula proteínas, de manera tal que si la ingesta supera a las necesidades, aumenta la excreción de nitrógeno ureico por la orina. De igual forma, si la ingesta es menor a los requerimientos, se produce un balance negativo de nitrógeno capaz de deteriorar la composición corporal por disminución de la masa magra.

En condiciones normales, el balance de nitrógeno debe ser neutro, o sea que las pérdidas deben igualar a los ingresos. Sin embargo, existen ciertas situaciones como el crecimiento, embarazo y el tratamiento de la desnutrición proteica en donde el organismo debe lograr un balance nitrogenado positivo.

4.1.2 Metabolismo de los nutrientes

4.1.2.1 Funciones del enterocito

El enterocito cumple funciones digestivas (para con los disacáridos y polipéptidos) y absortivas (de agua, ácidos grasos, monoglicéridos, monosacáridos, aminoácidos, dipéptidos, vitaminas, minerales y oligoelementos).

En las primeras porciones del duodeno y yeyuno, además, sintetiza hormonas: colecistoquinina, pancreozimina, secretina y enterogastrona, responsables, entre otras cosas, de la inducción, síntesis y secreción de lipasas, proteasas y amilasas.

De este modo, una atrofia vellositaria con destrucción de los enterocitos altera este fenómeno hormonal-enzimático, produciendo un síndrome de mala digestión que se suma al de mala absorción.

4.1.2.2 Digestión y absorción de los azúcares

La mayor parte de los carbohidratos que se ingieren con la dieta son almidones, disacáridos (especialmente lactosa y sacarosa) y monosacáridos (glucosa y fructosa), ampliamente distribuidos en los alimentos. En menor grado se ingieren pequeñas cantidades de glucógeno, ácido láctico y pirúvico, pectinas, dextrinas y celulosa. Dado que el tubo digestivo del ser humano no es capaz de hidrolizar este último azúcar, es discutido que se lo pueda considerar como un alimento verdadero.

La digestión de los almidones se inicia en la boca con la alfa-amilasa salival (pH óptimo de acción 6,9 e inactivación a pH 4) y continúa en el intestino delgado con las enzimas pancreáticas y del ribete en cepillo.

Los disacáridos prácticamente no sufren modificación hasta el yeyuno en donde son atacados por las disacaridasas. Estas enzimas (que en realidad son oligosacaridasas ya que son capaces de hidrolizar azúcares con tres o más unidades de hexosas) son glucoproteínas de gran tamaño, con una vida media de pocas horas, un pH óptimo de acción de 6,0 y una estructura molecular con dos extremidades o polos: uno hidrofóbico, anclado a la membrana lipídica del enterocito y otro enzimático, proyectado hacia el lumen intestinal. La máxima acción catalítica de estas enzimas se localiza en la parte más apical de la microvellosidad. A excepción de la lactasa, existe una acción cruzada entre las enzimas para con los otros azúcares.

En el Cuadro 4.5 se muestra un esquema simplificado de la digestión de los carbohidratos en condiciones normales.

Los productos finales de la hidrólisis de los almidones y disacáridos son la glucosa, la galactosa y la fructosa que ingresan a los enterocitos por tres mecanismos posibles: difusión simple, facilitada o transporte activo. La glucosa y la galactosa se transportan por medio de carriers a través de un proceso sodio dependiente que requiere gasto de energía (compartir un transportador con el sodio ha sido la base de los conceptos actuales de la rehidratación oral). Este proceso introduce a los dos monosacáridos en contra-gradiente (la concentración de glucosa es 15 veces mayor adentro de la célula que en la luz del intestino). Sólo si la concentración de glucosa y galactosa en el lumen es elevada, éstas pueden ingresar al enterocito por difusión simple o facilitada. El transporte de fructosa es diferente, ya que se hace por un mecanismo independiente de difusión facilitada que no requiere sodio.

Una vez en el interior de la célula, los monosacáridos atraviesan la membrana baso-lateral por difusión simple y pasan a la circulación portal. La mayor parte de la glucosa ingresa al hígado, en donde se transforma en glucógeno. Otra parte ingresa en presencia de insulina al músculo esquelético y tejido adiposo.

En el hígado, la galactosa y fructosa se convierten en galactosa-1-fosfato y fructosa-1-fosfato respectivamente para ser posteriormente incorporadas al glucógeno. (Cuadro 4.6)

Los carbohidratos que no se digieren en el intestino delgado llegan al colon, en donde son atacados por la flora microbiana. Las enzimas de las bacterias colónicas hidrolizan las uniones glicosídicas de la celulosa y el almidón y los convierten en glucosa, que posteriormente será metabolizada

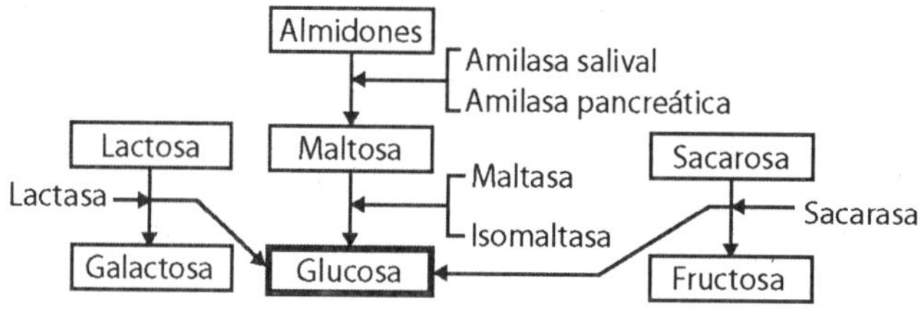

Modificado de Guyton. 4ª ed. Cap. 65 P. 814

Cuadro 4.5: Digestión de los hidratos de carbono

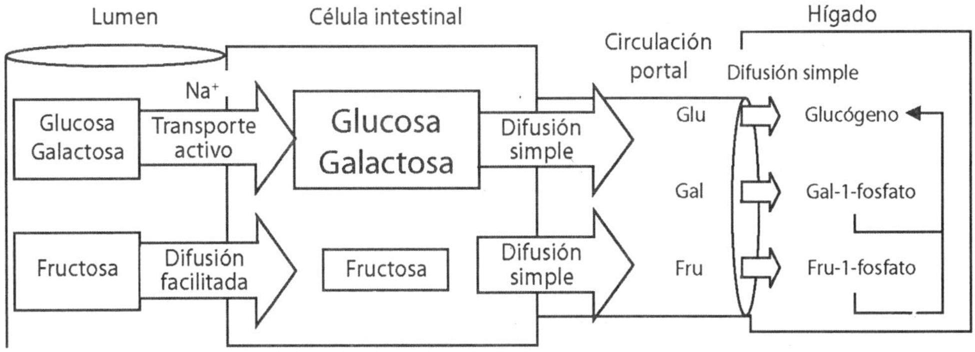

Cuadro 4.6: Absorción de los azúcares simples

a ácido pirúvico, hidrógeno, metano, dióxido de carbono y ácidos grasos de cadena corta (AGCC): butirato, propionato y acetato. La hemicelulosa y otros polisacáridos complejos se hidrolizan a pentosas y hexosas que también son metabolizadas.

Los AGCC producidos en el colon son rápidamente absorbidos y reincorporados a los procesos metabólicos, recuperando parte del valor energético de los carbohidratos. Asimismo, se ha demostrado que estos AGCC tienen efectos tróficos en el intestino delgado y colon, previniendo la atrofia de la mucosa intestinal y estimulando el crecimiento del intestino.

Los productos derivados de la fermentación colónica de los azúcares disminuyen el pH de las deposiciones y luz intestinal.

4.1.2.3 Digestión y absorción de las grasas

Las grasas más abundantes de la dieta son los triglicéridos y en menor grado fosfolípidos, ésteres de colesterol y colesterol. A pesar de que éste último no contiene ácidos grasos, posee ciertas características fisicoquímicas similares a las grasas, proviene de las grasas y se metaboliza igual que ellas. Por lo tanto, desde el punto de vista dietético, el colesterol se considera como una grasa.

Antes de ingresar al intestino, las grasas sufren la acción de las lipasas salival y gástrica. La primera es estable en pH ácido y no es estimulada por las sales biliares. Hidroliza triglicéridos de cadena corta y media, pero no puede hidrolizar los de cadena larga. La lipasa gástrica parece ser eficaz en la hidrólisis de ácidos grasos de cadena tanto larga como media.

Adicionalmente, los niños amamantados hidrolizan ácidos grasos con una lipasa presente en la leche humana. Esta enzima es estable a pH ácido, no es afectada por las enzimas proteolíticas del intestino, requiere bajas concentraciones de sales biliares para ser activada e hidroliza triglicéridos de cadena larga sin especificidad de posición.

Una vez en el intestino, las grasas son emulsionadas por las sales biliares e hidrolizadas por las lipasas pancreática y entérica a glicerol y ácidos grasos. (Cuadro 4.7)

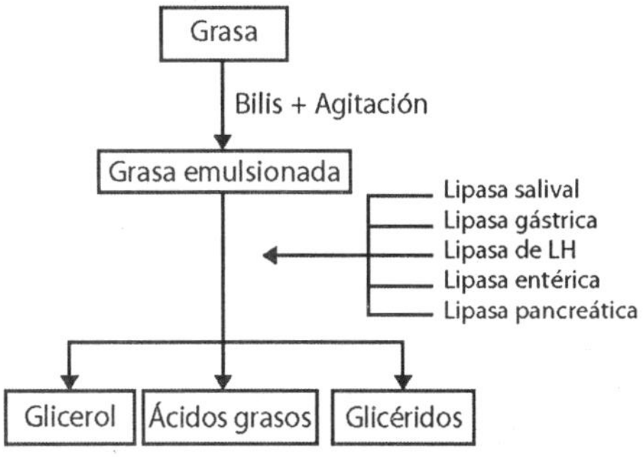

Modificado de Guyton. 4ª ed. Cap. 65, pág. 815

Cuadro 4.7: Digestión de las grasas

Formadas las micelas, ingresan al interior de la célula intestinal en donde los ácidos grasos de cadena larga (AGCL) y los monoglicéridos se re-esterifican en triglicéridos. Éstos se unen con proteínas, colesterol y fosfolípidos y forman quilomicrones o lipoproteínas de muy baja densidad que salen del enterocito por exocitosis hacia los vasos linfáticos y de ahí a la circulación sistémica.

Las sales biliares se reabsorben en el íleon distal y son transportadas hasta el hígado en donde reaparecen en la bilis (circulación enterohepática). Este proceso de recirculación se repite unas seis veces al día. (Cuadro 4.8)

La digestión de los triglicéridos de cadena corta y media (AGCC y AGCM) es diferente a lo descrito arriba ya que una gran parte de éstos pasa directamente a la circulación portal sin pasar por los vasos linfáticos. La causa de esta diferencia es que los AGCC y AGCM son más difusibles y más hidrosolubles que los AGCL.

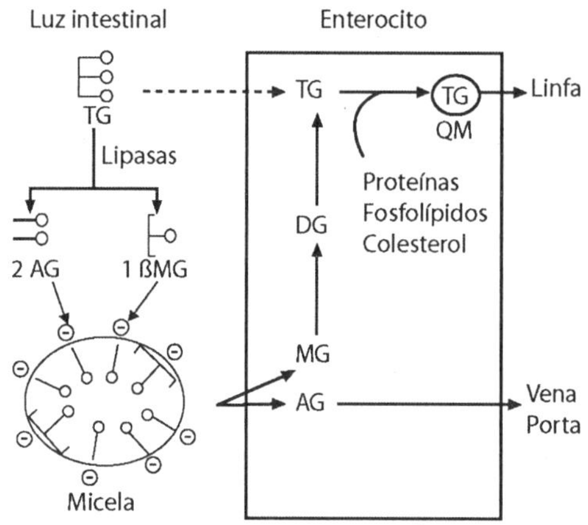

TG: Triglicérido; AG: Ácido graso; DG: Diglicérido;
ßMG: Beta monoglicérido; QM: Quilomicrón

Cuadro 4.8: Digestión y absorción de las grasas en el intestino

4.1.2.4 Digestión y absorción de las proteínas

Aproximadamente el 15% de las calorías que se ingieren diariamente provienen de las proteínas animales y vegetales. Además de las proteínas de origen dietario, el organismo cuenta con un ingreso endógeno proveniente de la secreción intestinal (20 a 30 g diarios), células de descamación (30 g diarios) y proteínas plasmáticas, muco-proteínas y enzimas (1 a 2 g diarios).

La hidrólisis de las proteínas ingeridas comienza en el estómago con la acidez gástrica y la pepsina (pH óptimo: 1,8 a 3,5). Los productos de esta primera hidrólisis son polipéptidos grandes y pequeñas cantidades de oligopéptidos y aminoácidos que estimulan la secreción de gastrina.

En el duodeno e intestino delgado, las endopeptidasas pancreáticas (tripsina, quimio-tripsina y elastina) y las exopeptidasas de ribete (peptidasa y carboxipeptidasa) rompen los enlaces peptídicos internos y externos produciendo péptidos cada vez más pequeños y aminoácidos terminales. Éstos últimos ingresan al enterocito por tres mecanismos sodio dependientes diferentes: un mecanismo de transporte para aminoácidos neutros, otro para aminoácidos básicos y el tercero específico para la prolina e hidroxiprolina.

A pesar de que existe absorción de nitrógeno en colon, el intestino grueso no tiene capacidad absortiva para las proteínas. Desde el punto de vista del aporte de nitrógeno, todas las proteínas dietarias son equivalentes ya que aportan, en promedio, un 16% de nitrógeno.

Sin embargo, desde el punto de vista del aporte de aminoácidos esenciales, existen proteínas de alto y bajo valor biológico. La calidad de una proteína se puede determinar comparando su perfil aminoacídico con el de una proteína ideal o de referencia, por ejemplo, la proteína del huevo, leche de madre, de vaca, etc.

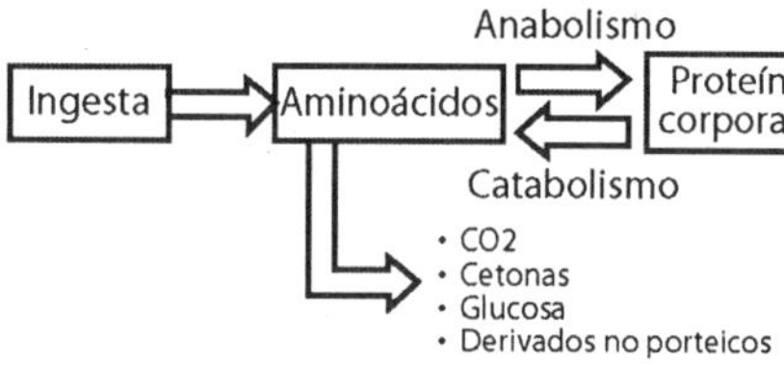

Cuadro 4.9: Destino metabólico de los aminoácidos endógenos y dietéticos

4.1.2.5 Micronutrientes

A pesar de que habitualmente se hace referencia a la desnutrición como un desbalance *energético-proteico*, actualmente se admite que los defectos del crecimiento durante la infancia no sólo se deben a la carencia de proteínas y alimentos energéticos sino también a una ingesta inadecuada de minerales (como hierro, zinc y yodo), de vitaminas (como la vitamina A) y a menudo también, de ácidos grasos esenciales.

Estos elementos, son requeridos por el organismo en cantidades ínfimas, del orden de unas milésimas de un gramo o menos. Por esta razón se los denomina micronutrientes.

Los micronutrientes se necesitan para la producción de enzimas, hormonas y otras sustancias necesarias para el funcionamiento de los sistemas inmunológico y reproductivo. Todos los minerales que el cuerpo necesita –entre otros, calcio, fósforo, hierro, zinc, yodo, sodio, potasio y magnesio– deben estar presentes en la dieta o ser suplementados. A pesar de que el cuerpo elabora muchas de las moléculas orgánicas complejas a partir de componentes más simples, las vitaminas (la vitamina A, el complejo vitamínico B, la vitamina C, etc.) no se sintetizan. La vitamina D es excepcional en el sentido de que si una persona se expone el tiempo suficiente a la luz solar directa, puede elaborarse en la piel. Aunque los micro nutrientes se necesitan a cualquier edad, los efectos de una ingesta inadecuada son especialmente graves en las épocas de crecimiento intenso, embarazo, primera infancia y lactancia.

4.2 Concepto de desnutrición

En la actualidad los términos *desnutrición* y *subnutrición* se refieren al cuadro clínico producido por un aporte energético y/o proteico deficiente, causado por una ingesta insuficiente, pérdidas exageradas de nutrientes, incremento de las necesidades nutricionales o por todas las situaciones a la vez.

Desde una perspectiva biológica, en cambio, se puede definir a la desnutrición como una incapacidad de la célula para disponer de todos los nutrientes que requiere para expresar su potencial genético a pleno.

En función del tiempo, el desbalance calórico-proteico primero ocasiona una pérdida de peso y más tarde, una detención del crecimiento en talla, siendo esta última recuperable sólo si la rehabilitación nutricional es oportuna. En las deficiencias nutricionales de larga data, la recuperación de la talla puede ser muy lenta y en ocasiones, parcial.

Los tratamientos nutricionales logran recuperar rápidamente la pérdida de peso. No obstante, la talla sólo se recupera una vez que este se haya normalizado.

4.3 Conclusiones

En condiciones normales, la alimentación cubre en forma suficiente el gasto energético que genera el mantenimiento de las funciones vitales, la actividad física y el crecimiento del niño. Cuando el ingreso de energía y/o nutrientes es insuficiente o aumenta el consumo (por enfermedad, malabsorción, etc.) se produce un balance negativo ante el cual el organismo responde con dos mecanismos de ahorro: disminución de la actividad física y detención del crecimiento.

Si se considera que entre el segundo y tercer año de edad se alcanza el 50% de la talla adulta, y que en los primeros seis meses de vida se logra gran parte de ese 50%, se puede comprender cómo afecta la talla final una detención del crecimiento en esta etapa de la niñez.

Cuando los niños recuperan su estado nutricional, el peso aumenta rápidamente, pero el crecimiento lineal tan sólo se produce cuando el peso haya regresado a la normalidad. Si esta recuperación no llega a ser adecuada o es inoportuna, la recuperación de la talla es sólo parcial, quedando un déficit como secuela permanente.

Bibliografía

- Ballabriga A, Carrascosa A. "Los ácidos grasos en la nutrición de la infancia". En: *Nutrición en la Infancia y Adolescencia*, Ed. Ergón, Madrid, 1998; 213-46.
- Ballabriga A, Carrascosa A. "Malnutrición energético-proteica". En: *Nutrición en la infancia y adolescencia*, Ed. Ergón, Madrid, 1998; 561-92.
- Carmuega E, Duran P. "Valoración del Estado Nutricional en Niños y Adolescentes", *Bol. Cesni*, Junio 2000; 3-24.
- Cueto Rua E. *Funciones del enterocito*, Programa Nacional de Actualización Pediátrica, Sociedad Argentina de Pèdiatría, Mod. 1, Cap. 1: "Enfermedad celíaca", Buenos Aires, 2004; 17-8.
- FAO/WHO-OMS/UNU Expert Consultation Report. "Energy and Protein Requirements". *Technical Report Series* 724, Ginebra, WHO/OMS, 1985.
- Fomon S. *Nutrition of normal infants*, St. Louis, Mosby, 1993; 91-102 y 176-91.
- Gray GM. "Mechanism of digestion and absorption of food". En: Sleisenger MH, Fordtran JS (eds.) *Gastrointestinal Disease*. Philadelphia, WB Saunders, 1983; 844.
- Guerrero Lozano R. "Digestión y Absorción". En: *Nutrición Clínica y Gastroenterología Pediátrica*, Montenegro R, Guerrero Lozano, Editorial Panamericana, Colombia, 1999; 30-41.
- Guyton A. *Tratado de Fisiología Médica*, 4ª ed., 813-22.
- Bourges Rodríguez H. "El significado de la dieta como unidad de la alimentación". En: Ramos Galván R. *Alimentación normal en niños y adolescentes: teoría y práctica*. México, El Manual Moderno, 1985; 484-535.
- Hogdson Bunster MI. "Influencia de la Nutrición en el Crecimiento y Desarrollo", *Man. Ped. Inf. Nutr.*

- Ibañez S. "Desnutrición infantil". En: *Manual de Pediatría*, Guiraldes E, Juncá PV (eds.), http://www.escuela.med.puc.cl/paginas/publicaciones/Manual/Ped/Desnutric.html
- Informe UNICEF sobre desnutrición Infantil: www.unicef.org
- Lifshitz F. "Problemas de los hidratos de carbono en la gastroenterología pediátrica", *Clínica Gastroenterológica*, 5: 2, 1978; 169-84.
- Melano JD. "Digestión y absorción de los hidratos de carbono". En: *Gastroenterología en Clínica Pediátrica*, Emiliani Roque y col., Editorial Kliczkowski Publisher, ASPPAN, 1997; 12: 95-100.
- Mora RJ. *Soporte nutricional especial*, Ed. Panamericana, Bogotá, 1992; 89-90.
- Mora RJ. *Soporte Nutricional Especial*, Ed. Panamericana, Bs. As., 1992; 51-6.
- Roggiero EA. "Desnutrición". En: *Cuidado Nutricional Pediátrico*, Torresani ME, Ed. Eudeba, Buenos Aires, 2001; 231-48.
- Rouassant SH. "Anatomía y fisiología de la digestión y absorción de carbohidratos", *Acta Pediátrica de México*, Vol. 19, 1998; 12-5.
- Roy CC, Weber AM. "Implicaciones clínicas de los ácidos biliares en pediatría", *Clínica Gastroenterológica*, 1978; 5: 2, 129-149.
- Rudman D, Williams PJ. "Principios Fisiopatológicos de la Nutrición". En: *Fisiopatología*. Smith L, Thier SO, 2ª ed., Ed. Panamericana, Buenos Aires, 1988; 429-44.
- Zlotkin SH. *Assessment of trace element requirements in newborns and young infants, including the infant born prematurely*. Citado en *Elementos de traza en la nutrición de la infancia y adolescencia*, Ballabriga A, Carrascosa A, Ed. Ergón, Madrid, 1998; 213-46.

Clasificación de la desnutrición

5

Eduardo A. Roggiero
Mónica A. Di Sanzo

Uno de los problemas que presenta el análisis de la desnutrición es la inexistencia de un indicador único e indiscutible que facilite su diagnóstico. Esto obliga a utilizar distintos indicadores (alimentarios, antropométricos, bioquímicos, clínicos, etc.), con criterios de normalidad, poblaciones de referencia y puntos de corte diferentes.

Por ejemplo, se puede definir como desnutrido tanto al niño que tiene su peso a –3 desvíos estándar del percentil 50 para su edad; como al que tiene 17 puntos en el score de Mc Laren; o al que, sin tener alteraciones antropométricas, tiene una deficiencia asintomática de micro nutrientes. Para aumentar esta confusión, el término *desnutrición* adquiere un significado diferente si es utilizado por médicos, epidemiólogos, biólogos, antropólogos o políticos cuyas acciones de salud son, obviamente, distintas. Por esta razón, antes de hacer un diagnóstico es necesario definir los objetivos del estudio, ya que la metodología que se deberá aplicar diferirá en cada caso. Por ejemplo, para diagnosticar desnutrición en un grupo de niños que puede ser beneficiado por un plan alimentario se puede utilizar la clasificación de Gómez o el percentil 10 sin inconvenientes. Sin embargo, si lo que se desea es diagnosticar desnutrición en un paciente en particular, quizás resulte más conveniente utilizar otros indicadores más específicos como por ejemplo el peso para la talla, o la clasificación de Waterlow-Rutishauser.

A los fines prácticos, la desnutrición puede ser clasificada de manera diferente según su etiología, gravedad, tiempo de evolución o tipo de carencia. (Cuadro 5.1)

Etiología Gravedad Tiempo de evolución Tipo de carencia

Cuadro 5.1: Clasificación de la desnutrición

5.1 Clasificación de la desnutrición según la etiología

De acuerdo a la causa que la origina, la desnutrición puede ser primaria o secundaria.

5.1.1 Desnutrición primaria

También llamada desnutrición carencial, es la producida por una ingesta insuficiente, inadecuada, desequilibrada o incompleta de nutrientes. Este tipo de desnutrición es típica en los países en vías de desarrollo y representa un problema sanitario de magnitud que produce en todo el mundo más de catorce millones de muertes anuales en niños menores de 5 años.

La característica principal de la desnutrición primaria es que desaparece cuando se normaliza la alimentación.

5.1.2 Desnutrición secundaria

Es la desnutrición originada en alteraciones fisiopatológicas que interfieren cualquiera de los procesos de la nutrición. Este tipo de desnutrición es más frecuente en los países industrializados. Su característica principal es que mejora cuando se cura la enfermedad que le dio origen. (Cuadro 5.2)

Alteraciones de la ingesta Anorexia orgánica o funcional. Trastornos anatómicos o funcionales de la ingesta. Restricciones alimentarias iatrogénicas. Enfermedades neurológicas.
Alteraciones de la digestión Anomalías congénitas del tracto gastrointestinal. Fibrosis Quística. Diarreas agudas y crónicas. Deficiencias enzimáticas.
Alteraciones en la absorción Disminución de la superficie de absorción. Alteración en el transporte de nutrientes desde la luz intestinal a los capilares. Enfermedad celíaca. Alergias intestinales.
Aumento del requerimiento de nutrientes Hipertiroidismo. Enfermedades infecciosas. Politraumatismos. Quemaduras. Estrés. Ejercicio exagerado.
Pérdidas exageradas de nutrientes Síndrome nefrótico. Quemaduras. Enteropatía perdedora de proteínas. Glucosuria. Síndromes de malabsorción.

Cuadro 5.2: Enfermedades que producen desnutrición

En el ámbito hospitalario, las enfermedades infecciosas y la desnutrición de origen iatrogénico son causas frecuentes de desnutrición. Esto es, por la indicación de ayunos prolongados, o administración de dietas hipograsas e hipocalóricas en enfermedades que cursan con hipercatabolismo. Los ayunos innecesariamente prolongados producen traslocación bacteriana, disminuyen la actividad de las disacaridasas del ribete y atrofian la mucosa intestinal, eventos que se traducen en una mala absorción de nutrientes, diarrea y desnutrición. La diarrea y la desnutrición obligan a prolongar el ayuno, perpetuando de esta manera el ciclo. Este tipo de desnutrición intra hospitalaria, conocida como *seudo-kwashiorkor* se estudiará con mayor detalle en el Capítulo 13.

5.2 Clasificación de la desnutrición según su gravedad

La gravedad de una desnutrición se puede valorar en base a tres principios clínicos: la magnitud del déficit pondoestatural, la velocidad con la que se produce la pérdida de peso y los signos y síntomas que presenta.

Como se explicó en capítulos anteriores, la anamnesis alimentaria y el examen clínico con valoración antropométrica son los métodos más sencillos y económicos para hacer diagnóstico de la gravedad tanto en poblaciones como en pacientes en forma aislada. La conveniencia de utilizar diferentes parámetros antropométricos dependerá de la edad de los pacientes a evaluar. Por ejemplo, en los niños menores de dos años que no fueron recién nacidos de pretérmino ni tienen tallas anormalmente bajas de causa genética, la relación peso para la edad puede ser utilizada sin inconvenientes ya que es un buen reflejo del estado nutricional. Sin embargo, en los niños mayores de dos años es más conveniente asociar la talla para la edad con la relación peso para la talla.

Las alteraciones detectadas en las mediciones se pueden expresar como porcentajes de adecuación a la mediana, puntajes estandarizados (Z escore), o ubicación en determinado percentil (capítulo 3). Como se mencionó, es recomendable utilizar estándares nacionales de crecimiento, elaborados con datos provenientes de la propia población del paciente, en donde se comparten condiciones medioambientales, sociales, demográficas y epidemiológicas. Si un país no tiene la información antropométrica necesaria para construir sus propios estándares, transitoriamente se pueden utilizar las referencias de países vecinos que tengan una población con una estructura social y genética similares. En aquellos casos en donde el objetivo de estudio sea comparar datos antropométricos entre niños de diferentes países, se deberán utilizar los estándares del NCHS como tablas de referencia internacional.

5.2.1 Valoración del déficit pondoestatural

Los criterios utilizados para diagnosticar el déficit pondoestatural son:

- **Relación del peso para la edad**
  - Inadecuación de peso para la edad
  - Utilización de los percentiles de peso para la edad.

- **Relación talla para la edad**
- **Relación peso para la talla**
- **Relación peso para la talla asociada a talla para la edad**

5.2.1.1 Clasificaciones basadas en la relación del peso para la edad

La relación peso para la edad es muy utilizada en la valoración nutricional debido a que el peso es un parámetro muy sensible y fácil de evaluar. Si bien esta relación presenta ciertas limitaciones en su uso, a través de ella se puede conocer la magnitud del déficit ponderal en injurias nutricionales tanto de corta como larga evolución.

La deficiencia de peso se puede expresar como un porcentaje de inadecuación a la mediana o como un punto en las curvas de población.

Inadecuación de peso para la edad (Clasificación de Gómez): En 1946, Gómez y colaboradores describieron un indicador de peso para la edad, muy útil para diagnosticar desnutrición en estudios poblacionales, no así para estudios individuales. Esta clasificación –que lleva su nombre– está basada en la relación del peso del paciente con el peso correspondiente a la mediana de los niños de igual sexo y edad. En base a esto, la desnutrición puede ser de primero (leve), segundo (moderada) o tercer (grave) grado. (Tabla 5.1)

Para calcular el déficit ponderal se procede de la siguiente manera:

$$100 - \frac{\text{Peso actual x 100}}{\text{Peso del Perc. 50}}$$

Ejemplo: Niño desnutrido de 6 años y 4 meses de edad, con un peso actual de 12^{100} kg. El peso del percentil 50 para su sexo y edad es de 22 kg:

$$100 - \frac{12^{100} \text{ x } 100}{22} = 45\%$$

Valoración: Déficit del 45%: Desnutrición grave (tercer grado).

Los problemas que tiene esta clasificación son varios, a saber:

- No permite diferenciar si el proceso carencial es agudo o crónico
- No diferencia entre marasmo y *kwashiorkor*
- No hace correcciones cuando hay edemas
- En los niños mayores de edad pierde confiabilidad porque no toma en cuenta a la talla
- Al tomar como parámetro de referencia al peso correspondiente a la mediana de sexo y edad (percentil 50), esta clasificación asume que todos los niños pesan lo mismo, ignorando el amplio rango de normalidad que existe entre los percentiles 3 y 95

Por todas estas razones, a pesar de su importante contribución en la historia de la desnutrición, su uso en estudios individuales hoy en día resulta inadecuado. Sin embargo, la clasificación de Gómez puede ser utilizada sin mayores inconvenientes para diagnosticar poblaciones en situación de riesgo nutricional, o para seleccionar beneficiarios de planes de ayuda alimentaria.

Utilización de los percentiles de peso para la edad: El déficit ponderal también se puede evaluar a través de las curvas de población. En este caso, el límite de normalidad se determina con los percentiles 3 y 10 de la relación peso para la edad. Es así como los niños que tienen el peso por debajo del percentil 3 o entre los percentiles 3 y 10 asociados a detención de crecimiento (cruce de curvas hacia abajo) son diagnosticados desnutridos; entre los percentiles 3 y 10 sin detención de crecimiento, en *riesgo de desnutrición*, y por encima del percentil 10, normales. (Tabla 5.2)

Diagnóstico	Percentil
Normal	> 10
Riesgo de desnutrición	3-10
Desnutrición	3-10 asociado a detención de crecimiento
	< 3

Tabla 5.2: Utilización de los percentiles de peso para la edad

Estado Nutricional	Déficit ponderal
Desnutrición Leve o de 1° grado	10-25%
Desnutrición Moderada o de 2° grado	25-40%
Desnutrición Grave o de 3° grado	40% o más

Tabla 5.1: Clasificación de la desnutrición según el porcentaje de inadecuación de peso para la edad. Adaptado de Gómez F. "Desnutrición". *Bol Méd H Inf* México, 3, 1946:546.

Para cuantificar la magnitud del déficit ponderal de los niños que se encuentran por debajo del percentil 3, con este método se hace necesario asociar el desvío estándar (capítulo 3), ya que las curvas no permiten graficar por debajo de este último percentil. Para este caso, los percentiles 3 y 10 representan -2 DE y -1,4 DE respectivamente.

5.2.1.2 Clasificación basada en la relación de la talla para la edad

El indicador talla para la edad es utilizado en los programas de intervención como un criterio de vigilancia nutricional. En este contexto se define a los niños desnutridos crónicos como aquellos que presentan una talla por debajo del percentil 3 para la edad y en base a esto, se deciden las conductas sanitarias más convenientes.

Para cuantificar la gravedad del déficit, se debe calcular el porcentaje de inadecuación en relación a la mediana, que se calcula de una manera similar a la inadecuación del peso. La gravedad de la baja talla se indica en la Tabla 5.3.

Gravedad	Déficit
Leve	Déficit del 5 al 10%
Moderado	Déficit del 11 al 15%
Grave	Déficit mayor al 15%

Tabla 5.3: Gravedad de la baja talla. Adaptado de Besada S, Castro Lombana

Igual que lo expresado en relación a la clasificación de Gómez, al tomar como parámetro de referencia la talla correspondiente al percentil 50, se asume que todos los niños normales miden lo mismo, ignorando el amplio rango de normalidad que existe entre los percentiles 3 y 95.

5.2.1.3 Clasificación basada en la relación del peso para la talla

Independientemente de la edad, la relación peso para la talla indica el peso que debería tener un niño de acuerdo a su estatura (peso teórico). El uso de este método supone la utilización de las gráficas de P/T correspondientes. Las variaciones de esta relación se expresan como porcentajes de adecuación a la mediana, que se calcula:

$$\text{Porcentaje de adecuación} = \frac{\text{Peso actual}}{\text{Peso teórico}} \times 100$$

Según la adecuación del peso para la talla, los diagnósticos posibles se muestran en la Tabla 5.4.

Las tablas de peso para la talla sirven para reconocer rápidamente a los niños carenciados y para poder tomar conductas de ayuda alimentaria. No deben ser utilizadas como único instrumento de valoración del crecimiento y nutrición. Para esto se debe emplear la tabla de peso para la edad o peso para la talla asociadas a la talla para la edad.

Grado de desnutrición	Porcentaje de adecuación P/T
Leve o de I grado	80-90%
Moderada o de II grado	70-80%
Grave o de III grado	< 70%

Tabla 5.4: Clasificación de la desnutrición según la adecuación peso-talla

5.2.1.4 Clasificación basada en la relación del peso para la talla asociada a talla para la edad. Clasificación de Waterlow-Rutishauser

La clasificación de la OMS, inicialmente propuesta por Waterlow, utiliza dos indicadores en forma simultánea: el peso para la talla (P/T) y la talla para la edad (T/E). El primero indica el déficit de peso con respecto a una altura determinada (desnutrición presente) y el segundo, la presencia de una estatura menor a la esperada para una edad determinada (desnutrición pasada).

A partir de la combinación de estos dos indicadores, se pueden definir cuatro situaciones nutricionales: sin desnutrición, desnutrición aguda, desnutrición crónica y desnutrición crónica reagudizada. (Cuadro 5.3)

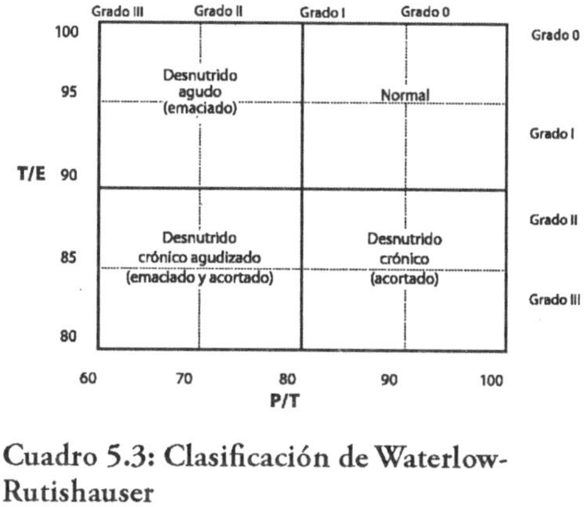

Cuadro 5.3: Clasificación de Waterlow-Rutishauser

La clasificación de Waterlow permite hacer una distinción entre los niños que están muy delgados (emaciados, con desnutrición aguda), los que son bajos (acortados con retardo en el crecimiento lineal por desnutrición pasada, pero recuperados) y aquellos que están delgados y son pequeños (emaciados y acortados por desnutrición crónica reagudizada). De esta forma, las cuatro situaciones nutricionales posibles son:

- **Niños normales:** Aquellos que tienen su peso y talla normales para la edad.
- **Niños emaciados:** Son aquellos que, teniendo una talla normal para la edad, tienen un peso menor para la talla. La emaciación es producida por una injuria nutricional presente o de corta duración (desnutrición aguda).
- **Niños desnutridos crónicos compensados:** Estos niños tienen una reducción proporcional del peso y la talla. También son denominados acortados, porque tanto el peso para la edad como la talla para la edad están reducidos en forma proporcional. Por encontrarse compensados, el riesgo nutricional de estos pacientes es menor que el de los niños emaciados.
- **Niños emaciados y acortados o desnutridos crónicos reagudizados:** Estos pacientes tienen una talla baja para la edad –característica de la desnutrición crónica– y un peso bajo para la talla propio de una carencia nutricional aguda. El riesgo de enfermar o morir de estos niños es elevado, motivo por el cual requieren una rehabilitación nutricional inmediata.

Los términos *emaciado* y *acortado* parecen preferibles a *bajo* y *delgado* ya que implican deficiencias que superan los límites normales de los niños sanos. También resultan preferibles a *desnutrición aguda* y *crónica* porque representan lo que se observa, sin hacer planteos diagnósticos.

5.2.2 Gravedad de la pérdida de peso en relación con la rapidez con la que se produce

A pesar de sus limitaciones en el uso poblacional, la variación de peso en un lapso de tiempo conocido es uno de los mejores indicadores nutricionales en la evaluación clínica. Esta se expresa como un porcentaje del peso habitual o como descenso de peso.

$$\% \text{ de PP} = \frac{(\text{peso habitual} - \text{peso actual})}{\text{peso habitual}} \times 100$$

En base a este cálculo, la pérdida de peso se clasifica en:

- Leve: 5-15%
- Moderada: 16-25%
- Severa: > al 25%

El descenso de peso observado se debe relacionar con el tiempo en el que ocurre. Todo descenso es más significativo en los niños más pequeños porque a la pérdida de peso se le agrega la falta de crecimiento. (Tabla 5.5)

Tiempo	Pérdida de peso	
	Significativa	Severa
1 semana	1-2%	> 2%
1 mes	5%	> 5%
6 meses	10%	> 10%

Tabla 5.5: Significado de la pérdida de peso según el tiempo transcurrido. *Carmuega E, Duran P. Valoración del estado nutricional en niños y adolescentes. Bol. Cesni. Jun. 2000, 3-24.*

5.2.3 Gravedad de la desnutrición según sus signos y síntomas

Mc Laren y colaboradores evalúan la gravedad de la desnutrición a través de un score que asigna puntaje a distintos síntomas clínicos y hallazgos de laboratorio, tales como edema, dermatosis, hígado agrandado, alteraciones de los cabellos, valores de albúmina sérica y proteínas totales.

La puntuación de las variables que se incluyen en esta clasificación se muestra en la Tabla 5.6.

Parámetro	Puntos
Edemas	3
Dermatosis	2
Edemas más dermatosis	6
Alteración del cabello	1
Hepatomegalia	1
Valor de albúmina	Variable
Valor de proteínas totales	Variable

Puntos	Valor (mg%)	
	Albúmina	Proteínas totales
7	< 1.00	< 3.25
6	1.00-1.49	3.25-3.99
5	1.50-1.99	4.00-4.74
4	2.00-2.49	4.75-5.49
3	2.50-2.99	5.50-6.24
2	3.00-3.49	6.25-6.99
1	3.50-3.99	7.00-7.74
0	> 4.00	> 7.75

Tabla 5.6: Clasificación de McLaren

A pesar de ser una clasificación muy útil para valorar la gravedad de la desnutrición y la evolución del paciente durante la internación, en la actualidad no es muy utilizada.

5.3 Clasificación de la desnutrición según su evolución

Según su evolución, una desnutrición puede ser aguda o crónica. Sin embargo esta terminología tiene un significado diferente si se la analiza desde un aspecto clínico o fisiopatológico.

Desde el punto de vista clínico, la OMS utiliza la clasificación de Waterlow para definir a las desnutriciones agudas como procesos emaciados con déficit de peso para la talla y a las desnutriciones crónicas como procesos detenidos en talla.

En cambio, desde el aspecto fisiopatológico, se considera que las desnutriciones son crónicas cuando han puesto mecanismos de adaptación en marcha, dicho de otra manera, cuando se han sacrificado estructuras anatómicas o funciones orgánicas en beneficio de otras más importantes para la supervivencia. Esta adaptación es el resultado de una serie de fenómenos hormonales que permiten al niño sobrevivir a una carencia nutricional.

Un ejemplo de adaptación metabólica es la desnutrición calórico proteica o marasmo, en donde el organismo detiene el crecimiento corporal, disminuye su tasa metabólica y consume todo lo que le resulta relativamente prescindible: tejido adiposo, músculo, proteínas viscerales (en ese orden) para convertirlo en energía. De esta forma, el paciente puede subsistir hasta que se agoten todas sus reservas corporales.

En la desnutrición aguda el organismo no se adapta a la falta de nutrientes, lo que ocasiona el rápido fallecimiento por descompensación. Un ejemplo de este tipo de desnutrición es el *kwashiorkor* en donde la adaptación no se puede poner en marcha porque la dieta aporta energía, hecho que mantiene la tasa metabólica elevada y no permite utilizar las reservas del organismo. La rapidez de los sucesos no da tiempo a afectar la estatura de los pacientes, motivo por el cual esta desnutrición sólo cursa con detención del peso para la talla.

5.4 Clasificación de la desnutrición según el tipo de carencia

Tal como se adelantó en el punto anterior, es posible distinguir dos cuadros clínicos bien definidos según el déficit sea preponderantemente calórico-proteico o solo proteico. El primer caso se denomina marasmo y el segundo *kwashiorkor*. Frecuentemente los dos síndromes clínicos se superponen produciendo un cuadro clínico mixto. Sin embargo, por razones didácticas en esta obra se estudiarán por separado.

Bibliografía

- Arbeloa CS. *Diseño y validación de un programa informático de nutrición artificial. Su aplicación en una Unidad de Cuidados Intensivos.*
- Besada S, Castro Lombana. "Desnutrición". En: *Nutrición Clínica y Gastroenterología Pediátrica*, Rojas Montenegro, Guerrero Lozano, Ed. Panamericana, Bogotá, 1999; 141-54.
- Bueno M, Sarría A. "Malnutrición del lactante". En: *Nutrición en Pediatría.* Bueno M, Sarría A, Pérez González JM, Ed. Ergón, Madrid, 2003; 313-22.
- Carmuega E, Duran P. "Valoración del estado nutricional en niños y adolescentes", *Bol. Cesni.* Junio 2000; 3-24.
- Gómez F. "Desnutrición", *Boletín Médico del Hospital Infantil de México*, 1946; 3, 546.
- Jelliffe B. "Protein calorie malnutrition in tropical pre-school children: a review of recent knowlede", *J. Pediatr.*, 1959; 54: 227-32.
- McLaren DS, Pellett PL, Read WWC. "A simple scoring system for classifying the severe forms of protein-calorie malnutrition of early childhood", *Lancet*, 1967; I: 533-5.
- Mónckeberg F. "Desnutrición calórico-proteica: Marasmo y *kwashiorkor* en la infancia". En: *Pediatría.* Meneghello R, Fanta E, Paris E, Puga T, Ed. Panamericana, Bs. As., 1997; 320-5.
- Mónckeberg F. "Desnutrición proteico-energética". En: *Nutrición Clínica en la Infancia*: Brunser O, Carranza F, Gracey M, New York, Vevey Raven Press, 1995; 121-32.
- O'Donnell AM. "Tratamiento Nutricional del niño desnutrido". *Bol. Cesni.* Abril 1989; 3-7.
- Roggiero EA. "Desnutrición Infantil". En: *Cuidado Nutricional Pediátrico.* Torresani M y col., Ed. Eudeba, Buenos Aires, 2001; 231-248.
- Sepúlveda J, Lezana MA, Tapia Conyer R, Valdespino JL, Madrigal H, Kumate J. "Estado nutricional de preescolares y mujeres en Méxi-

co: resultados de una encuesta probabilística nacional", *Gaceta Médica de México*, 1990; 126 (3): 207-25.
- Sociedad Argentina de Pediatría. *Guías para la Evaluación del Crecimiento. Gráficos y Tablas*, Edición 2001.
- Waterlow JC. *Reflections on the stunting*, UNICEF/ OMS, 1991.
- Waterlow JC, Buzina R, Keller y col. "The presentation and use of height and weight data for comparing the nutritional status of groups of children under the age of 10 years", *WHO Bull*, 1977; 55: 489-98.
- Waterlow JC, *et al.* "The presentation and use of height and weight data for comparing groups of children under the age of 10 years", *Bull WHO*, 1993; 71: 703-12.
- Waterlow JC. "Classification and definition of protein-calorie malnutrition", *Br. Med. J.* 1972; 3: 566-69.
- Waterlow JC. "Note on the assessment and classification of protein-energy malnutrition in children", *Lancet*, 1973; II: 87-9.
- WHO. "Physical status: The use and interpretation of anthropometry", Report of a WHO Expert Committee, *WHO Technical Report Series*, 854, Geneva, 1995.

Fisiopatología de la desnutrición crónica

6

Eduardo A. Roggiero

6.1 Respuesta del organismo a la carencia nutricional

Cuando por alguna circunstancia el balance nutricional del organismo es negativo (sea porque la ingesta alimentaria disminuye, los requerimientos nutricionales aumentan o ambas situaciones a la vez), éste responde activando mecanismos de adaptación y compensación que tienden a restaurar el equilibrio perdido. Por ejemplo, cuando disminuye la ingesta de hierro, inmediatamente aumenta el número de receptores en la membrana del enterocito, lo que incrementa la absorción intestinal, a la vez que se moviliza la reserva de ferritina y hemosiderina. De manera similar, cuando disminuye la concentración plasmática de sodio, se estimula la secreción de aldosterona reduciendo su pérdida por la orina, etc.

Estos mecanismos de adaptación son numerosos y se encuentran en permanente funcionamiento. No obstante tienen un límite –cercano al valor de la necesidad del nutriente o de su requerimiento– superado el cual se producen alteraciones que terminan con la modificación del tamaño y composición corporales.

En consecuencia, se puede considerar que la detención del crecimiento es una expresión tardía de una o más deficiencias nutricionales hasta entonces asintomáticas

6.1.1 Mecanismos de acomodación y adaptación

Se mencionó que el balance nutricional negativo genera una respuesta fisiológica que permite –dentro de ciertos límites– que la célula disponga de todos los nutrientes necesarios para su metabolismo, aun en situación de carencia.

Este fenómeno de compensación metabólica, está compuesto por dos procesos: la acomodación y la adaptación.

La acomodación es un proceso reversible que se expresa dentro de la amplitud de lo *normal*. Los mecanismos fisiológicos que intervienen en ella están orientados a incrementar la eficacia metabólica produciendo aumento de la absorción intestinal, disminución de la excreción urinaria, movilización de los depósitos, etc. La acomodación es silenciosa desde el punto de vista clínico, pero detectable a través de indicadores alimentarios y pruebas funcionales bioquímicas. Ejemplos de esto serían la menor excreción renal de sodio o el aumento de la absorción intestinal de hierro cuando disminuyen sus ingresos en la dieta.

La adaptación, en cambio, se pone en funcionamiento en situaciones patológicas o cuando los mecanismos de acomodación fueron superados por la persistencia del proceso carencial. A diferencia de la anterior, en la adaptación se sacrifican estructuras en beneficio de funciones prioritarias para la supervivencia, tal como ocurre en la desnutrición crónica en donde la grasa subcutánea y la masa muscular esquelética son consumidas para obtener energía produciendo disminución del peso corporal, pliegues cutáneos, circunferencia de miembros, etc.

En sus inicios la adaptación metabólica es silenciosa, pero cuando las reservas de los nutrientes se agotan puede ser detectada por las alteraciones bioquímicas y antropométricas que produce. La repercusión clínica puede o no ser reversible de acuerdo al tiempo y severidad de la carencia nutricional y la edad en la que se produce. (Cuadro 6.1)

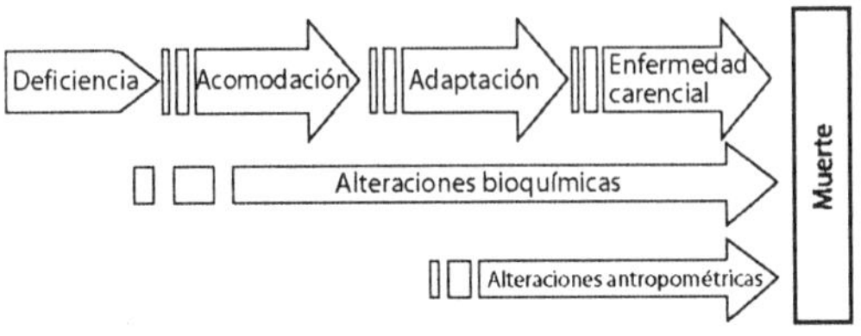

Cuadro 6.1: Dinámica de la desnutrición. Adaptado de Carmuega E, Durán P. "Valoración del Estado Nutricional en Niños y Adolescentes". *Bol Cesni*, Jun 2000; 3-24.

6.1.2 Fisiopatología del ayuno

Para tener una mejor visión del comportamiento metabólico del organismo es conveniente clasificar cinco estadios diferentes del ciclo ayuno-comida, todos ellos caracterizados –en mayor o menor medida– por el déficit exógeno de nutrientes.

- Estado posprandial: Inmediatamente después de comer
- Estado posabsortivo: Después de una noche (12 horas) de ayuno
- Inanición temprana: Hasta 3 a 7 días sin ingesta de alimentos
- Inanición tardía: Cuando los niveles de nutrientes en plasma son estables a pesar del ayuno
- Estado terminal: Cuando las reservas de combustible se encuentran agotadas

Un balance de nutrientes negativo actúa como un mecanismo de estrés metabólico produciendo cambios hormonales que tienden a modular la adaptación y permitir la supervivencia. Esta respuesta es diferente en cada una de las fases del ciclo ayuno-comida y está orientada básicamente a utilizar al máximo las reservas de triglicéridos, preservar –en la manera de lo posible– la masa proteica y mantener en todo momento, la disponibilidad de glucosa de los tejidos.

En los cambios hormonales intervienen la insulina, glucagón, somatotrofina, cortisol, aldosterona, catecolaminas, los factores de crecimiento insulino-símiles, las hormonas tiroideas y la leptina. Todas estas hormonas actúan por sí mismas y a través de una estrecha interrelación, con el objetivo común de producir un auto-canibalismo. Esto significa obtener del propio organismo la energía y las proteínas que no se pueden obtener a través de la dieta. Las alteraciones endocrinas se presentan muy precozmente, mucho antes que las manifestaciones clínicas.

6.1.2.1 Relación insulina-glucagón

En condiciones normales, existe una alternancia de los nutrientes que se usan como fuente de energía, y que es regulada –principalmente– por la relación entre la insulina y el glucagón.

La ingesta estimula la secreción de insulina, que facilita el almacenamiento de grasa en el tejido adiposo, la utilización de glucosa como sustrato energético y la degradación a urea del exceso de aminoácidos.

Durante los estadios post-absortivo y de inanición temprana, la ausencia de estímulos intestinales y el descenso de la glucemia frenan la secreción de insulina y estimulan la de glucagón, cambiándose de esta forma el sentido del metabolismo energético. Adicionalmente, el efecto α-adrenérgico de las catecolaminas sobre el páncreas también suprime la secreción de insulina.

Esta modificación hormonal produce:

- Aumento de la glucogenolisis
- Movilización de aminoácidos del tejido muscular
- Aumento de la captación hepática de alanina y glutamina y su posterior conversión a glucosa (gluconeogénesis)
- Movilización de ácidos grasos del tejido adiposo y aumento de la beta-oxidación de ácidos grasos en el hígado

Aumento de la glucogenolisis: En el hígado, el glucagón estimula la adenilciclasa, que aumenta la concentración intracelular de AMP cíclico que –a su vez– hidroliza el glucógeno convirtiéndolo en glucosa. La vía de la glucólisis desembocará en el ciclo de Krebs produciendo energía. Los depósitos hepáticos de glucógeno se agotan en las primeras 24 horas de ayuno.

Movilización de aminoácidos del tejido muscular y aumento de la captación hepática de alanina y glutamina: Durante la fase de inanición temprana, aumenta el catabolismo en el músculo esquelético y vísceras, lo cual provee al hígado de aminoácidos gluconeogénicos (alanina y glutamina). Sin embargo, esta movilización inicial de aminoácidos será inhibida durante la etapa de inanición tardía por la presencia de cuerpos cetónicos.

Movilización de ácidos grasos del tejido adiposo y aumento de la beta oxidación en el hígado: En la inanición tardía, la falta de disponibilidad de carbohidratos y la inversión de la relación insulina-glucagón, provocan la salida de los ácidos grasos del tejido adiposo. Estos ácidos grasos son utilizados por la mayoría de los tejidos con excepción del cerebro (el cerebro utiliza glucosa o en su defecto cuerpos cetónicos; por el contrario, el corazón oxida preferentemente los ácidos grasos como fuente energética). En consecuencia, el hígado dispone de cantidades importantes de grasa para desintegrarla en cuerpos cetónicos (CC): ácido acetoacético (AAA) y ácido betahidroxibutírico (ABHB). A su vez, estos ácidos salen del hígado hacia la sangre para ir a las células. Sin embargo, los tejidos tienen una capacidad limitada para oxidar los cuerpos cetónicos. Cuando la capacidad de oxidación es superada y el hígado continúa liberando ácidos a la sangre, las concentraciones plasmáticas se elevan, pudiendo llegar hasta 30 veces su valor normal.

A los tres días de inanición, la producción de cetonas se eleva a 75 y 100 gramos por día y a medida que avanza el ayuno, continúan aumentando los niveles de ácido acetoacético y betahidroxibutírico, que proporcionan hasta el 75% de la energía que utiliza el organismo.

Al llegar a las 2 semanas de ayuno, los niveles de cuerpos cetónicos frenan el catabolismo muscular y deprimen la gluconeogénesis. Disminuyen la concentración plasmática de aminoácidos y la excreción urinaria de nitrógeno ureico, aumentando la de amoníaco, lo que permite mantener el equilibrio ácido-base del organismo y evitar la cetoacidosis. A esta altura del ayuno, los órganos utilizan eficientemente a los cuerpos cetónicos como fuente de energía y el cuerpo entra en un estado hipometabólico que reduce la demanda energética. Las funciones cardíaca, respiratoria y hepática disminuyen por efecto de los bajos niveles circulantes de hormonas tiroideas activas.

Al disminuir la ingesta alimentaria, también disminuyen la termogénesis inducida por alimentos y la síntesis proteica que representan aproximadamente un 10% y 20% de la tasa metabólica basal, respectivamente, contribuyendo de esta manera al ahorro energético. Cuando el tejido adiposo se agota y ya no se puede obtener más energía a partir de las grasas, los niveles de los ácidos acetoacético y betahidroxibutírico, que frenaban el catabolismo muscular, descienden. Es entonces cuando se reinicia la movilización de aminoácidos. La alanina liberada ingresa a la gluconeogénesis y el resto de los aminoácidos es reutilizado en la síntesis de proteínas funcionalmente más importantes, por ejemplo, las plasmáticas (reciclado de proteínas). En el Gráfico 6.1 se muestra el efecto del ayuno sobre los depósitos de glucógeno, grasas y proteínas. Obsérvese que:

1. Los depósitos de glucógeno se agotan muy rápidamente, antes de cumplirse las primeras 24 horas de ayuno.
2. Al consumo de glucógeno sigue la movilización del tejido adiposo. A medida que disminuyen los depósitos grasos, aumentan los niveles circulantes de cuerpos cetónicos.
3. La movilización de proteínas es menor en los primeros días (en donde la energía se obtiene a partir de las grasas). Esta conservación de la masa proteica se produce porque los altos niveles de cuerpos cetónicos frenan el catabolismo y deprimen la gluconeogénesis.
4. A partir de la quinta semana, se incrementa la movilización de proteínas debido a que el tejido adiposo se ha consumido y en consecuencia descienden los niveles de ácido acetoacético y betahidroxibutírico que frenaban el catabolismo.
5. En la octava semana, el consumo de proteínas corporales llega a un piso del 50% y ya no es posible movilizar más aminoácidos.

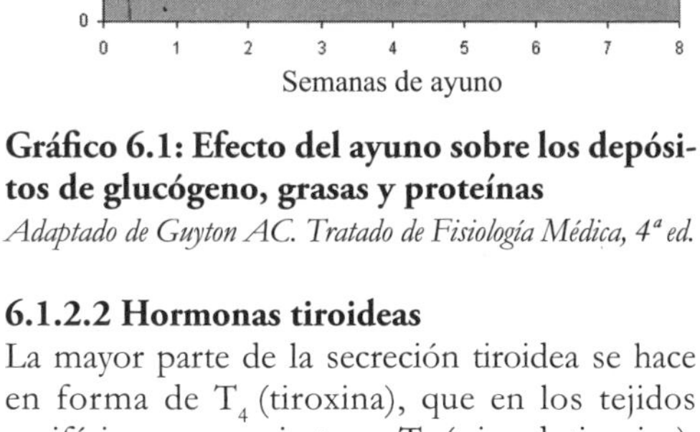

Gráfico 6.1: Efecto del ayuno sobre los depósitos de glucógeno, grasas y proteínas
Adaptado de Guyton AC. Tratado de Fisiología Médica, 4ª ed.

6.1.2.2 Hormonas tiroideas

La mayor parte de la secreción tiroidea se hace en forma de T_4 (tiroxina), que en los tejidos periféricos se convierte en T_3 (tri-yodotironina), fisiológicamente más activa.

Tanto la T3 como la T4 controlan la tasa metabólica basal aumentando las concentraciones de numerosas enzimas involucradas en la producción de energía. También estimulan la fosforilación oxidativa en las mitocondrias, promueven la maduración del sistema nervioso central, influyen en la secreción de somatotrofina por la hipófisis y potencian el efecto de los factores de crecimiento insulinosímiles (IGF) sobre el esqueleto.

En la sangre, la mayor parte de la T4 se encuentra unida a proteínas plasmáticas (globulina transportadora y prealbúmina), actuando esto como reserva, ya que la fracción libre es la fisiológicamente activa. Las concentraciones disponibles de T3 y T4 son afectadas por los niveles de globulinas transportadoras y de prealbúmina.

Una vez que ingresa a la célula, la T4 se convierte en T3. De esta forma ingresa al núcleo, en donde actúa como un factor anabólico estimulando la síntesis de ARN, proteínas celulares y la división celular.

La desnutrición prolongada deteriora la función tiroidea y disminuye la conversión de T4 a T3 en las células periféricas. También disminuyen los niveles de la prealbúmina y globulinas transportadoras. La disminución de los niveles plasmáticos de las hormonas tiroideas puede llegar hasta un 25%. Las consecuencias de estas alteraciones son:

- Disminución de la frecuencia cardíaca
- Disminución de la tasa metabólica basal
- Detención del crecimiento
- Disminución del número de neuronas y células gliales del cerebro

Adicionalmente, los bajos valores de hormonas tiroideas pueden estar relacionados con el deficiente ingreso de yodo dietético. Debe recordarse que muchas zonas con alta incidencia de desnutrición también tienen elevadas tasas de bocio endémico.

6.1.2.3 Hormona de crecimiento

La somatotrofina (GH) es la principal hormona reguladora del crecimiento somático. Esta acción la ejerce indirectamente, a través de la inducción de la síntesis de otra hormona, la IGF-1, cuya acción principal es estimular la síntesis de ADN e inducir la multiplicación celular. En el esqueleto, aumenta la matriz ósea e induce la multiplicación de los condrocitos en el cartílago de crecimiento. Interviene en el metabolismo cálcico, regula el balance hidroelectrolítico y participa en los metabolismos lipídico y glucídico estimulando la lipólisis y produciendo hiperglucemia, respectivamente.

La secreción de somatotrofina aumenta y disminuye con gran rapidez en función del estado nutricional del niño. La concentración normal en el plasma durante la infancia es de 6 ng/ml. Sin embargo, en la desnutrición, estas cifras pueden llegar hasta los 50 ng/ml.

Los niveles de esta hormona guardan una relación inversa con el grado de depleción proteica. Por esta razón, se puede considerar que forma parte de un sistema de regulación por retroalimentación del siguiente tipo: cuando los depósitos proteicos y de glucógeno comienzan a deplecionarse, aumenta la concentración plasmática de GH. Esto facilita la entrada de aminoácidos a la célula y estimula la síntesis de proteínas. Cuando el contenido proteico celular mejora, se inhibe su producción. (Cuadro 6.2)

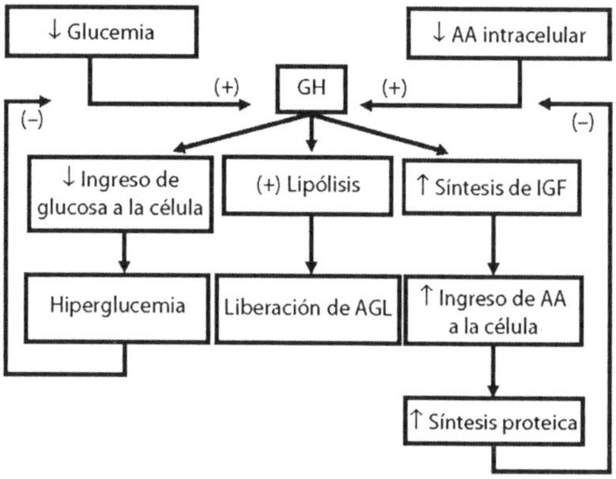

Cuadro 6.2: Efecto de la GH sobre los nutrientes

Adicionalmente, en el marasmo la somatotrofina deprime las enzimas del ciclo de la urea, efecto que permite recuperar nitrógeno para la resíntesis de proteínas.

En cuanto al metabolismo de los azúcares, la somatotrofina disminuye el transporte de glucosa al interior de la célula –efecto opuesto al que tiene la insulina– originando una disminución del empleo de este azúcar como fuente de energía. La glucosa, sin poder ingresar a la célula, queda retenida en el plasma para que pueda ser utilizada por el cerebro.

La somatotrofina también aumenta la liberación de ácidos grasos del tejido adiposo, por lo tanto, la concentración de éstos aumenta en los líquidos corporales y –a su vez– eleva la cantidad de grasa almacenada en el hígado. Una consecuencia de la movilización de ácidos grasos es un mayor empleo de éstos como fuente energética en lugar de la glucosa. Esto produce cantidades importantes de ácido acetoacético que frena el catabolismo muscular.

Los factores hormonales y nutricionales que modulan la secreción de GH se muestran en el Cuadro 6.3.

Estimulan
Hipoglucemia
AA en sangre
Agonistas α adrenérgicos
Hormonas tiroideas
Estrógenos
Cortisol en concentraciones fisiológicas
Inhiben
AGL en sangre
Agonistas α adrenérgicos
Cortisol en concentraciones elevadas

Cuadro 6.3: Factores que modulan la secreción de GH

6.1.2.4 Factores de crecimiento insulino símiles (IGF-I e IGF-II)

Los IGF son proteínas sintetizadas fundamentalmente en el hígado y en menor grado en el músculo y riñón (también son producidas en la glándula mamaria de la mujer que amamanta). Son mediadores de los efectos de la somatotrofina, hormona que regula su producción junto con el estado nutricional. Circulan en el plasma unidos a seis proteínas ligantes (IGFBP), siendo la más importante la IGFBP3.

Los valores plasmáticos de IGF-I se correlacionan bien con parámetros clínicos de nutrición como el peso y el índice de masa corporal.

En la desnutrición, igual que en otras situaciones de estrés, el hígado reorganiza la síntesis de proteínas, aumentando la producción de unas y disminuyendo la de otras (reactantes de fase aguda positivos y negativos). En consecuencia, se produce una disminución de la síntesis de IGF-I y de IGFBP3, tanto más severa cuanto mayor sea su gravedad. De esta manera, la somatotrofina no es biológicamente activa para promover el crecimiento y esta situación contribuye a que sus efectos se produzcan sobre el metabolismo de las grasas, glucosa y proteínas, más que sobre los huesos.

Adicionalmente –y dado que IGF-I es capaz de inducir el desarrollo de los oligodendrocitos del cerebro que participan en la síntesis de mielina– se ha sugerido que la depresión de esta hormona podría jugar un papel en el retraso del desarrollo mental de los niños desnutridos.

6.1.2.5 Cortisol

A pesar de que los glucocorticoides se llaman así porque uno de sus efectos es elevar la concentración de glucosa de la sangre, tienen una acción sobre las grasas y proteínas probablemente más importante que sobre los carbohidratos.

Sobre éstos últimos estimula la gluconeogénesis, efecto derivado de la movilización de aminoácidos (especialmente alanina) de los tejidos extra-hepáticos. Simultáneamente, disminuye la utilización de glucosa de las células por lo cual los niveles plasmáticos tienden a elevarse.

Como se mencionó, uno de los principales efectos del cortisol es sobre el metabolismo de las proteínas. A excepción del hígado, produce una disminución de la reserva proteica en todas las células del organismo. Este efecto es consecuencia de la capacidad del cortisol de aumentar el catabolismo proteico, sumado a que estimula el transporte de aminoácidos en el hepatocito, pero no en otras células. La movilización de proteínas mantiene elevada la concentración plasmática de aminoácidos para que éstos puedan ser utilizados en la resíntesis.

De la misma manera que el cortisol estimula la movilización de aminoácidos en el músculo, también promueve la movilización de grasas del tejido adiposo para obtener energía.

El cortisol además produce resistencia periférica a la insulina e inhibe la síntesis de factores de crecimiento insulinosímiles. (Cuadro 6.4)

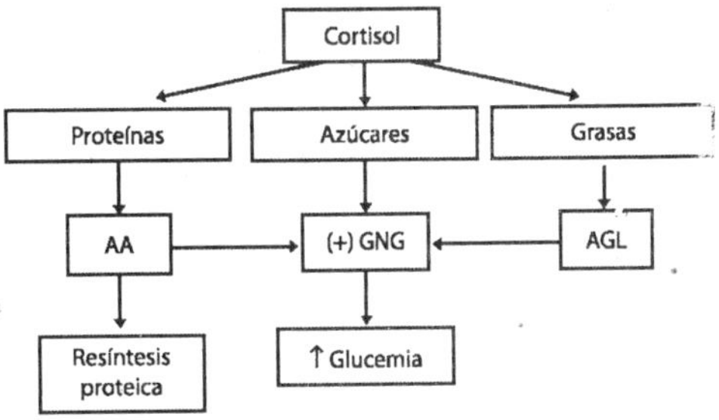

AA: Aminoácidos, GNG: Gluconeogénesis; AGL: Ácidos Grasos Libres

Cuadro 6.4: Efecto del cortisol sobre los nutrientes

6.1.2.6 Catecolaminas

Como respuesta al estrés infeccioso y nutricional, la médula suprarrenal libera grandes cantidades de adrenalina y noradrenalina, responsables entre otras cosas del mantenimiento del volumen minuto cardíaco, redistribución del flujo sanguíneo, mantenimiento de la presión arterial y cambios metabólicos que regulan la glucemia.

La adrenalina y noradrenalina estimulan la glucogenolisis en el hígado y músculo por tres vías:

- Estimulando la glucogenolisis hepática: En el hígado la adrenalina estimula a la fosforilasa que convierte al glucógeno en fosfato de glucosa, el cual es rápidamente defosforilado y convertido en glucosa.
- Estimulando la secreción de glucagón: La adrenalina estimula receptores beta-2 adrenérgicos del páncreas produciendo secreción de glucagón. Éste a su vez, produce glucógenolisis por un mecanismo similar al descrito arriba.
- Liberando precursores gluconeogénicos: Las catecolaminas estimulan la lipólisis y el catabolismo muscular que liberan glicerol y aminoácidos que son utilizados por el hígado para la síntesis de glucosa.

Asimismo, tanto la adrenalina como la noradrenalina activan la lipasa hormonosensible que promueve la movilización de ácidos grasos libres (AGL) desde el tejido adiposo a la sangre. (Cuadro 6.5)

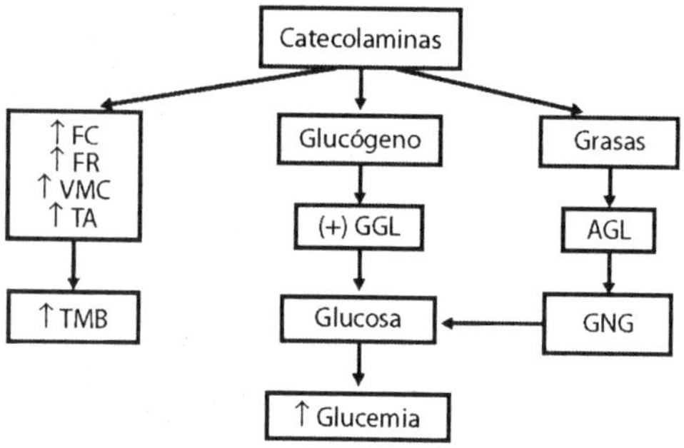

FC: Frecuencia cardíaca, FR: Frecuencia respiratoria, VMC: Volumen minuto cardíaco, TA: Tensión arterial

Cuadro 6.5: Efecto de las catecolaminas sobre los nutrientes

En otro orden de cosas, los efectos α y β_1 aumentan la resistencia vascular periférica y la frecuencia cardíaca, respectivamente. Estos mecanismos tienden a compensar el descenso del volumen efectivo circulante que caracteriza a los pacientes desnutridos. No obstante, tienden a elevar la tasa metabólica basal en contraposición con el efecto depresor que produce el bajo nivel de hormonas tiroideas activas. En consecuencia, la eficacia con la que el paciente se adapte o no al estrés condicionará su respuesta cardiovascular y con ello gran parte de su tasa metabólica basal. Las principales causas de descompensación en la desnutrición son las enfermedades, sobre todo infecciones, la fiebre y la deshidratación. (Cuadro 6.6)

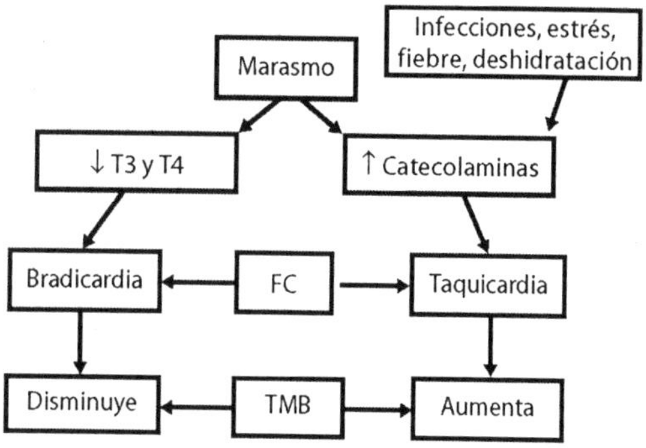

FC: Frecuencia cardíaca, TMB: Tasa Metabólica Basal

Cuadro 6.6: Efecto de las hormonas tiroideas y catecolaminas sobre la frecuencia cardíaca y tasa metabólica basal

6.1.2.7 Glucagón

El efecto más notable del glucagón es su capacidad para provocar glucogenolisis en el hígado el cual, a su vez, aumenta la glucemia. Este efecto es similar al de la adrenalina pero mucho más pronunciado. A diferencia de ésta, el glucagón sólo produce glucógenolisis en el hígado, no actuando en el músculo.

Una vez agotado el glucógeno hepático, estimula la gluconeogénesis, pero este efecto es secundario. (Cuadro 6.7)

In vitro, el glucagón es además un potente movilizador de los AGL. Sin embargo, en un individuo bien nutrido, la infusión de glucagón normalmente no aumenta los niveles de AGL. Esto es debido a que el efecto glucogenolítico eleva la glucemia y ésta a su vez, estimula la secreción de insulina. En consecuencia, en sujetos normales este efecto enmascara cualquier tendencia del glucagón a aumentar la liberación de AGL. No obstante, en los pacientes desnutridos –que cursan con bajos niveles de glucemia– el efecto movilizador de AGL es más significativo y evidente.

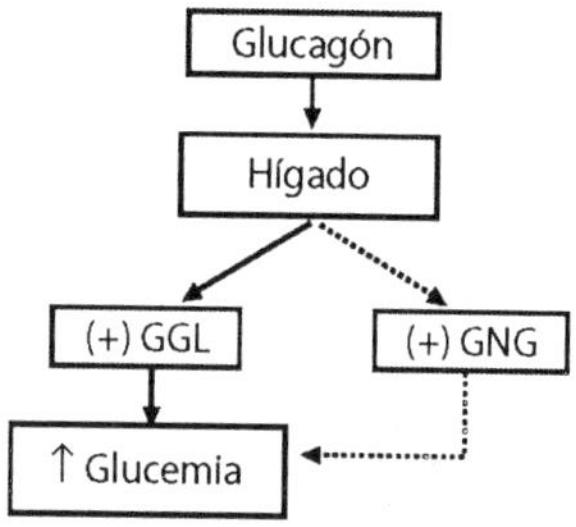

GGL: Glucogenolisis, GNG: Gluconeogénesis

Cuadro 6.7: Efecto del glucagón sobre los nutrientes

6.1.2.8 Aldosterona

Debido a alteraciones en la función cardíaca y a cambios en el volumen del líquido extracelular, el niño desnutrido tiene cierta dificultad para mantener el gasto cardíaco y la presión arterial dentro de cifras aceptables. Esto lleva a estimular la secreción de catecolaminas que, paralelamente, tienden a aumentar la tasa metabólica basal.

Simultáneamente a la estimulación adrenal, es activado otro mecanismo para mantener la volemia y tensión arterial: el sistema renina-angiotensina-aldosterona.

Ésta última produce reabsorción tubular de sodio y agua y eliminación de potasio por la orina. (Cuadro 6.8) Debido a que en el balance final la retención de agua es proporcionalmente mayor a la de sodio, éste se diluye en el compartimento intravascular. En consecuencia, en la desnutrición el sodio plasmático suele ser bajo a pesar que el sodio corporal total se encuentra elevado.

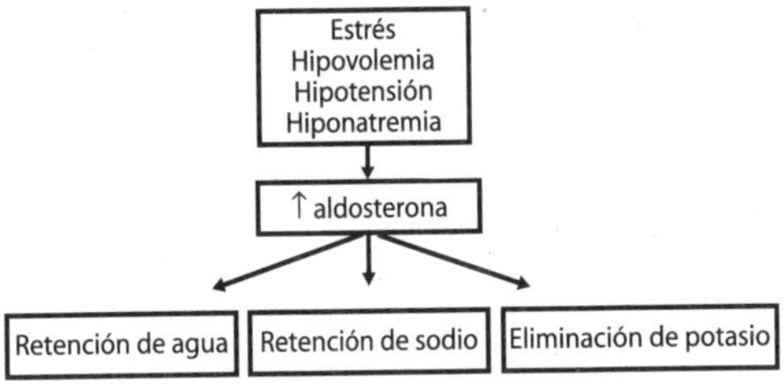

Cuadro 6.8: Efecto de la aldosterona sobre el metabolismo del agua, sodio y potasio

6.1.2.9 Leptina

La leptina es una hormona que se produce en los adipocitos y desde ellos es liberada a la circulación y transportada al sistema nervioso central, en donde informa el estado de las reservas energéticas e induce la disminución del apetito.

Como sus concentraciones varían según los depósitos grasos del organismo, en el marasmo, éstos se encuentran muy bajos. La hipoinsulinemia y la estimulación beta adrenérgica contribuyen a inhibir su producción.

Si bien hasta el momento no se han estudiado bien las consecuencias de los bajos niveles de leptina sobre el hipotálamo del niño desnutrido, es probable que intervengan en la modulación del apetito –a veces voraz y otras veces disminuido– que tienen estos pacientes.

Por otra parte, desde el punto de vista de la valoración nutricional, el dosaje de leptina podría resultar útil porque guarda un alto índice de correlación con el índice de masa corporal y con la cantidad total de grasa del organismo.

6.1.3 Interrelación entre las hormonas

Las hormonas secretadas en el período de ayuno se interrelacionan entre sí para obtener la energía necesaria para el metabolismo celular, sobre todo del cerebro y corazón. Esta interrelación puede estudiarse mejor en el Cuadro 6.9.

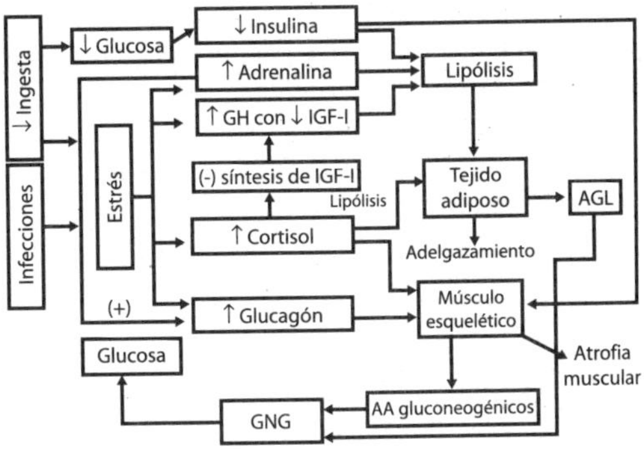

Cuadro 6.9: Interrelación hormonal en la desnutrición calórico-proteica

6.1.4 Otros cambios fisiopatológicos del ayuno

6.1.4.1 Cambios en la síntesis de proteínas

Como consecuencia del estrés nutricional, el hígado reorganiza la síntesis hepática de proteínas. Dentro de esta reestructuración, incrementa la síntesis de los reactantes de fase aguda, cuya principal función es la protección del medio interno (fibrinógeno, proteína C reactiva, fracción C_3 del complemento, ceruloplasmina, etc.), a la vez que disminuye la síntesis de otras proteínas, cuyas concentraciones caen (albúmina, prealbúmina, proteína transportadora de retinol, alfa glicoproteína, etc.). Como consecuencia de esta reestructuración, se producen cambios en los movimientos del agua a través de los capilares por disminución de la presión oncótica proteica, cambios en el volumen de los compartimentos hídricos y alteración en el transporte de ciertas hormonas y vitaminas, como progesterona, tiroxina, bilirrubina, vitamina A entre otras.

6.1.4.2 Transporte de oxígeno

Dentro de las proteínas que ven reducida su síntesis se encuentra la hemoglobina, que disminuye su producción favorecida por la baja ingesta de hierro que frecuentemente acompaña a las desnutriciones calórico-proteicas.

Si bien el pool de hemoglobina se encuentra disminuido, la demanda de oxígeno por parte de los tejidos periféricos también se reduce debido la detención del crecimiento, desaparición del tejido graso y la disminución de la actividad física. Por este motivo, los pacientes desnutridos son capaces de tolerar relativamente bien la anemia durante la carencia nutricional, pudiendo llegar a tener cifras muy bajas de ferremia, hematocrito y hemoglobina con escasa sintomatología.

Cuando se llega a la fase de recuperación nutricional, el organismo empieza a sintetizar tejido nuevo, el niño recupera masa muscular, aumenta su actividad física y las demandas de oxígeno se incrementan, acelerándose la hematopoyesis. Si en este momento de la evolución, no se administran aportes suficientes de hierro, ácido fólico y vitamina B_{12} en la dieta, la anemia se hace sintomática, produciendo una hipoxia tisular que detiene nuevamente el crecimiento.

6.1.4.3 Consumo de oxígeno

Durante muchos años, se consideró que el tejido adiposo era relativamente inerte. Esto se basaba, en parte, en la muy baja tasa de consumo de oxígeno en relación a su peso húmedo total. Sin embargo, si el consumo de oxígeno se expresa en relación a la cantidad de sus proteínas celulares, el valor resulta ser sorprendentemente alto, comparable al del hígado y otros órganos metabólicamente muy activos. Esto significa que en el paciente desnutrido, que ha perdido su masa grasa, el consumo de oxígeno se reduce considerablemente, situación que le permite tolerar la anemia acompañante.

6.1.4.4 Cambios hemodinámicos

Los cambios en el metabolismo del potasio, calcio y hormonas tiroideas activas hacen que la fuerza de eyección cardíaca y la presión arterial sean bajas a pesar de los elevados niveles de catecolaminas circulantes. De una manera compensadora, e intentando preservar el flujo sanguíneo en los órganos nobles, la circulación central toma preferencia sobre la periférica. También son frecuentes las alteraciones en la respuesta vascular a los cambios posturales y el retorno venoso, que producen hipotensión ortostática.

6.1.4.5 Cambios renales

La circulación renal no es ajena a la disminución de la circulación periférica. Inicialmente, la hipoperfusión renal produce una reducción del filtrado glomerular que se traduce en orinas ácidas y concentradas, y a largo plazo lesiona los túbulos renales y altera la capacidad de concentración urinaria.

La deficiencia de potasio produce una característica alteración vacuolar en el epitelio de los túbulos contorneados del riñón que, de prolongarse, causa nefroesclerosis, fibrosis intersticial y pielonefritis. Funcionalmente la nefropatía por deficiencia de potasio se caracteriza por una disminución en la capacidad de concentración renal y poliuria. La reabsorción de bicarbonato y secreción de hidrogeniones también pueden resultar afectadas.

Las alteraciones renales que sufren los niños desnutridos se deben tener en cuenta al indicar una rehidratación o planificar una realimentación, para no provocar una sobrecarga renal de solutos.

6.1.4.6 Estado ácido-base

En la desnutrición, la excreción urinaria de nitrógeno disminuye con el propósito de facilitar al organismo el sustrato necesario para la resíntesis proteica. Este proceso –mediado por la somatotrofina– produce retención de catabolitos nitrogenados que originan una acidosis metabólica crónica que el paciente compensa con mayor ventilación pulmonar. El esfuerzo de los músculos respiratorios por aumentar la ventilación incrementa las demandas de energía y oxígeno, motivo por el cual los pacientes pueden descompensarse en los estados de inanición graves.

6.1.5 Interrelación entre las alteraciones fisiopatológicas y la detención del crecimiento

Sin llegar a detallar las manifestaciones clínicas de la desnutrición, que serán tratadas en extenso en el Capítulo 9, aquí se analizará un aspecto esencial de la desnutrición crónica: la afectación del crecimiento.

Como se comentara con anterioridad, el ayuno desencadena una serie de fenómenos fisiológicos que se ponen en funcionamiento en forma ordenada, secuencial y previsible.

La movilización de glucógeno hepático –que se produce en las primeras 24 horas– no tiene exteriorización clínica, por lo que desde lo antropométrico, es un fenómeno silencioso.

En contraposición, la movilización de grasas del tejido adiposo que se produce en la fase de inanición temprana, sí tiene una expresión clínica: el adelgazamiento. Este adelgazamiento es objetivable a través de la disminución del peso corporal con la consecuente alteración de las curvas peso/edad y peso/talla, el valor de los pliegues cutáneos y el índice de masa corporal (BMI). Otros métodos de estudio también permiten evaluar la reducción de la masa grasa, incluso con mayor precisión: la impedanciometría, la conductividad eléctrica, la medición del agua corporal total con técnicas isotópicas, la espectrometría de rayos infrarrojos, etcétera.

La etapa de ayuno prolongado –caracterizada por la movilización de los aminoácidos musculares– tiene su expresión clínica en la atrofia de los músculos y la manera de objetivarla es a través de las circunferencias de los miembros, el índice de masa muscular esquelética, el índice creatinina/talla y la excreción de nitrógeno ureico. Estudios más sofisticados de composición corporal con potasio 40 son utilizados con menor frecuencia debido a que precisan instalaciones especiales y costosas.

En las últimas fases de esta etapa y en la fase terminal, lo más característico es la movilización de aminoácidos viscerales. La consecuencia directa de esta movilización es el deterioro de la función de los órganos que no se expresa tanto con alteraciones del crecimiento, sino con alteraciones metabólicas. Éste es un período en donde los niveles de proteínas plasmáticas (indicadores de proteína visceral) descienden y los episodios de hipoglucemia y acidosis metabólica son frecuentes.

En lo que se refiere a la repercusión antropométrica que originan las deficiencias nutricionales, difiere según la edad en la que se produce. Esto es debido a que la velocidad de crecimiento no es la misma durante toda la infancia; por ejemplo, si un recién nacido y un niño de segunda infancia detienen su crecimiento durante igual período de tiempo, el primero se aleja más de la curva de origen porque la velocidad de crecimiento en el período neonatal es mucho mayor que en la segunda infancia. Dicho de otra manera: a pesar de que el período de restricción nutricional pueda ser el mismo, la repercusión antropométrica es diferente de acuerdo la edad. En la Tabla 6.1 y el Gráfico 6.2 se muestra este fenómeno. Allí se tabulan y grafican ocho meses de estancamiento ponderal en distintos momentos de la infancia. Nótese qué diferente es el alejamiento respecto el percentil de origen (en este caso el percentil 50) que producen ocho meses sin crecimiento a los 4 meses de edad y a los 4, 10, 14 y 17 años. La repercusión clínica, secuelas a largo plazo y tiempo de recuperación serán, en consecuencia, diferentes en cada caso. La dificultad para hacer el crecimiento compensatorio (*catch-up*) es mayor en los períodos de crecimiento acelerado, o sea en los primeros años de vida y en la fase de empuje puberal, pudiendo hacerse, en muchos casos, de una manera incompleta.

Como se puede observar, en la desnutrición crónica hay una secuencia de deterioro ordenado,

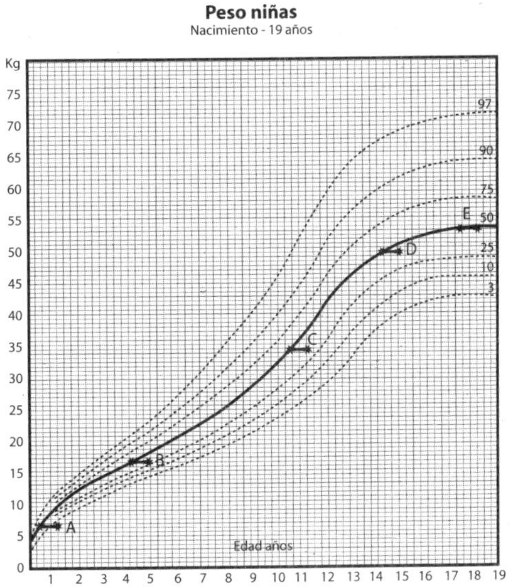

Paciente A: Desde los 4 hasta los 12 meses
Paciente B: Desde los 4 hasta los y $4\,^{8}/_{12}$ años
Paciente C: Desde los $10\,^{4}/_{12}$ hasta los 11 años
Paciente D: Desde los $14\,^{4}/_{12}$ hasta los 15 años
Paciente E: Desde los $17\,^{4}/_{12}$ hasta los 18 años

Gráfico 6.2: Gráfica de un período de 8 meses de estancamiento ponderal en cinco momentos diferentes de la vida

	Edad	Peso estancado (en kg)	Peso del P_{50} (en kg)	Diferencia (en kg)	Diferencia (en %)
Caso A	4 meses	6,5	10	-3,5	-53.8%
Caso B	4 años	17	18	-1	-5.9%
Caso C	10 años	34	37	-3	-8.8%
Caso D	14 años	50	51	-1	-2%
Caso E	17 años	53	53,5	-0,5	-0.9%

Tabla 6.1: Repercusión (en porcentaje de pérdida de peso) de ocho meses de estancamiento ponderal en cinco momentos diferentes de la vida

progresivo y previsible característico, que la diferencia de la desnutrición aguda. En este sentido, la desnutrición crónica es una demostración del esfuerzo del organismo por sobrevivir, en una lucha por retrasar la muerte cuando el abastecimiento de nutrientes no es suficiente.

Bibliografía

- American Academy of Pediatric. *Pediatric Nutrition Handbook*. 3ª edition. 1993. Libermed Verlag S.A.
- Besada S, Lombana Castro. "Desnutrición". En: *Nutrición Clínica y Gastroenterología pediátrica*. Rojas Montenegro, Guerrero Lozano. Ed. Panamericana. 1999; 141-64.
- Biebuyck JF. "The metabolic response to stress". *Anaestesiology*. 1990; 73: 308-327.
- Bourges Rodríguez H. "El significado de la dieta como unidad de la alimentación". En: *Alimentación normal en niños y adolescentes: Teoría y Práctica*. Ramos Galván R. México. Ed. Manual Moderno. 1985.
- Carmuega E, Duran P. "Valoración del Estado Nutricional en Niños y Adolescentes". *Bol. Cesni*; Jun 2000; 3-24.
- Entrala Bueno A. "Malnutrición energético-proteica. Causas. Pronóstico. Déficit de nutrientes": *Medicine*. Mar 2000; 24: 1649-53.
- Felig P. "Metabolismo y Nutrición". En: *Fisiopatología*. Smith LL, Thier SO. Ed Panamericana. Buenos Aires. 1983; 439-45.
- Finberg L. *Líquidos y Electrolitos en pediatría*. Edit. Interamericana. Buenos Aires. 1994; 15-23.
- García Roig C. "Soporte nutricional inicial en el paciente pediátrico crítico". En: *Nutrición enteral y parenteral*. Montemerlo H, Menendez AM, Slobodianik N. Ed. Gráfica Sur. Buenos Aires. 1999; 226-34.
- Guyton. *Tratado de Fisiología Médica*. Ed. Interamericana. Buenos Aires; 925-9.
- Hogdon Bunster MI. "Papel de las hormonas en el crecimiento". En http://www.escuela.med.puc.cl/paginas/publicaciones/ManualPed/CrecDess.html.
- Kalinov A. *Variables bioquímicas para el diagnóstico médico*. 2ª ed. Ed. Janssen-Cilag. Buenos Aires. 1998; pág. 101.
- "Malnutrición energético-proteica". En: Ballabriga A, Carrascosa A. *Nutrición en la infancia y adolescencia*. Ed. Ergon. Madrid. 1998;561-92.
- Meguid MM, Muscaritoli M. "Current uses of total parenteral nutrition". *Am. Fam. Physician* 1993; 47: 383-394.
- Mora RJ. *Soporte Nutricional Especial*. Ed. Panamericana. Buenos Aires. 1992; 45-9.
- Nelson WE, Vaughan VC, Mc Kay RJ. *Tratado de Pediatría*, 5ª ed. Ed. Salvat, 1999.
- O'Donnell A. "Tratamiento nutricional del niño desnutrido". *Actualización nutricional del boletin Cesni*. 1989; (2) 4: 3-7.
- Oster MG, Fielder PJ, Levin N, *et al.* "Adaptation of the growth hormone and insuline-like growth factor-I axis to chronic and severe calorie of protein malnutrition". *J. Clin. Invest.* 1995; 95: 2258-65.
- Rosso P. *Aspectos biológicos del desarrollo. Pediatría Meneghello*, 5ª ed. Edit. Médica Panamericana. Buenos Aires. 1997; 65-79.
- Stoner HB, Little RA, Frayn KN, Elebute AE, Tresadern J, Gross E. "The effect of sepsis on the oxidation of carbohidrate and fat". *Brit. J. Surg.* 1983; 70: 32-35.
- "Valoración del estado nutricional". En: Ballabriga A, Carrascosa A. *Nutrición en la infancia y adolescencia*. Ed. Ergon. Madrid. 1998; 151-2.
- Van Way CW. "Nutritional support in the injured patient". *Surg. Clin. North Am.* 1991; 71: 537-548.

Alteraciones intestinales en la desnutrición crónica

7

Eduardo A. Roggiero

La desnutrición crónica produce cambios en todos los órganos de la economía, entre los que se encuentra el tubo digestivo. Las alteraciones gastrointestinales tienen un particular significado porque producen una mala absorción de nutrientes que agrava la enfermedad y dificulta su tratamiento nutricional. Las alteraciones se pueden observar al nivel de la boca, estómago, hígado, páncreas, inmunidad local, flora bacteriana y mucosa digestiva. Los cambios intestinales proporcionan una información muy interesante sobre la forma en que el ayuno daña todos los tejidos y cómo las lesiones revierten con la recuperación nutricional.

7.1 Alteraciones intestinales en la desnutrición crónica

Aunque la mayor parte de la energía que se necesita durante el ayuno y el estrés metabólico procede (una vez consumida la masa grasa) del músculo esquelético, otros órganos de la economía, como corazón, riñones, hígado, pulmones y tracto gastrointestinal, pierden un porcentaje significativo de su masa y contenido proteico. De esta manera, se puede afirmar que ningún aparato o sistema resulta indemne en una desnutrición que se prolonga a lo largo del tiempo.

La desnutrición crónica provoca numerosas alteraciones gastrointestinales que comprometen la digestión y absorción de los nutrientes, lo que dificulta el tratamiento nutricional y agrava, a su vez, la desnutrición.

El origen de la mala absorción es multifactorial y las alteraciones intestinales que se producen son numerosas, dentro de las que se pueden mencionar:

- Alteraciones bucales
- Alteraciones del estómago
- Alteraciones intestinales
- Alteraciones hepáticas
- Alteraciones pancreáticas
- Alteraciones en el pool de sales biliares
- Alteraciones en la inmunidad local

7.1.1 Alteraciones bucales

En la cavidad oral la desnutrición produce alteraciones infecciosas y no infecciosas que afectan el desarrollo y el mantenimiento de los tejidos bucales.

Se han descrito alteraciones específicas de la mucosa oral producidas por la deficiencia de distintos componentes del complejo vitamínico B, riboflavina, piridoxina o ácido nicotínico, que producen glositis atrófica, queilosis angular y gingivoestomatitis.

La anemia ferropénica también produce cambios atróficos de la mucosa bucal y queilosis angular. La carencia de ácido nicotínico provoca gran inflamación de las encías y alteraciones de la lengua que se muestra muy roja, brillante, dolorosa y con atrofia de sus papilas. La deficiencia de vitamina C produce gingivitis, edema y sangrado de las encías debido a una inadecuada formación de tejido colágeno. En los dientes produce membranas paradontales y osteoporosis alveolar. Otra causa de hemorragias gingivales es la deficiencia de vitamina K, sobre todo luego de realizar el cepillado dental o masticar alimentos duros. (Imágenes 7.1, 7.2 y 7.3)

La falta de higiene y la composición de la dieta también influyen en la selección de los gérmenes que a su vez producen enfermedades bucales, caries, manchas, lesiones o pérdida de dientes. Son frecuentes las lesiones provocadas por bacterias y hongos, especialmente Cándida Albicans.

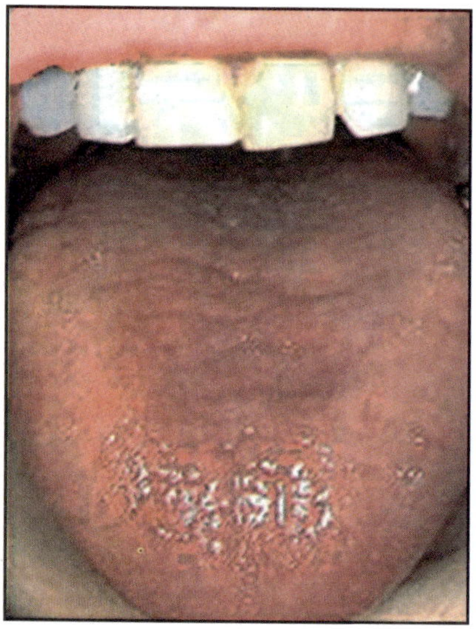

Imagen 7.1: Glositis

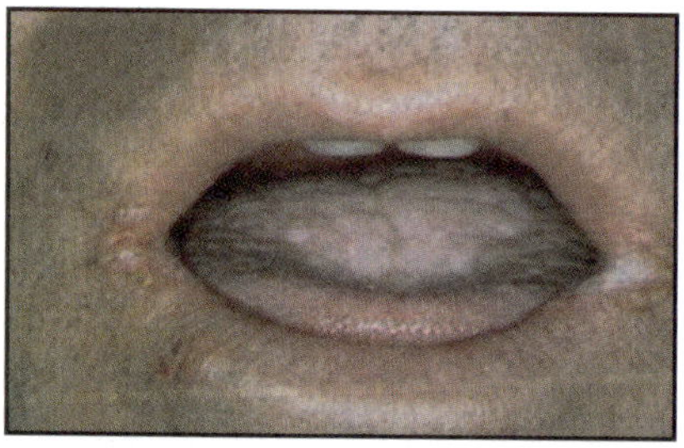

Imagen 7.2: Queilitis

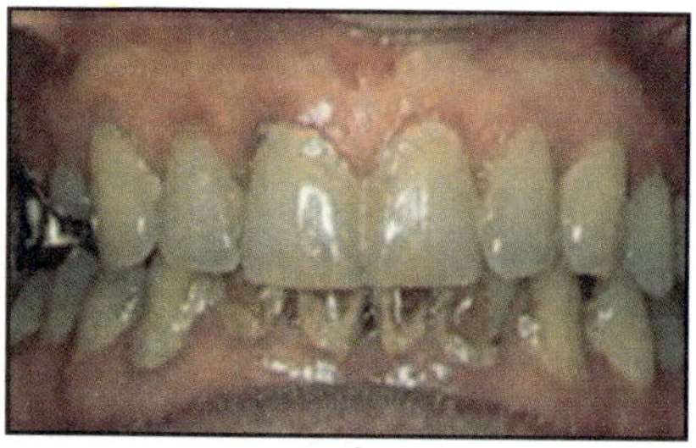

Imagen 7.3: Gingivitis

7.1.2 Alteraciones del estómago

En la desnutrición avanzada la mucosa gástrica se atrofia y la secreción de hidrogeniones disminuye. Las consecuencias de la menor acidez son una mayor susceptibilidad a infecciones intestinales, menor absorción de hierro y calcio y menor hidrólisis de proteínas alimentarias, entre otras. (Cuadro 7.1)

Alteración	Consecuencia
Disminución de la barrera bactericida gástrica	Colonización intestinal con gérmenes patógenos
Menor acidez gástrica	Menor hidrólisis de proteínas. Mayor actividad de la amilasa salival
Menor conversión de pepsinógeno en pepsina activa	
Menor actividad de la pepsina	
Menor conversión de hierro en estado férrico a ferroso en estómago	Menor absorción de hierro
Dificultad para solubilizar sales de calcio	Menor absorción de calcio
Menor producción de factor intrínseco	Menor absorción de vitamina B_{12}

Cuadro 7.1: Consecuencias de la hipoclorhidria

De la misma manera que se afecta la hidrólisis de las proteínas alimentarias, resulta alterada la hidrólisis de las proteínas de las cápsulas bacterianas que ingresan con la alimentación, hecho que contribuye a colonizar al intestino con gérmenes patógenos.

La menor actividad proteolítica en el estómago, sumada a un aumento de la permeabilidad al pasaje de macromoléculas a través del intestino, favorece la sensibilización a proteínas heterólogas y aparición de alergias alimentarias.

7.1.3 Alteraciones intestinales

Los enterocitos son células altamente diferenciadas tanto desde el punto de vista morfológico como bioquímico. En su desarrollo, alcanzan los extremos de las vellosidades intestinales hacia el final de sus ciclos vitales, siendo destruidas a gran velocidad. Normalmente esta pérdida es compensada por una gran actividad mitótica en las criptas de Lieberkühn. Su vida media se calcula entre los dos y cinco días. (Imagen 7.4)

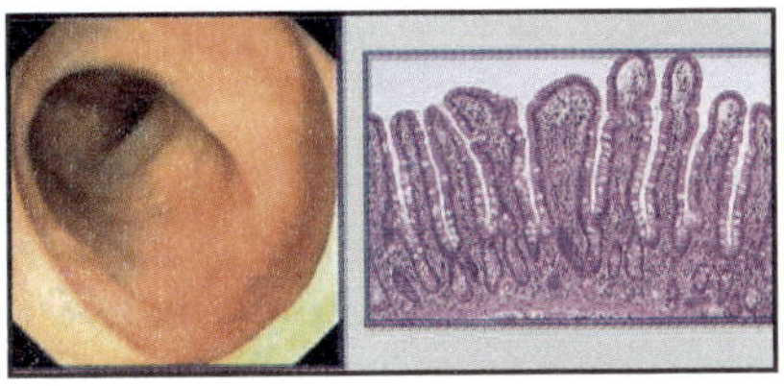

Imagen 7.4: Imágenes endoscópica y microscópica del íleon terminal normal

En la desnutrición se producen alteraciones no específicas consistentes en un acortamiento de las vellosidades con aumento de la longitud de las criptas de Lieberkühn y reducción de la altura de las células epiteliales en las puntas de las vellosidades. La celularidad de la lámina propia aumenta, a expensas de los linfocitos y células plasmáticas. El espesor de la mucosa se reduce y disminuye el índice mitótico en las criptas. Esta disminución puede explicarse por la menor disponibilidad calórica antes y durante la mitosis, o bien por deficiencias de ciertas hormonas, especialmente de tiroxina y de IGF que normalmente tienen un efecto estimulante sobre la división celular. (Imágenes 7.5 y 7.6)

Los datos obtenidos con el microscopio electrónico suelen mostrar escasez de microvellosidades, reducción de su longitud, implantación irregular, ramificación y vulnerabilidad ante factores agresivos. También aumenta el espesor de la membrana basal como consecuencia del depósito de una sustancia densa y finamente granular, haces de colágeno y gotas de grasa. En el citoplasma de los enterocitos aparecen autofagosomas supranucleares que contienen mitocondrias, fragmentos de retículo endoplasmático, ribosomas y gotas de grasa. Estas organelas secuestradas dentro de los autofagosomas sufren una progresiva degradación hasta que se desintegran totalmente. Estos autofagosomas también aparecen en las células hepáticas. La degradación de las estructuras secuestradas en los autofagosomas libera moléculas que podrían ser reutilizadas en el metabolismo de la célula.

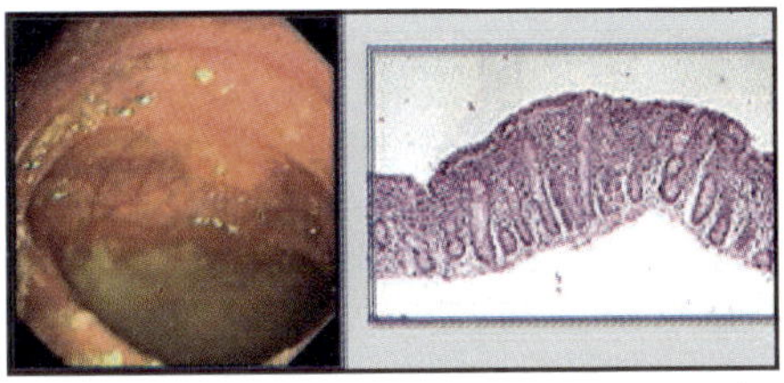

Imagen 7.5: Imágenes endoscópica y microscópica del íleon con atrofia por desnutrición

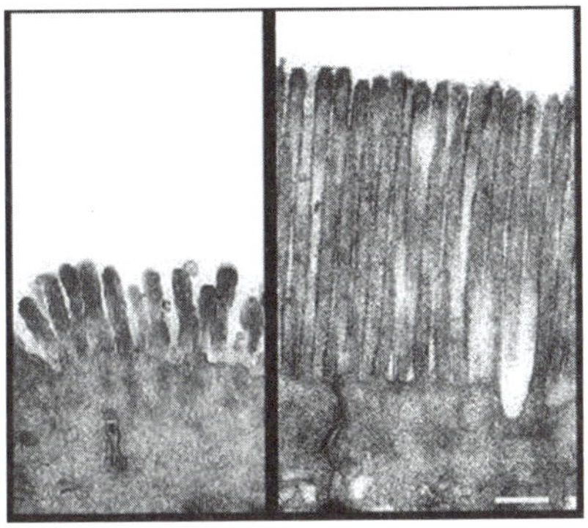

Imagen 7.6: Comparación histológica de la mucosa yeyunal atrófica y normal

La actividad de las enzimas de ribete disminuye considerablemente, sobre todo la de la lactasa y la sacarasa. La realimentación con una dieta adecuada, induce rápidamente la recuperación de la actividad de la glucoamilasa y la maltasa, pero la mejoría de la lactasa es más lenta y a veces, incompleta.

Durante la recuperación nutricional, la delicada estructura del epitelio vuelve a normalizarse: el borde ciliado se vuelve más regular, los autofagosomas desaparecen y el número de cuerpos residuales es menor. Aunque desaparecen los depósitos subepiteliales, persisten cantidades sustanciales de colágeno y filamentos finos. Se normaliza la estructura fina y aumentan el espesor de la mucosa y el índice mitótico. No está bien determinado cuánto tiempo es necesario mantener a los lactantes desnutridos con dietas adecuadas para que la histología se normalice totalmente.

Poco se sabe acerca del daño que sufren las demás capas de la pared intestinal. Con frecuencia se reduce el diámetro del yeyuno y disminuye su distensibilidad, lo que produce alteración de la motilidad. Esta situación, junto a la disminución de la secreción de IgAs, favorece la absorción de endotoxinas y la traslocación bacteriana.

La presencia de restos de nutrientes no absorbidos en el lumen intestinal favorece el desarrollo de una flora bacteriana patológica que produce mayores alteraciones estructurales y funcionales. Las ulceraciones de la mucosa provocadas por los gérmenes, parásitos o irritaciones por antígenos alimentarios son hallazgos frecuentes. La prevalencia de parasitosis intestinales en los niños desnutridos es muy elevada, especialmente en lo que hace a las infestaciones por *Giardas*, *Criptosporidium*, *Trichiuris Trichiuras*, *Oxiurus Vermicularis* y *Ascaris Lumbricoides*. Estos parásitos contribuyen a empeorar el estado nutricional, sobre todo cuando la infestación es múltiple y masiva. (Imagen 7.7)

A través de las ulceraciones pueden ingresar macromoléculas proteicas a la sangre, las cuales se comportan como antígenos alimentarios.

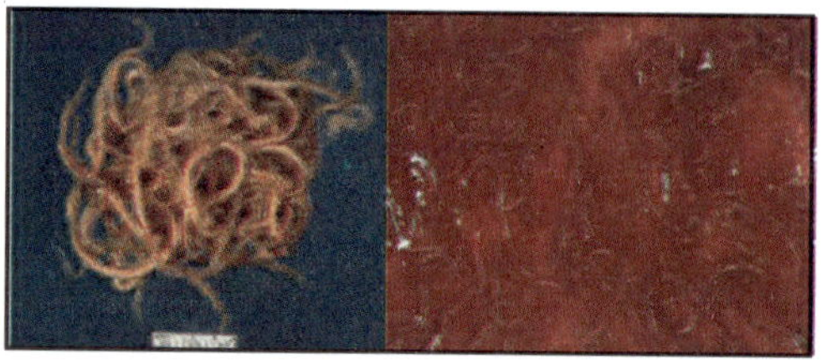

Imagen 7.7: Infestación con *Ascaris Lumbricoides* (izquierda) y *Trichiuris Trichiuras* (derecha)

7.1.4 Alteraciones hepáticas

Como se mencionó, en la desnutrición calórico-proteica el hígado pierde parte de su masa y contenido proteico. Los informes de las autopsias realizadas en el Hospital del Ghetto de Varsovia durante la Segunda Guerra Mundial a los prisioneros muertos de inanición (adultos) mostraron que existía una pérdida de masa hepática de un 46%. La atrofia del hígado produce alteraciones funcionales de grado variable a nivel de la síntesis de proteínas, detoxificación, síntesis, conjugación de sales biliares y aclaramiento de diversos fármacos.

7.1.5 Alteraciones pancreáticas

Tanto la estructura como la función pancreática se alteran en los niños con desnutrición crónica. Los cambios histológicos que pueden aparecer son: atrofia de las células acinares, descenso del número de gránulos de zimógeno y mitocondrias, dilatación de conductillos y fibrosis. Estas alteraciones disminuyen tanto la secreción de enzimas como la de bicarbonato.

Si bien una dieta equilibrada restablece, la mayoría de las veces, la función pancreática, la atrofia residual y la fibrosis pancreática son secuelas posibles.

7.1.6 Alteraciones en el pool de sales biliares

En la desnutrición crónica disminuye severamente el tamaño del pool biliar, siendo esto más notable en presencia de diarrea. Una disminución de la conjugación de los ácidos biliares y un aumento en el índice ácidos biliares libres/ácidos conjugados altera la capacidad micelar y disminuye la absorción de los lípidos.

7.1.7 Alteraciones en la inmunidad local

En condiciones normales el intestino delgado difícilmente permite el paso de los gérmenes a la circulación sistémica a través de su pared, porque posee un eficaz sistema antibacteriano formado por:

- Las enzimas proteolíticas que hidrolizan las paredes bacterianas: Siendo que las paredes de las bacterias están formadas por glucoproteínas y peptidoglucanos, éstas se hidrolizan con el ácido clorhídrico y las enzimas proteolíticas del estómago y páncreas, provocando la lisis de los gérmenes que ingresan con la dieta.
- La IgAs que tapiza la mucosa intestinal: Si bien esta inmunoglobulina no tiene una acción bactericida directa, impide la adherencia de los gérmenes patógenos a la mucosa y neutraliza sus enterotoxinas. Los niveles de IgAs en las secreciones nasales de los niños desnutridos son bajos, lo que sugiere que también se pueden encontrar reducidos en el intestino.
- La bilis, que se une a las endotoxinas bacterianas formando complejos insolubles que –a manera de un detergente– evitan la adherencia al epitelio intestinal.
- La motilidad intestinal, que favorece la eliminación de las bacterias evitando la estasis prolongada en el lumen.
- La capa mucosa, que reviste el intestino y evita la adherencia de los microorganismos a los enterocitos.
- La íntima unión de los enterocitos: Para que no penetren gérmenes en la lámina propia del intestino, es necesaria una integridad de la mucosa, para lo cual debe existir una estrecha unión entre los enterocitos y la capa de polisacáridos que la tapiza, protege y lubrica.
- El pH intestinal: La mayoría de los azúcares simples y oligosacáridos ingeridos y digeridos por los humanos son absorbidos en el intestino delgado. Sin embargo, otros como lactosa, rafinosa, estaquiosa, fructooligosacáridos, como la oligofructosa y la inulina, son capaces de llegar al colon de manera intacta. Estos azúcares son fermentados por las bacterias del colon y convertidos en productos ácidos que disminuyen el pH del contenido intestinal. La acidez inhibe el desarrollo de ciertos gérmenes con capacidad patogénica y favorece el de gérmenes comensales con efectos beneficiosos para el organismo. Este es uno de los principios fisiológicos de las terapias probióticas muy difundidas en la actualidad.

- La flora sapófrita, a través de un mecanismo de competencia, limita el desarrollo de gérmenes patógenos e impide su adhesión a la membrana del enterocito.
- El tejido linfoide asociado al intestino: El GALT (*gut associated lymphoid tissue*) es un tejido formado por células de la inmunidad –principalmente macrófagos y linfocitos T– que cumplen una importante función como moduladores del tipo y número de gérmenes que colonizan el intestino, actuando como una primera barrera defensiva.

Cuando las condiciones locales son desfavorables para el huésped o cuando la virulencia de los gérmenes supera la capacidad defensiva del organismo, se produce un fenómeno llamado traslocación bacteriana. Con este término se define el paso de las bacterias viables y sus toxinas por la mucosa gastrointestinal, lámina propia hasta los ganglios linfáticos mesentéricos, circulación portal y órganos distantes.

7.1.7.1 Rol de la flora normal en la protección de infecciones

Uno de los principales responsables de la protección de la mucosa digestiva contra las infecciones bacterianas es el equilibrio entre la flora patógena y comensal que normalmente habitan en la luz intestinal. Los gérmenes comensales crean un hábitat desfavorable para el crecimiento de las bacterias patógenas, compiten por los mismos sustratos necesarios para su desarrollo y se adhieren a la pared intestinal dificultando a manera de barrera, la adherencia de los gérmenes entero-invasores.

Este fenómeno se puede apreciar en el lactante alimentado con leche humana. Los lactobacilos bífidos que crecen en su tubo digestivo acidifican la luz intestinal generando un medio poco propicio para el desarrollo de bacterias patógenas como el *E. Coli*.

7.1.7.2 Colonización alta

La presencia de bacterias patógenas en las porciones altas del tubo digestivo es denominada colonización alta o intestino delgado contaminado y su conocimiento reviste importancia porque puede ser origen de diarreas prolongadas e infecciones severas.

Colonización alta y deconjugación de ácidos biliares: La flora intestinal anaeróbica está dotada de hidroxilasas activas que actúan sobre el enlace amida de los ácidos biliares. En consecuencia, éstos son convertidos en ácidos biliares secundarios. Solamente un pequeño porcentaje de ácidos biliares fecales permanece en su forma primaria como ácido cólico y quenodesoxicólico.

En el síndrome de intestino delgado contaminado, la transformación microbiana de los ácidos biliares se localiza en las porciones más altas del tracto digestivo. Como los ácidos biliares deconjugados son poco solubles, no forman micelas. Además, no son bien absorbidos por la reducida afinidad hacia el sistema de transporte ileal en comparación con la de los ácidos biliares conjugados.

Por lo tanto, en la contaminación alta, la pérdida fecal de estos ácidos aumenta notablemente.

El cambio en el patrón de ácidos biliares provoca una disminución de su acción bacteriostática. De forma adicional, la reducida reserva de ácido cólico y quenodesoxicólico, particularmente efectiva en la inhibición del desarrollo de la flora fecal, perpetúa la colonización alta del intestino. La contaminación del tubo digestivo con gérmenes patógenos produce lesiones de las microvellosidades, mitocondrias y aparato de Golghi de los enterocitos. No está claro si son los ácidos biliares deconjugados, las bacterias o ambos, los responsables de estas alteraciones, pero es claro que éstas contribuyen a la malabsorción de nutrientes y predisponen al ingreso de macromoléculas. (Cuadro 7.2)

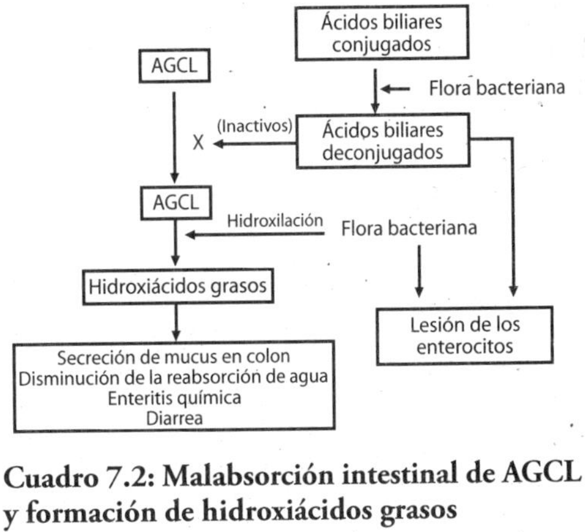

Cuadro 7.2: Malabsorción intestinal de AGCL y formación de hidroxiácidos grasos

Causas de colonización alta: Ya se mencionó que los niños desnutridos tienen una gran predisposición a sufrir una colonización del intestino delgado con gérmenes patógenos. Las causas que la producen son numerosas entre las que se mencionan:

- Mayor exposición a una flora patógena
- Cambio en el patrón bacteriano intestinal
- Administración prolongada de antibióticos
- Disminución del nivel de inmunoglobulinas locales
- Disminución de la acidez gástrica
- Atrofia y lesiones de la mucosa intestinal
- Disminución de la actividad de peptidasas intestinales
- Menor secreción pancreática
- Deconjugación de ácidos biliares
- Restos de nutrientes no absorbidos en la luz intestinal
- Depleción de glutamina en el enterocito

Cuadro 7.3: Causas de colonización intestinal con gérmenes patógenos

Respecto de la depleción de glutamina en el enterocito, son numerosos los trabajos que asocian el fenómeno de la colonización alta y traslocación bacteriana con la depleción de glutamina y ácidos grasos de cadena corta –ambos nutrientes específicos de la célula intestinal– que son los principales responsables de la atrofia de la mucosa.

Consecuencias de la colonización alta: Las consecuencias clínicas de la colonización bacteriana de las porciones altas del intestino delgado son básicamente:

1. Infecciones a partir de un foco intestinal
2. Síndrome de malabsorción que agrava la desnutrición

Como el niño desnutrido tiene una capacidad de respuesta deficiente a las infecciones, todo germen patógeno que ingresa al intestino tiene potencialidad para traslocar la membrana y producir

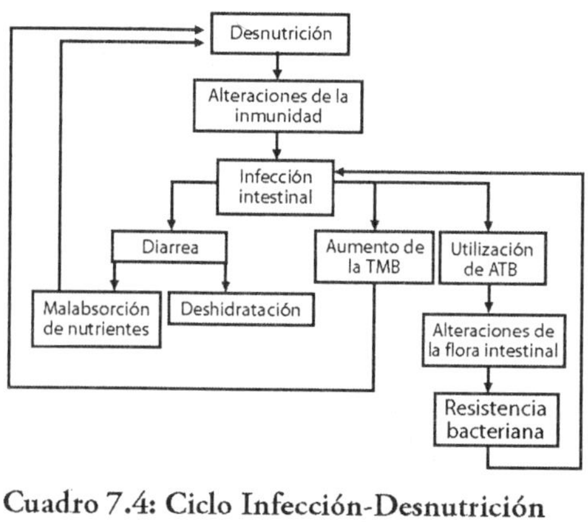

Cuadro 7.4: Ciclo Infección-Desnutrición

infecciones sistémicas que –a su vez– agravan la desnutrición produciendo un círculo vicioso que perpetua el ciclo. (Cuadro 7.4) Una manifestación casi infaltable de estas infecciones originadas en el tubo digestivo es la diarrea y su consecuencia inmediata, la deshidratación, las cuales se tratarán más adelante.

7.2 Hipersensibilidad a las proteínas alimentarias

A través de la ingesta el organismo se halla permanentemente expuesto al ingreso de proteínas heterólogas, polisacáridos de gran volumen, o una combinación de ambos.

Para que alguna de estas sustancias sea considerada antigénica, debe tener un peso molecular alto, superior a los 10.000 daltons. Si bien sustancias más pequeñas nunca actúan como antígenos por sí solas, es posible que se unan a proteínas y sea la combinación la que desencadene la respuesta inmune. A éstas se las conoce como haptenos. Los anticuerpos que se desarrollan pueden reaccionar contra la combinación, contra la proteína o contra el hapteno solo.

En condiciones normales, los procesos digestivos permiten que la mayoría de las proteínas ingeridas sean hidrolizadas a unidades de menor peso molecular sin capacidad antigénica.

En la desnutrición, las alteraciones intestinales favorecen la sensibilización a los antígenos o haptenos. Las moléculas pueden atravesar el epitelio intestinal e ingresar directamente a la sangre a través de zonas de atrofia o mucosa lesionada. La hipoclorhidria, la disminución de las enzimas de ribete y la disminución local de la IgAs favorecen esta situación.

Los alimentos involucrados con mayor frecuencia en las alergias alimentarias son la leche de vaca, huevo, soja, pescado, carne de vaca, nuez, maní, frutas cítricas, frutillas, chocolate, aditivos y preservativos alimentarios como tartrazina, benzoato, glutamato monosódico y antioxidantes.

Los síntomas de la alergia se pueden observar en los niveles respiratorio, dermatológico y gastrointestinal. En ocasiones pueden causar síntomas generales como anafilaxis.

No obstante todo lo expresado, es posible que el paciente gravemente desnutrido –a pesar de encontrarse sensibilizado– no padezca sintomatología alguna debido a la escasa capacidad de respuesta de su sistema inmune durante el período de enfermedad. Sin embargo, los síntomas pueden aparecer durante la rehabilitación nutricional, momento en el cual la función inmune se normaliza. En consecuencia, estos niños deben ser considerados con un alto riesgo de padecer alergias alimentarias, en donde la ausencia de síntomas no descarta la sensibilización a las proteínas ingeridas.

7.3 Conclusiones

La desnutrición crónica es la causa de múltiples trastornos en la función gastrointestinal que comprometen seriamente la digestión y absorción de los nutrientes, hecho que complica el tratamiento nutricional y agrava la desnutrición.

Estas alteraciones involucran a todos los segmentos del tubo digestivo, la inmunidad y la flora intestinal. En líneas generales el ayuno prolongado, la exposición reiterada a gérmenes patógenos, la inmunosupresión, el mal funcionamiento de los órganos digestivos y la severa atrofia intestinal que tienen estos pacientes, altera la absorción provocando diarreas graves.

El intestino del niño desnutrido –prácticamente en la totalidad de los casos– está colonizado con gérmenes patógenos e infestado con parásitos.

El riesgo de presentar alergias alimentarias o sensibilización a las proteínas heterólogas es elevado.

La pérdida de masa proteica en el hígado compromete su función, hecho que se debe tener en cuenta en el momento de administrar medicaciones, ya que la capacidad para detoxificar y metabolizar drogas es limitada.

Bibliografía

- Ballabriga A, Carrascosa A. "Malnutrición energético-proteica". En: *Nutrición en la Infancia y Adolescencia*. Ed. Ergon. Madrid. 1998; 568-9.
- Barranco Ruiz F, Blasco Morilla J, Mérida Morales A y col. "Importancia del Soporte Nutricional Enteral en la función intestinal". En: *Soporte nutricional enteral*. Capítulo 5, 8. www.uninet.edu/tratado/indautor.html.
- Berg RD, Garlington AW. "Translocation of certain indigenous bacteria from the gastrointestinal tract to the mesenteric lymph nodes and other organs in a gnotobiotic mouse model". *Infect Immun*. 1979; 23: 403-11.
- Brandtzaeg P, Halstensen TS, Kett K, *et al.* "Immunobiology and immunopathology of human gut mucosa: Humoral immunity and intraepithelial lymphocytes". *Gastroenterology* 1989; 97: 105: 1275-80.
- Brunser O, Castillo C, Araya M. "Fine structure of the small intestinal mucosa in infantile marasmic malnutrition". *Gastroenterology*, 1976; 70: 495-507.
- Brunser O. "Efectos de la malnutrición sobre la estructura y función intestinal en los niños". *Clínica Gastroenterológica*. 1978; 5; 2: 93-105.
- Carrillo ER, Núñez MFN. "Traslocación bacteriana en el paciente grave". *Rev. Med. Hosp. Gen. Méx.* 1999; 62 (4): 273-278.
- Glickman I. "La cavidad bucal". En: *Patología Estructural y Funcional*. Robbins S. Ed. Interamericana. México. 1975; Cap. 20: 849-50.
- "Malnutrición proteico-energética". http://teleline.terra.es.
- Mena Miranda VR, Riverón Corteguera RL, Pérez Cruz JA. "Traslocación bacteriana: un problema para reflexionar". *Rev. Cub. Ped.* 1996; 68, 1.
- Montenegro CR, Leal Quevedo FJ. "Reacciones adversas a alimentos". En: *Nutrición clínica y gastroenterología pediátrica*. Ed. Panamericana. Col. 1999: 339-46.
- Ramos Fernández P. Malnutrición: Concepto y repercusión en los distintos órganos y sistemas. Indicaciones del soporte nutricional.
- Roggiero EA. "Diarreas agudas de origen endógeno". En: *Cuidado Nutricional Pediátrico*. Torresani E y col. Ed. Eudeba. Buenos Aires. 2001; 309-10.
- Roy CC, Weber AM. "Implicaciones clínicas de los ácidos biliares en pediatría". *Clínica Gastroenterológica*. 1978; 5:2: 129-149.
- Sfeir Byron R, Aguayo Acasigüe M. "Desnutrición en niños menores de cinco años". *Rev. Inst. Méd. Sucre* LXV: 2000; 116 (43-53).
- Sirisinha S, Suskind R, Edelman R, *et al.* "Secretory and serum IgA in children with protein-calorie malnutrition". *Pediatrics*, 1975; 55, 166-70.
- Villazón-Sahagún A. *Medicina Crítica*. Cap. Sepsis y disfunción orgánica múltiple. Libro 5 Parte B. Pág. 30-35.

Alteraciones en el metabolismo de los nutrientes

8

Eduardo A. Roggiero

Un componente infaltable de la desnutrición crónica es la mala absorción debida a defectos en la digestión, transporte o absorción intestinal que produce alteraciones en el metabolismo de los macro y micronutrientes. La presencia en la luz intestinal de nutrientes sin digerir altera la microflora intestinal estimulando el desarrollo de la flora patógena por sobre la comensal, lo que origina diarrea y mayor desnutrición.

8.1 Alteración del metabolismo de los carbohidratos

En el capítulo anterior se mencionó que la desnutrición crónica produce atrofia de la mucosa gástrica y disminución de la secreción de ácido clorhídrico. La menor acidez del estómago permite una actividad más prolongada de la alfa-amilasa salival, que usualmente hidroliza entre un 3 y un 5% de los almidones que se ingieren.

En el intestino, la actividad de las enzimas de ribete disminuye de forma considerable, sobre todo la de la lactasa y sacarasa. La realimentación con una dieta adecuada induce rápidamente la recuperación de la glucoamilasa y la maltasa, pero la mejoría de la lactasa es más lenta y a veces, incompleta.

Los azúcares no absorbidos en intestino delgado llegan al colon en donde aumentan la osmolaridad de la materia fecal y son fermentados por las bacterias intestinales.

Cada uno de los disacáridos (lactosa, sacarosa y maltosa) produce una osmolaridad de 200 mOsm/kg de agua. Por lo tanto, la acumulación de estos azúcares en el lumen establece un gradiente osmótico entre la luz colónica y el interior de la célula que arrastra agua, sodio y potasio, provocando diarrea.

La fermentación de los disacáridos por la flora bacteriana origina heces ácidas y abundante cantidad de gases intestinales.

Una consecuencia frecuente de la mala absorción intestinal de azúcares es la acidosis metabólica. La presencia de grandes cantidades de ácidos en el intestino grueso estimula la secreción de bicarbonato para neutralizar el contenido intraluminal, al tiempo que algunos de esos ácidos se absorben y pasan a la circulación.

8.1.1 Gases en el tubo digestivo

En condiciones normales, el intestino delgado contiene pocos gases y, cuando los hay, suele ser aire que pasó del estómago al intestino (aire deglutido). Durante su tránsito por el intestino delgado este aire se absorbe poco (sólo un 5 a 15%), recibiendo por difusión gran cantidad de dióxido de carbono desde la sangre, equilibrando de esta manera su concentración con la de los líquidos corporales.

En el colon, en cambio, la mayor parte de los gases proviene de las bacterias. Se trata principalmente de dióxido de carbono, metano e hidrógeno que difunden fácilmente a través de la mucosa intestinal hacia la sangre; en consecuencia, si estos gases permanecen en el colon, son absorbidos. Los alimentos ricos en azúcares complejos aumentan la producción de gas ya que algunos son un buen medio de cultivo para las bacterias fermentadoras. En el intestino grueso se producen entre 7 y 10 litros diarios de gas. Sin embargo, en promedio, el colon no suele expulsar más de medio litro. La diferencia representa la absorción a través de la mucosa. En condiciones normales, la eliminación de los gases depende más de la motilidad intestinal que de la fermentación bacteriana. En ocasiones, el exceso de gas puede ser provocado por una irritación del colon, que los expulsa rápidamente antes de ser absorbidos.

8.2 Alteración del metabolismo de las grasas

La esteatorrea constituye un signo de grave disfunción digestiva. Como el transporte de triglicéridos a través de la mucosa intestinal requiere de la síntesis de beta lipoproteinas, un trastorno a este nivel puede conducir no sólo a la acumulación de lípidos en el epitelio, sino también al recrudecimiento de la esteatorrea. En la desnutrición, el páncreas sufre una intensa atrofia que reduce notablemente la secreción de agua, bicarbonato y enzimas. La solubilización micelar de la grasa neutra se altera debido a una disminución de la concentración de ácidos biliares conjugados. En la luz intestinal predominan los ácidos biliares no conjugados, fisiológicamente inactivos. Los ácidos grasos no absorbidos, sufren una hidroxilación por parte de la flora colónica que los convierte en hidroxiácidos grasos, sustancias irritantes que lesionan la mucosa, disminuyen la capacidad de reabsorción de agua, inducen la secreción de mucus y producen diarrea secretora de causa endógena. (Cuadro 8.1)

En la medida que se produce la mejoría, aumenta la fracción conjugada y disminuye la no conjugada normalizándose la formación de soluciones micelares, lo que mejora la absorción de las grasas.

Otra consecuencia de la desnutrición es la disminución de la circulación enterohepática por defectos en la reabsorción ileal y transporte de sales biliares hacia el hígado.

Los niños marasmáticos son deficientes en ácidos grasos esenciales, sobre todo cuando la desnutrición se instala en los primeros años de vida (período de acelerado crecimiento). Esta deficiencia es multifactorial, motivada por:

a) Baja ingesta
b) Malabsorción intestinal
c) Baja actividad de las elongasas y desaturasas que convierten los ácidos linoleico y linolénico en componentes más largos de las familias ω 3 y ω 6
d) Defectuosa secreción de lipoproteínas transportadoras
e) Defectos en la utilización del ácido docohexanoico (DHA)

En estos pacientes los niveles de ácidos grasos ω 3 y ω 6 en la membrana eritrocitaria se encuentran bajos. Los signos de esta deficiencia se muestran en el Cuadro 8.2.

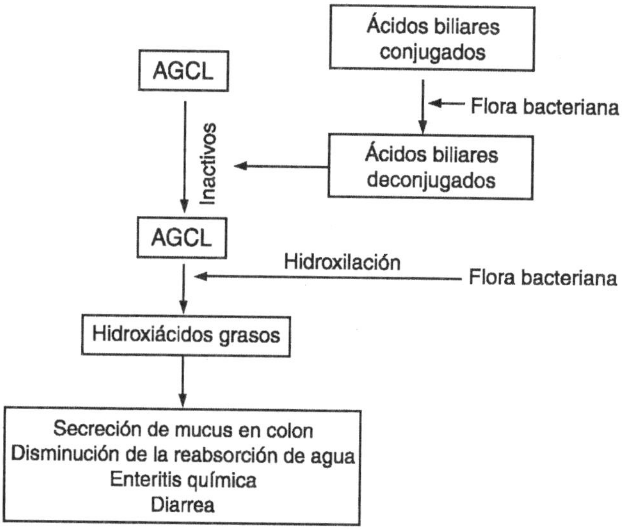

Cuadro 8.1: Malabsorción intestinal de AGCL y formación de hidroxiácidos grasos

Deficiencia de ω 6	Deficiencia de ω 3
• Lesiones cutáneas • Pérdida del tono muscular • Disminución de la pigmentación cutánea • Aumento de la actividad metabólica • Neuropatía periférica • Aumento de la permeabilidad de membranas celulares • Cambios degenerativos en algunos órganos	• Alteraciones visuales • Alteraciones en la capacidad de aprendizaje • Aumento de la susceptibilidad a infecciones

Cuadro 8.2: Signos clínicos de deficiencia de ácidos grasos ω 6 y ω 3. Adaptado de Ballabriga A. Carrascosa A. "Los ácidos grasos en la nutrición de la infancia." En: *Nutrición en la Infancia y Adolescencia*, Ed. Ergón, Madrid, 1998; 213-46.

8.3 Alteración del metabolismo de las proteínas

En la desnutrición crónica, la digestión y absorción de proteínas disminuye considerablemente como consecuencia de la menor acidez gástrica y atrofia de la pared intestinal. Si bien la actividad de las peptidasas de ribete se halla comprometida, esta alteración es menos severa que la que ocurre con las disacaridasas.

Los estudios de balance permiten demostrar que las pérdidas de nitrógeno aumentan, probablemente por la disminución de la actividad enzimática del páncreas, intensamente lesionado. La mucosa intestinal es capaz de absorber macromoléculas intactas, por endocitosis con las consecuencias inmunogénicas y de atopía.

A pesar de encontrarse afectada la digestión y absorción de las proteínas, se ha visto que el organismo es capaz de poner en marcha mecanismos de compensación para mantener las proteínas circulantes en niveles aceptables, priorizando éstas últimas por sobre las proteínas estructurales y miofibrilares hasta etapas avanzadas. Esta pérdida proteica reduce la fuerza del músculo esquelético y cardíaco, altera la función de las vísceras y disminuye la respuesta defensiva contra las infecciones originando complicaciones de diversa índole.

8.4 Alteración del metabolismo del agua

El contenido de agua del cuerpo varía con la edad y el estado de nutrición. Normalmente el hueso compacto tiene poca agua y la mayor parte de las vísceras tiene más agua que el tejido muscular. En los niños bien nutridos, el músculo constituye la mayor parte de la masa corporal sin grasa.

En la desnutrición, la composición corporal cambia en forma sustancial. Si bien todos los tejidos sufren cambios en su estructura, la afectación no es igual ni simultánea en todos los órganos. Por ejemplo: el tejido adiposo desaparece precozmente y el tejido muscular se altera antes que los órganos viscerales, de modo tal que las alteraciones del metabolismo hidro-salino que se producen, variarán en función de la edad y la severidad del proceso.

Debido a la reducción del tejido adiposo y a la menor cantidad y tamaño de las fibras musculares, la proporción de agua corporal total (ACT) en el marasmo es más alta, pudiendo alcanzar el 75 a 80% del peso corporal.

Tanto o más importantes que el aumento del ACT son los cambios en su distribución en los diferentes compartimentos. Inicialmente, el aumento de agua se produce en el compartimento extracelular, de manera tal que –a pesar de tener una mayor reserva acuosa– ante una pérdida por vómitos, diarrea o fiebre estos niños se deshidratan con mayor facilidad.

Como ya se mencionó, el estrés nutricional estimula la secreción de aldosterona, que reabsorbe agua y sodio y elimina potasio en el riñón. Debido a que la reabsorción de agua es proporcionalmente mayor a la de sodio, se produce una hiponatremia dilucional y en consecuencia disminuye la osmolaridad plasmática. La disminución de la concentración de proteínas en el LIC y la menor disponibilidad de energía para el transporte activo parecen contribuir con este fenómeno.

El organismo del niño desnutrido se adapta aceptablemente a la baja osmolaridad plasmática (245 a 265 mOsm/l), a tal punto que cualquier tratamiento que produzca una brusca elevación de la concentración de sodio en el LEC puede generar un aumento de la osmolaridad capaz de producir una deshidratación del LIC con serio riesgo de lesión del sistema nervioso central. Por el contrario, una ingestión de agua libre (30 a 40 ml/kg de peso) en el lapso de una hora, puede producir una intensa caída de la natremia y osmolaridad plasmática que genere una tumefacción de las células, sobre todo en las del cerebro.

8.5 Alteración del metabolismo del sodio

En condiciones normales, el 96% del total de sodio del cuerpo se encuentra en el líquido extracelular, siendo su función determinar la osmolaridad y el volumen de los compartimentos líquidos del organismo. El ingreso se hace a través de la dieta y la principal vía de excreción es la orina, aunque también se pierden cantidades variables por la materia fecal y sudor. Los reguladores de la excreción renal son la sed y la hormona antidiurética. Otros mecanismos son la aldosterona, los factores natriuréticos y el volumen del compartimento extracelular.

Por las razones mencionadas, en la desnutrición calórico-proteica el nivel de la natremia es bajo pero el del sodio corporal total es mucho mayor que en condiciones normales.

No obstante, las hiponatremias menores a 120 mEq/l deben ser tratadas con una administración de potasio para forzar la bomba Na/K-ATPasa. Esto redistribuye al sodio, regresándolo al compartimento intravascular.

8.6 Alteración del metabolismo del potasio

El contenido de potasio corporal total en los niños bien nutridos pero no obesos y con una proporción normal de tejido muscular es de 50 a 55 mEq/kg. El 95% de este catión se encuentra en el líquido intracelular, en su mayor parte representado por el músculo. La concentración media en el plasma es de 4 mEq/l y en el líquido intracelular 150 mEq/l, existiendo un amplio rango de variación entre los diferentes tejidos. El 90% del potasio circulante se excreta por la orina, fenómeno regulado por la aldosterona. Cantidades menores se eliminan por materia fecal o sudor. En condiciones normales, los principales determinantes de la caliemia son: la alimentación, la excreción renal (y por lo tanto los niveles de aldosterona) y el estado ácido-base. Tanto la hipo como la hipercaliemia comprometen la conducción y contracción muscular, en especial en el miocardio y músculo esquelético que se expresan en el electrocardiograma y electromiograma, respectivamente. El potasio también interviene en la motilidad del tubo digestivo y en la secreción y acción periférica de la insulina.

En la desnutrición calórico-proteica, los valores de potasio corporal total y potasio plasmático disminuyen en forma significativa debido a diversos factores:

- Disminución del número y tamaño de las células musculares
- Disminución de la acción de la insulina
- Pérdidas urinarias por hiperaldosteronismo secundario
- Pérdidas urinarias por nefropatía
- Pérdidas fecales por diarreas

La alteraciones electrocardiográficas de la hipocaliemia son características: depresión del segmento ST, disminución hasta la desaparición de la onda T y su sustitución por una onda U. Igual que ocurre con el sodio, los niños desnutridos se adaptan aceptablemente a los bajos niveles de potasio circulante. Sin embargo, la hipocaliemia es capaz de producir alteraciones funcionales en el corazón, músculo esquelético, músculo liso, riñón y posiblemente cerebro. Los efectos sobre el músculo se manifiestan con debilidad muscular, arritmias cardíacas, fallo de bomba (ver capítulo 6) y trastornos en la motilidad intestinal.

Las deficiencias de potasio en los niños gravemente desnutridos pueden ser muy severas y deben tenerse en cuenta en el momento de iniciar la fase de recuperación nutricional.

8.7 Alteraciones del metabolismo del calcio y fósforo

El calcio del plasma sólo representa el 2% del total de calcio del organismo. Por esta razón, las alteraciones en la calcemia suelen ser muy tardías a pesar de una severa deficiencia dietaria de calcio y vitamina D. En los estadios iniciales de la desnutrición, los niveles plasmáticos pueden mantenerse normales a expensas del calcio que pasa a sangre desde los huesos. Recién en las etapas avanzadas, los niveles sanguíneos disminuyen y la hipocalcemia se hace sintomática.

Respecto del depósito de minerales en el hueso, es deficiente independientemente de la ingestión de calcio y vitamina D. Esto se debe a que la formación de la matriz ósea depende de la ingesta proteica y calórica, y si ésta es inadecuada, también lo es la mineralización.

En relación a la concentración de fósforo en el plasma, desciende por debajo de los valores normales, sobre todo cuando la desnutrición grave se acompaña de infección u otro trastorno. El cuadro clínico de la hipofosfatemia es variable y puede oscilar desde la ausencia de síntomas hasta la anorexia, con debilidad muscular, insuficiencia respiratoria y rabdomiolísis. Los pacientes con hipofosfatemia menor a 1 mg/dl raramente sobreviven, probablemente porque un pool de fósforo tan pequeño es incompatible con las exigencias energéticas. Las causas de la hipofosfatemia son múltiples:

- Baja ingesta
- Deficiencia de vitamina D
- Disminución de la absorción intestinal
- Hiperparatiroidismo secundario
- Pérdidas renales
- Pérdidas por diarreas

8.8 Alteración del metabolismo del magnesio

El magnesio es un electrolito clave en la función enzimática celular. El contenido de magnesio del lactante es de 220 mEq/kg y el del adulto 280 mEq/kg. Sus necesidades varían de acuerdo a la edad ya que los requerimientos de este catión son mayores en las épocas de crecimiento acelerado. Como todo catión bivalente, la absorción intestinal es irregular y depende de la presencia de factores que la facilitan o dificultan. En promedio, se absorbe sólo un 20 a 30% de lo que se ingiere. Sus niveles en sangre y la excreción renal son regulados por la hormona paratiroidea. El 60% del magnesio corporal total se deposita en el hueso y sólo un 1% circula en el plasma. En consecuencia, igual que ocurre con el calcio y potasio, las concentraciones sanguíneas no representan el contenido corporal total

En la desnutrición grave, la reserva de magnesio disminuye de forma significativa por desmineralización ósea, reducción de la masa muscular, pérdidas urinarias por hiperaldosteronismo y deficiente función paratiroidea.

La hipomagnesemia se manifiesta con detención del crecimiento, alteraciones en la excitabilidad neuromuscular, tetania, temblores, alteraciones electrocardiográficas, trastornos en la función cardíaca y depresión respiratoria.

8.9 Alteración del metabolismo del hierro

Independientemente de la baja ingesta que tienen los niños desnutridos, las alteraciones del metabolismo del hierro son componentes infaltables.

Estas alteraciones se observan tanto en la absorción como en el transporte, utilización y depósito. Entre ellas se pueden mencionar:

- Deficiente reducción de sales férricas por baja secreción de ácido clorhídrico en el estómago.
- Disminución de la cantidad de receptores intestinales para el hierro por atrofia de la mucosa duodeno-yeyunal.
- Disminución de los niveles de transferrina por deficiente síntesis hepática.
- Baja utilización periférica por reducción de la síntesis de mioglobina, disminución del consumo de oxígeno, detención del crecimiento y menor actividad física.
- Reducción de la síntesis de hemosiderina y ferritina hepáticas.

La expresión hematológica de estas alteraciones es la anemia hipocrómica y microcítica (Imágenes 8.1 y 8.2), que revela en forma tardía a las deficiencias de larga evolución. (Capítulo 20)

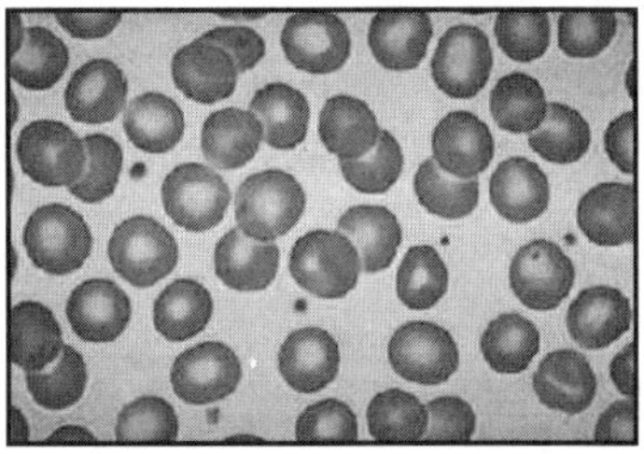

Imagen 8.1: Glóbulos rojos normales

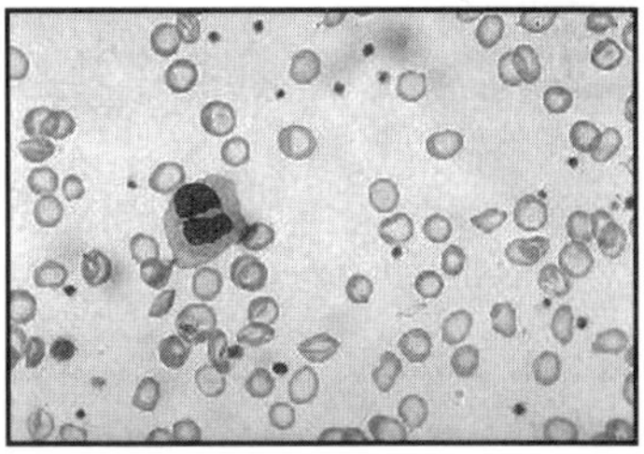

Imagen 8.2: Glóbulos rojos hipocrómicos y microcíticos como consecuencia de una deficiencia prolongada de hierro

8.10 Alteración del metabolismo del cinc

El cinc es un nutriente que interviene de un modo directo en la estructura y regulación de más de 70 enzimas, siendo el componente principal de la ADN polimerasa, transcriptasa reversa, ARN sintetasa, ARN polimerasa y otras enzimas intracelulares.

La absorción intestinal se produce en el yeyuno, dependiendo de la presencia o ausencia de factores de interferencia como el hierro, el ácido fólico, el fósforo o excesivas cantidades de fitatos en la dieta.

Una vez en la sangre, se transporta en un 80% por la albúmina y el resto por la alfa 2 macroglobulina. En el organismo se distribuye: 60% en el tejido muscular, 20-30% en los huesos, 4-6% en el hígado y menos del 1% en el plasma.

En los tejidos periféricos participa como cofactor enzimático de numerosos procesos intracelulares, sobre todo los relacionados con las síntesis proteicas.

La excreción se realiza por las heces y en menor proporción por la orina. La eliminación fecal comprende el cinc no absorbido de la dieta y el secretado por el intestino que procede del páncreas, bilis, células descamadas, moco y secreciones intestinales.

Aproximadamente el 50% de los requerimientos dietarios de cinc son cubiertos por las carnes y 20% por los productos lácteos. El cinc procedente de los vegetales es de baja biodisponibilidad por el abundante contenido de fósforo y fitatos. Por lo tanto, se puede afirmar que la dieta del niño desnutrido es deficiente en cinc. En estos casos, se produce una respuesta adaptativa por parte del organismo que aumenta la eficacia de la absorción y disminuye las pérdidas endógenas. Por un mecanismo todavía no aclarado, también disminuyen las pérdidas urinarias.

En la desnutrición crónica el metabolismo del cinc se altera por:

- Deficiente ingesta de cinc de alta biodisponibilidad.
- Deficiente absorción intestinal: Las alteraciones de la mucosa yeyunal disminuyen la absorción del cinc dietario.
- Aumento de las pérdidas urinarias: Por alteraciones en la reabsorción tubular, la excreción urinaria de cinc aumenta.
- Lactancia prolongada: El contenido de cinc de la leche humana, que es muy alto en el calostro, desciende a lo largo de la lactancia, resultando insuficiente luego del año de vida.
- Aumento de los requerimientos: En el niño desnutrido, los requerimientos de cinc son elevados sobre todo en la fase de recuperación nutricional en donde se reinicia la síntesis de tejido nuevo y se acelera la velocidad de crecimiento.

8.11 Alteración del metabolismo del yodo

El yodo es un elemento esencial para la síntesis de hormonas tiroideas, que regulan el metabolismo celular de todo el organismo y el crecimiento y desarrollo de la mayor parte de los órganos, especialmente del cerebro.

Si bien el yodo se encuentra ampliamente distribuido en aguas, suelos y alimentos, su ingreso en la dieta puede ser insuficiente debido las diferentes características de cada región. En zonas endémicas, la deficiencia de yodo puede ser una causa importante de alteraciones de crecimiento, retraso mental, trastornos de la reproducción y disminución de la supervivencia.

Se calcula que un 16 a 18% de la población mundial vive en la actualidad en áreas deficientes de yodo, lo que significa alrededor de 2 000 millones de personas en situación de riesgo (ver también Capítulo 2). Para disminuir este riesgo, se fortifica la sal de mesa con una parte de yoduro de sodio por cada 100 000 partes de cloruro de sodio.

El aporte dietario es la principal fuente de ingreso al organismo. Los yoduros ingeridos se absorben en el intestino y pasan rápidamente a la sangre. Circulan por el plasma y en menos de tres días, dos terceras partes de ellos son eliminadas por la orina y una tercera parte es captada por la glándula tiroides para la síntesis de un coloide cargado de hormonas T_3 y T_4. Más del 99% de estas hormonas circula unido a dos proteínas sintetizadas en el hígado: la globulina fijadora de tiroxina (TBG) y la prealbúmina (TIR). El resto circula en forma libre (fracción fisiológicamente activa que regula la síntesis de T_3 y T_4 a nivel hipofisario).

El niño desnutrido suele tener una dieta deficiente en yodo debido a que las mayores concentraciones de este mineral se encuentran en alimentos que raramente consume (crustáceos, atún, salmón, abadejo, caballa, etc.) o consume en forma escasa (hígado, carnes rojas y blancas). Las concentraciones de yodo de la leche de vaca y derivados, así como de la leche materna son frecuentemente insuficientes después del año de vida.

Como las hormonas tiroideas son transportadas a los tejidos periféricos por proteínas de síntesis hepática, en la desnutrición tiende a disminuir la fracción unida a proteínas y a aumentar la fracción libre. Esto inhibe la producción hipofisiaria de TSH que reduce aproximadamente un 25% la síntesis de T3 y T4.

Cuando el aporte dietario de yodo es deficiente, también desciende la fracción libre y esto estimula a la hipófisis, que produce tirotrofina. Como la tiroides no puede sintetizar hormonas por falta de yodo, se sintetiza coloide *vacío*, que aumenta el tamaño de la glándula, produciendo bocio. (Imagen 8.3)

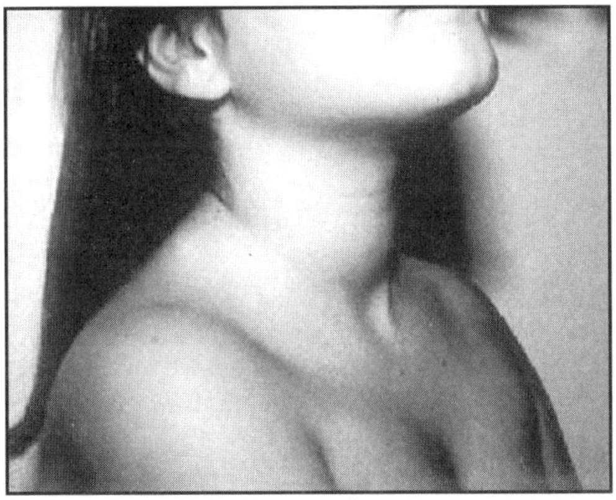

Imagen 8.3: Paciente con bocio

8.12 Alteración del metabolismo de las vitaminas

8.12.1 Vitaminas hidrosolubles

8.12.1.1 Tiamina (Vitamina B_1)

La tiamina se encuentra concentrada en las cubiertas externas de las semillas. Es posible encontrar concentraciones elevadas de esta vitamina en las cáscaras de los cereales, arvejas, porotos, levadura y tejidos animales. Debido a su hidrosolubilidad e inestabilidad en pH alcalino, la tiamina tiende a ser eliminada o destruida cuando los alimentos son hervidos. La molienda de los granos elimina la vitamina por la remoción de las cáscaras.

La tiamina se absorbe en el intestino delgado proximal mediante un sistema de transporte activo, sodio dependiente. Dentro del enterocito es fosforilada formando mono, di o trifosfato de tiamina. Una pequeña parte se mantiene libre. El di-fosfato de tiamina interviene como coenzima en múltiples reacciones metabólicas y el trifosfato en funciones neurológicas.

La tiamina circula por el plasma y se distribuye ampliamente por todos los tejidos. El cuerpo humano posee una capacidad limitada para almacenarla, por lo que una ingesta insuficiente produce una rápida depleción.

La enfermedad producida por la carencia de tiamina se llama beriberi y en nuestro medio no es un cuadro frecuente; por el contrario, en países de Oriente donde la dieta se basa en la ingesta de arroz pulido o descascarado y en pescados crudos que contienen altas concentraciones de tiaminasas, que reducen el contenido de esta vitamina.

8.12.1.2 Niacina (ácido nicotínico)

Las principales fuentes alimentarias de niacina son el hígado, las carnes rojas, el pescado y los cereales de grano entero. Además, la niacina puede ser sintetizada en el organismo a partir del triptofano. La absorción es rápida en todas las porciones del intestino delgado y una vez absorbida, circula en la sangre hasta los tejidos en donde se convierte en nicotinamida, precursor del NAD^+ y $NADP^+$ utilizados por múltiples oxi-reducciones en todo el organismo.

La deficiencia de niacina o pelagra (que significa: *piel rugosa*) se produce cuando la dieta está fundamentalmente basada en el maíz. Esto ocurre porque la conversión de triptofano a niacina es inhibida por la leucina, aminoácido abundante en algunas clases de este cereal. La pelagra se caracteriza por trastornos gastrointestinales, anorexia, dermatitis en las áreas de la piel expuestas a la luz solar (Imagen 8.4) y –en los casos extremos– puede evolucionar a la demencia.

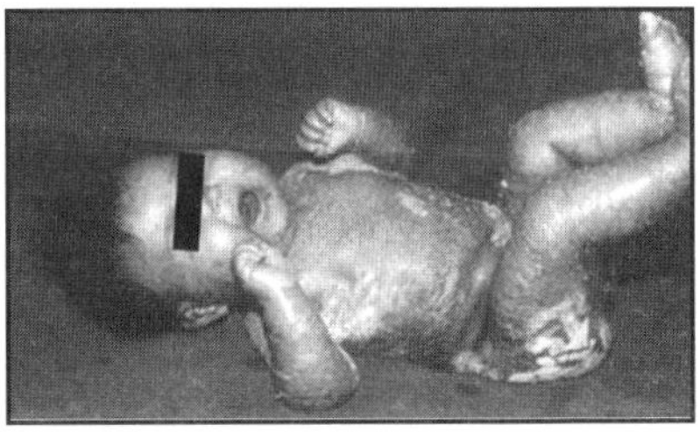

Imagen 8.4: Paciente con pelagra

8.12.1.3 Riboflavina (vitamina B_2)

Los productos lácteos, carnes, huevos, vegetales de hoja verde, levadura y germen de trigo son buenas fuentes de riboflavina y los cereales contienen escasa cantidad. La irradiación a la que se somete la leche reduce el contenido de esta vitamina.

La riboflavina se absorbe principalmente en el intestino delgado proximal. Circula en sangre e ingresa a las células de casi todos los tejidos, principalmente del intestino delgado, hígado, corazón y riñón en donde se combina con ácido fosfórico para convertirse en las formas activas: flavina mono-nucleótido (FMN) y flavina adenina di-nucleótido (FAD), utilizadas para la producción de energía, ciclo de Krebs, beta-oxidación de ácidos grasos, fosforilación oxidativa, catabolismo de las purinas y desaminación oxidativa de aminoácidos.

La deficiencia de riboflavina causa trastornos digestivos, sensaciones de quemadura en la piel y ojos, fisuras de los ángulos de la boca (queilosis), cefaleas, dificultades de concentración y pérdida de memoria. (Imagen 8.5)

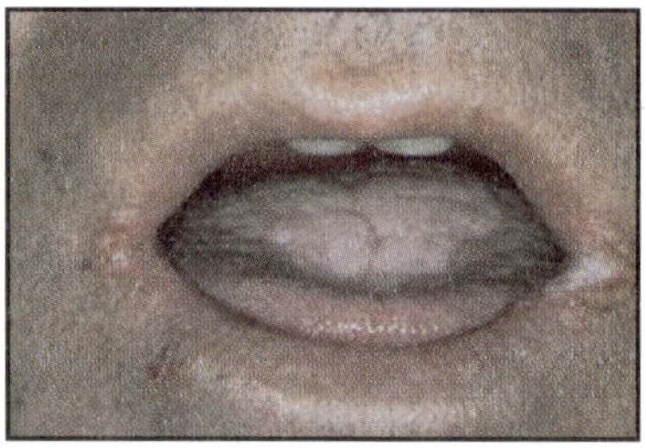

Imagen 8.5: Queilosis angular

8.12.1.4 Cobalamina (Vitamina B_{12})

La única fuente natural de vitamina B_{12} es el proceso de síntesis llevado a cabo por los microorganismos. Las plantas se encuentran totalmente desprovistas de vitamina a menos que estén contaminadas. Las fuentes comunes en la dieta son los órganos de los animales que se alimentan con vegetales y absorben la vitamina en su tracto gastrointestinal. Si bien existe una síntesis endógena de vitamina B_{12} en el colon, ésta no es absorbida. Los alimentos que contienen vitamina B_{12} son: el hígado de vaca, riñón, carnes de pollo y cerdo, huevos y frutos de mar.

La absorción intestinal requiere de un proceso previo que ocurre en el estómago. Por efecto de las enzimas gástricas, la vitamina B_{12} se separa de los alimentos y se combina con el *factor intrínseco gástrico* (FIG). El complejo así formado se fija en el ribete de las células ileales y en presencia de calcio y de un pH superior a 6 es absorbido. Dentro de la célula intestinal se separa del FIG y pasa a la sangre en donde circula unida a tres proteínas plasmáticas llamadas transcobalaminas I, II y III. El 90% de la vitamina B_{12} se almacena en el hígado en forma de desoxiadenosilcobalamina.

La vitamina B_{12} interviene en reacciones enzimáticas del metabolismo de los lípidos, hidratos de carbono y ácido fólico. También actúa como coenzima en la síntesis de metionina. La vitamina B_{12} se excreta por la bilis, existiendo una circulación enterohepática muy efectiva que hace que los depósitos no sufran depleción completa hasta mucho tiempo después, aproximadamente 5 ó 6 años de haber sido interrumpida la ingesta o la absorción. La deficiencia se manifiesta clínicamente a nivel de los sistemas hematopoyético y nervioso. Los glóbulos rojos son voluminosos (volumen corpuscular medio mayor a 95) y los glóbulos blancos son hiper-segmentados. (Imagen 8.6) En el sistema nervioso se puede producir desmielinización y lesiones neuronales irreparables.

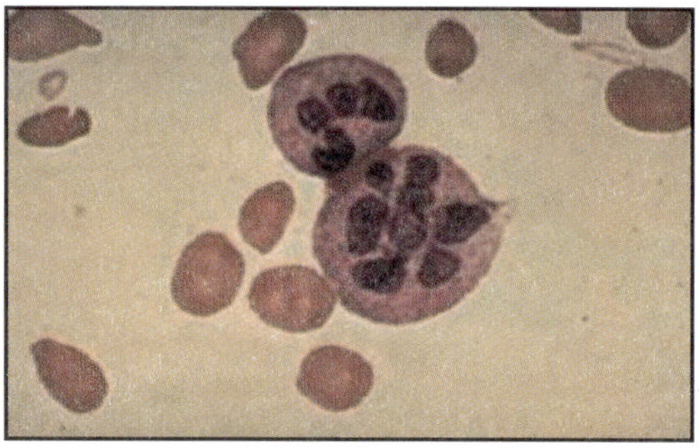

Imagen 8.6: Hipersegmentación de un neutrófilo por deficiencia de vitamina B_{12}

8.12.1.5 Ácido ascórbico (Vitamina C)

La vitamina C está presente en los frutos cítricos, tomates y vegetales verdes. Por ser muy termolábil y fácilmente oxidable, la cocción, la exposición al oxígeno y el envasado disminuyen su contenido. La absorción se realiza en el yeyuno a través de un sistema específico de transporte; circula en el plasma y llega a todas las células del organismo. Tanto la vitamina como sus metabolitos se excretan por vía renal.

La vitamina C interviene en numerosos procesos de oxidación intracelular, interviene como cofactor enzimático en la síntesis de las proteínas del tejido conectivo (cartílago, colágeno, dentina y hueso) y en el metabolismo de la noradrenalina, carnitina y tirosina, facilita la absorción de hierro en el intestino y mantiene reducido al ácido fólico.

La deficiencia se expresa con una enfermedad llamada escorbuto, cuyo trastorno básico es la degeneración del tejido colágeno, con síntomas clínicos de estomatitis, glositis y petequias. También aparecen deformidades óseas, curación deficiente de heridas, sangrados espontáneos y anemia por deficiente absorción de hierro.

8.12.2 Vitaminas liposolubles

En la desnutrición crónica es frecuente la deficiencia de una o más vitaminas liposolubles, originada tanto por la deficiente ingesta como por una mala absorción intestinal. Las vitaminas A, D, E y K siguen la absorción de las grasas, motivo por el cual en los casos de atrofia pancreática, deficiencia de enzimas o sales biliares, se pierden por la materia fecal.

8.12.2.1 Vitamina A

La OMS estima que en los países en vías de desarrollo más de 2 000 millones de personas, en su mayoría mujeres y niños, sufren algún grado de deficiencia de vitamina A. La vitamina A –también llamada retinol– interviene en la formación y maduración de los epitelios cutáneo, ocular, digestivo, respiratorio y sistema urogenital. También tiene funciones esenciales en el ciclo de la visión, el sistema inmune, la reproducción y el desarrollo fetal. Su efecto sobre la síntesis proteica y la diferenciación celular ósea hace que también sea necesaria para el normal crecimiento y el desarrollo del esqueleto y los tejidos blandos.

Su deficiencia origina alteraciones en el crecimiento, susceptibilidad a las infecciones, defectos en el esmalte dentario, queratinización de las membranas mucosas y de la piel y alteraciones oculares como lesiones corneales, sequedad de conjuntivas (xerosis), fotofobia, conjuntivitis y queratomalacia. En etapas avanzadas, las lesiones corneales pueden conducir a la ceguera. (Figura 8.1)

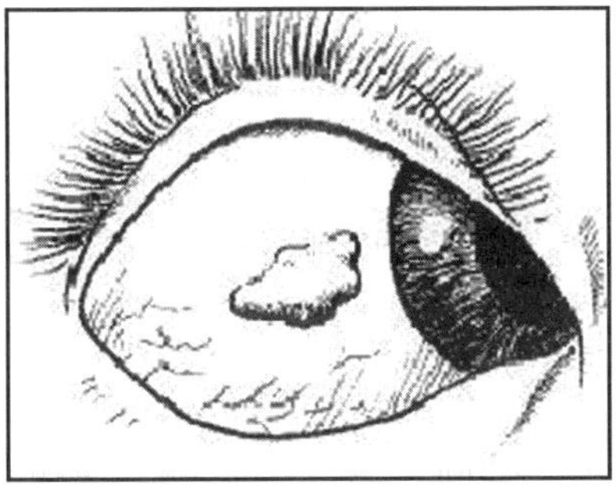

Figura 8.1: Signo de Bitot. Depósitos corneales de queratina en la deficiencia de vitamina A

En la desnutrición crónica es posible observar signos clínicos de deficiencia de vitamina A, aún sin deficiencia real de vitamina, por disminución de la síntesis hepática de su proteína transportadora (RBP).

8.12.2.2 Vitamina E

Existen dos clases de compuestos que constituyen el grupo de la vitamina E: los tocoferoles y los tocotrienoles. El compuesto activo que con mayor frecuencia es denominado vitamina E es el alfa tocoferol.

Las fuentes alimentarias más importantes son los aceites vegetales (soja, algodón y girasol). El aceite de oliva, de coco y de maní poseen escaso contenido de vitamina E. La cantidad de alfa tocoferol de los alimentos está directamente relacionada con su contenido en ácido linoleico.

La vitamina E es un potente antioxidante y su principal función es proteger a otros nutrientes, como la vitamina A y los ácidos grasos poli-insaturados de la oxidación destructiva.

La deficiencia se expresa con una menor capacidad del eritrocito para resistir la peroxidación.

En la actualidad está en discusión si la vitamina E tiene importancia nutricional en el ser humano.

8.12.2.3 Vitamina K

Existen dos formas liposolubles naturales de vitamina K: la vitamina K_1 o fitonadiona y la vitamina K_2 o menaquinona. Además, hay una forma sintética hidrosoluble: la vitamina K_3 o menandiona que se convierte a vitamina K_2 en el hígado.

Las formas naturales se absorben junto con las grasas, requiriendo la presencia de sales biliares en el intestino delgado distal. La forma sintética se absorbe en el intestino distal y colon por un proceso de difusión. Una vez absorbidas, pasan a la circulación portal y de ahí a la sangre en donde circulan unidas a beta lipoproteínas. Llegan al hígado en donde intervienen en la síntesis de los factores II (protrombina), VII (proconvertina), IX (tromboplastina) y X (Stuart) de coagulación.

Los individuos sanos no necesitan ingerir vitamina K con la dieta, ya que las bacterias intestinales producen una cantidad suficiente. Sin embargo, los niños desnutridos con mala absorción de grasas y sobre todo los que reciben tratamientos antibióticos en forma prolongada, sufren una deficiencia que se manifiesta con trastornos de la coagulación sanguínea como equimosis, epistaxis, hematuria, hemorragias digestivas, sangrados por sitios de punción o heridas quirúrgicas.

8.12.2.4 Vitamina D

Existen tres grupos de esteroles con potencia biológica, estructura química similar y función de vitamina D: 1) el colecalciferol natural presente en el aceite de pescado; 2) el colecalciferol sintetizado bajo la dermis por efecto de la luz solar y 3) el ergosterol presente en los hongos y plantas irradiados por el sol. Los dos primeros son conocidos como vitamina D_3 y el tercero como vitamina D_2. La vitamina que procede de la dieta se absorbe en el intestino delgado siguiendo la vía de las grasas, por lo que se necesita la presencia de sales biliares. Pasa a la circulación linfática en donde circula unida a ácidos grasos y luego a la sanguínea en donde se transporta con proteínas plasmáticas hacia el hígado. Ahí es hidroxilada en posición 25 formando el 25–hidroxi–colecalciferol que se deposita en el tejido adiposo, principal órgano de reserva. La parathormona, somatotrofina, insulina y estrógenos regulan una segunda hidroxilación de la vitamina D en el riñón formando el 1–25 di–hidroxi–colecalciferol. Mientras que éste representa la forma activa de la vitamina, el 25–hidroxi–colecalciferol representa la forma de reserva. Existen otros esteroles circulantes con menor significado biológico: el 24–25 (OH)2 CC y el 25–26 (OH)2 CC.

La vitamina D activa aumenta la absorción intestinal de calcio, promueve la mineralización ósea, estimula la reabsorción renal, inhibe la secreción de parathormona y contribuye al mantenimiento de la calcemia.

A pesar de que la principal fuente de colecalciferol no es la ingesta dietaria sino la exposición solar, en la desnutrición crónica los depósitos de 25–hidroxi–colecalciferol se reducen en la medida que se depleciona el tejido adiposo. En la desnutrición grave que cursa con diarrea crónica y esteatorrea se produce malabsorción y en los casos de hipoproteinemia existen trastornos en el transporte de colecalciferol hacia el hígado y riñón y alteraciones en la hidroxilación.

La deficiencia de vitamina D produce raquitismo, enfermedad caracterizada por osteopenia, alteraciones en el crecimiento, deformidades óseas y fracturas patológicas.

Bibliografía

- Aranzamendi RJ. "Diarrea crónica". *Pronap* Buenos Aires. 1999;(2): 11-30.
- Ballabriga A, Carrascosa A. "Los ácidos grasos en la nutrición de la infancia". En: *Nutrición en la Infancia y Adolescencia.* Ed. Ergón. Madrid. 1998; 213-46.
- Brunser O. "Efectos de la malnutrición sobre la estructura y función intestinal de los niños". *Clínica Gastroenterológica.* 1978; 5:2, 93-105.
- Finberg LF. "Desnutrición: Marasmo y *kwashiorkor*". En: *Líquidos y electrolitos en pediatría.* Ed. Interamericana. México. Cap. 21: 193-9.
- Fomon S. *Nutrition of normal infants.* St. Louis, Mosby 1993; 91-102 y 176-91.
- Gray GM. "Mechanism of digestion and absorption of food". En: Sleisenger MH, Fordtran JS (eds.): *Gastrointestinal Disease.* Philadelphia: WB Saunders. 1983; 844.
- Guerrero Lozano R. "Digestión y Absorción". En: *Nutrición Clínica y Gastroenterología Pediátrica.* Montenegro R, Guerrero Lozano. Ed. Panamericana. Colombia. 1999; 30-41.
- Guyton A. *Tratado de Fisiología Médica.* 4ª ed. 813-22.
- Lifshitz F. "Problemas de los hidratos de carbono en la gastroenterología pediátrica". *Clínica Gastroenterológica.* 1978; 5:2, 169-84.
- Melano JD. "Digestión y absorción de los hidratos de carbono". En: *Gastroenterología en Clínica Pediátrica.* Emiliani R y col. Ed. Kliczkowski Publisher. ASPPAN. 1997; 12: 95-100.
- Mora RJ. *Soporte nutricional especial.* Ed. Panamericana. Bogotá. 1992; 89-90.
- Nelson WE, Vaughan VC, Mc Kay RJ. *Tratado de Pediatría.* Ed. Salvat. 5ª ed. 1999.
- Rouassant SH. "Anatomía y fisiología de la digestión y absorción de carbohidratos". *Acta Pediátrica de México.* 1998; (19)12-5.
- Roy CC, Weber AM. "Implicaciones clínicas de los ácidos biliares en pediatría". *Clínica Gastroenterológica.* 1978; 5:2, 129-149.
- Rudman D, Williams PJ. "Principios Fisiopatológicos de la Nutrición". En: *Fisiopatología.* Smith L, Thier SO. 2ª ed., Editorial Panamericana. Buenos Aires. 1988; 429-44.
- Zlotkin SH. *Assessment of trace element requirements in newborns and young infants, including the infant born prematurely.* Citado en *Elementos de traza en la nutrición de la infancia y adolescencia.* Ballabriga A, Carrascosa A. Ed. Ergón. Madrid. 1998; 213-46.

Manifestaciones clínicas de la desnutrición crónica

9

Eduardo A. Roggiero

9.1 Signos clínicos de la desnutrición crónica

La signo-sintomatología de la desnutrición crónica no es otra cosa que la expresión clínica de las alteraciones fisiopatológicas que se presentan en el organismo de una manera ordenada, secuencial y previsible. Para describir las manifestaciones clínicas de esta enfermedad, con un sentido didáctico se han considerado dos tipos de signos y síntomas:

- Universales
- Dependientes

Mientras que los signos universales están siempre presentes, independientemente de la etiología o intensidad del proceso, los segundos no siempre se encuentran ya que dependen de la carencia de nutrientes específicos y de la gravedad y tiempo de evolución.

Ejemplos de signos universales son el descenso del peso, la detención de la talla, la disminución del espesor de los pliegues cutáneos, el retraso en la maduración ósea, etc.

Ejemplos de signos dependientes son la xeroftalmía (dependiente de la deficiencia de vitamina A), la queilosis (dependiente de la deficiencia de vitamina B), la gingivitis (dependiente de la deficiencia de vitamina C), la anemia (dependiente de la deficiencia de hierro y ácido fólico), etc.

9.1.1 Signos Universales

Los trastornos del crecimiento, componentes infaltables de toda desnutrición, aparecen de una manera ordenada y –en cierta manera– previsible.

Los primeros parámetros antropométricos que sufren modificación son el peso y los pliegues cutáneos; más tarde se altera la talla y en los casos extremos el perímetro cefálico. Estas alteraciones tienen su expresión en las gráficas correspondientes de peso/edad, talla/edad, peso/talla, pliegues/edad y velocidad de crecimiento.

Como el compromiso antropométrico sigue un orden previsible, es posible estimar en forma aproximada el tiempo de evolución de la carencia nutricional. Por ejemplo, si un niño tiene disminuidos el peso y los pliegues cutáneos en relación a su edad pero aún conserva su estatura normal, cabe pensar que la injuria nutricional es de corta evolución; en cambio, si tiene detenido su crecimiento de talla, el proceso es de más larga data.

Esto se debe a que el consumo precoz del tejido adiposo es rápidamente detectado por el peso y los pliegues cutáneos. El uso de la grasa corporal como fuente de energía en las primeras etapas del ayuno permite mantener un ritmo de crecimiento lineal en niveles aceptables. Cuando el tejido graso se agota y las posibilidades de obtener energía disminuyen, el niño frena su crecimiento en talla para ahorrar de 5 a 10 kcal/kg, que representan entre un 4 a 8% de su gasto energético total (ver también capítulo 4). Esta detención del crecimiento estatural tiende a normalizar la relación peso/talla. A medida que progresa la desnutrición y se consume la masa muscular esquelética, disminuyen las circunferencias de los miembros.

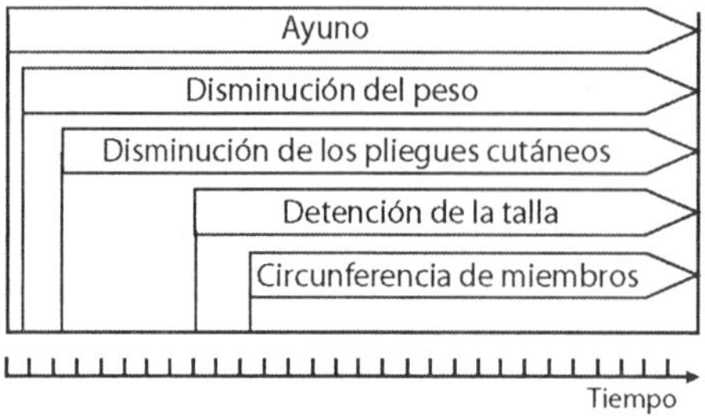

Cuadro 9.1: Secuencia de cambios antropométricos en la desnutrición crónica

9.1.2 Signos Dependientes

La variedad de signos y síntomas clínicos que se producen en la desnutrición crónica obliga a clasificarlos, con fines didácticos, según los órganos afectados y según el estadio en que se encuentra el paciente. De esta manera, se considerarán tres etapas o períodos:

- Período inicial o primer período
- Período avanzado o segundo período
- Período terminal o tercer período

9.1.2.1 Período inicial o primer período

Desde el punto de vista fisiopatológico, en esta etapa lo más característico es el adelgazamiento. Para la clasificación de Gómez, este período corresponde a la desnutrición leve en la que la pérdida de peso es menor al 25% respecto al percentil 50. Desde lo antropométrico, la talla no se afecta, motivo por el cual la relación peso para la talla desciende.

Tejido adiposo: La deficiencia calórica produce adelgazamiento. El compromiso de la grasa compromete a la pared abdominal, cintura escapular, pelviana y extremidades, que pierden sus formas suaves y redondeadas. El niño adquiere un aspecto de *huesudo* en donde se remarcan sus resaltos óseos, especialmente en las clavículas, costillas y huesos largos. La cara se torna angulosa, sobre todo en los pómulos, órbitas y maxilares.

Piel: Al desaparecer la grasa subcutánea, la piel adquiere un aspecto como *que sobra* cuando se la examina haciéndole un pellizco. La coloración se torna pálida y esto es más evidente cuando se observan las líneas de las palmas de las manos en la hiper-extensión (normalmente cuando se traccionan hacia atrás los dedos y se logra la hiper-extensión de las palmas, las líneas de las manos toman un color rojo intenso; en estos casos, las líneas permanecen pálidas). Al tacto la piel se percibe adelgazada, pudiéndose observar una descamación fina e incipientes lesiones por hipovitaminosis. Son frecuentes las dermatitis en la región peri-genital debido a la irritación que produce el contacto con las deposiciones diarreicas ácidas.

Cabello: Los cabellos son muy ricos en información pasada. Las deficiencias nutricionales afectan al cabello a nivel de su nacimiento en el bulbo piloso dejando una marca de decoloración o zona de fragilidad capilar. A medida que crecen, arrastran la marca dejada que avanza progresivamente. Si se considera que –en promedio– el ritmo de crecimiento del pelo es de 1 cm por mes y se observa a qué distancia del cuero cabelludo se encuentra la alteración, se puede calcular aproximadamente el tiempo de injuria. En esta etapa, los mayores cambios de los cabellos se observan en su textura: se vuelven frágiles, quebradizos, sin brillo y se desprenden fácilmente a la tracción suave. La coloración tiende a ser rojiza.

Uñas: De la misma forma que ocurre con los cabellos, las uñas son fuente de información pasada. Las deficiencias nutricionales afectan a las uñas en el sitio de su nacimiento –el borde cuticular– y a medida que crecen van llevando consigo las alteraciones producidas (generalmente marcas transversales al eje mayor del dedo). Si se considera que el crecimiento de las uñas es de 0,05 a 1,2 mm por semana, tomando la distancia entre la marca de lesión y la cutícula, se puede calcular aproximadamente el tiempo de carencia. Las uñas –débiles y quebradizas– se rompen con facilidad al llegar a su borde libre.

Dientes y encías: La deficiencia de flúor en la dieta y los cambios en la flora bacteriana de la boca provocan caries, manchas, roturas y pérdidas de piezas dentarias. La deficiencia de vitamina C produce edema y sangrado de las encías.

Masa muscular: En este período las masas musculares se encuentran relativamente conservadas a excepción de la región glútea que puede palparse con una menor consistencia que lo normal. Por este motivo, algunos autores han denominado a esta etapa *período de glúteos blandos*.

Actividad física y conexión con el medio externo: En esta etapa la actividad física y la conexión con el medio son normales. El niño se encuentra activo y responde a estímulos en forma habitual.

Complicaciones: El niño desnutrido tiene una mayor susceptibilidad a infecciones, especialmente intestinales y respiratorias, en comparación con un niño bien nutrido. Sin embargo, en este período las infecciones aparecen en forma aislada y el paciente se recupera –en la mayoría de las veces– sin problemas, a pesar que con cada infección pierde peso y se agrava su estado nutricional.

9.1.2.2 Período avanzado o segundo período

Desde el punto de vista fisiopatológico, esta etapa corresponde al período en donde –ya agotada la reserva grasa– la energía se obtiene a partir de la movilización de los aminoácidos musculares. En consecuencia, el signo más característico es la atrofia muscular. Para la clasificación de Gómez, este período corresponde a la desnutrición moderada, es decir, cursa con una pérdida de peso entre el 25 y el 40%. Desde lo antropométrico el crecimiento estatural se detiene, lo que tiende a normalizar la relación peso/talla.

Tejido adiposo: Como el tejido adiposo se ha consumido en el período anterior el adelgazamiento es máximo. Esto es muy evidente al nivel del tórax, en donde las costillas se remarcan de una manera muy notable. El aspecto de las extremidades es más *huesudo* que en la etapa anterior y las articulaciones parecen agrandadas o inflamadas respecto del tamaño del miembro.

En la cara desaparece la bola adiposa de Bichat, los ojos se hunden dentro de las órbitas y las mejillas se deprimen dando un aspecto simiesco o cara de viejo llamada *fascies de Voltaire.*

Piel: La piel se adelgaza y los signos de hipovitaminosis son más evidentes que en el período anterior. La deficiencia de vitaminas del complejo B produce una hipopigmentación característica en la región malar; la deficiencia de riboflavina, niacina y vitamina B_6, seborrea en la región nasolabial; la deficiencia de vitaminas C y K, lesiones purpúricas; de vitamina A, hiperqueratosis folicular; de ácidos grasos esenciales, sequedad de piel y mucosas y dermatitis descamativas; de cinc y riboflavina, lesiones en zonas expuestas al sol; etc. En esta etapa también es frecuente observar lesiones por rascado (por pediculosis o escabiosis) con sobre-infección bacteriana agregada y una cicatrización retardada de heridas por deficiencia de vitamina C.

Cabello: La cantidad de cabello en la cabeza disminuye debido el desprendimiento espontáneo y la menor velocidad de crecimiento del pelo. El color, que en el período anterior era rojizo, en éste es más rubio. No es infrecuente observar los extremos proximales de los cabellos más claros y los distales más oscuros, formando bandas de despigmentación llamadas *signo de la bandera.*

Lengua: La deficiencia de ácido fólico, vitaminas B_6, B_{12}, riboflavina, niacina y riboflavina produce glositis, fisuras sangrantes y atrofia de las papilas linguales; la deficiencia de cinc, alteraciones en el gusto (hipogeusia o disgeusia) y la deficiencia de hierro, glositis dolorosa.

Masas musculares: A medida que los aminoácidos musculares ingresan en la gluconeogénesis para la obtención de energía, la masa muscular esquelética se hipotrofia. Al examen físico, los músculos de las extremidades se palpan blandos y su tono muscular disminuye ofreciendo una pobre resistencia a la movilización pasiva. Los músculos de la región glútea que en la etapa anterior se encontraban blandos, en este período se encuentran atróficos. La piel que sobra en esa zona se arruga, dándole un aspecto de *nalgas colgantes o en tabaquera*, que le dan nombre a este período. (Imagen 9.1)

Abdomen: La atrofia de los rectos anteriores del abdomen –músculos largos y planos– permite palpar las vísceras abdominales sin mayores inconvenientes. Como en este período hay una importante mala absorción de azúcares que –a través de la fermentación– produce grandes

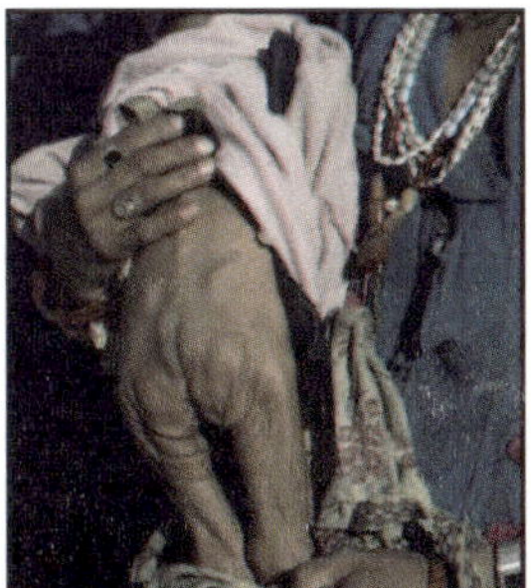

Imagen 9.1: Nalgas en tabaquera. Obsérvese cómo el consumo de las masas grasa y muscular remarca los resaltos óseos dando el aspecto de *huesudo* y cómo las articulaciones parecen agrandadas respecto del miembro

cantidades de gas en la luz del tubo digestivo, las asas intestinales se distienden y éstas pueden ser observadas en posición decúbito dorsal, lo mismo que sus movimientos peristálticos. (Imagen 9.2)

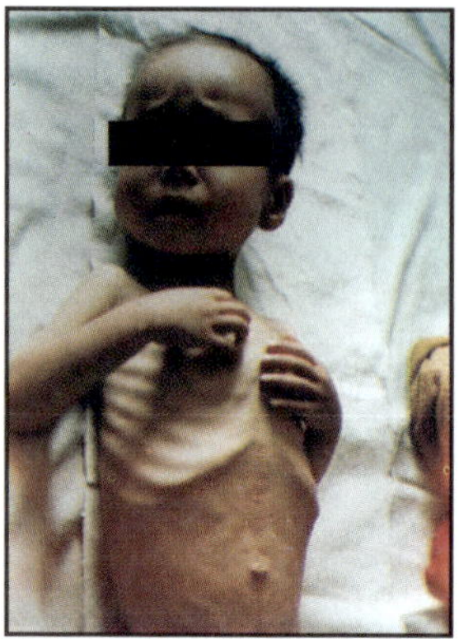

Imagen 9.2: Asas intestinales visibles

Actividad física y conexión con el medio: Al atrofiarse la masa muscular, el niño pierde fuerza y su actividad física decrece. Simultáneamente comienza a aislarse del medio externo y su respuesta a los estímulos disminuye. El llanto es débil, monótono y agotable. El niño pequeño muestra gran tendencia a succionarse los dedos.

Complicaciones: Debido a la depresión del sistema inmune las infecciones son más frecuentes que en el período anterior y la recuperación es más dificultosa. Esto lleva a internaciones frecuentes, infecciones con gérmenes intra-hospitalarios, utilización de antibióticos de amplio espectro, alteración de la flora intestinal, períodos prolongados de inapetencia y mayor desnutrición, etc. Las deshidrataciones son frecuentes por la mayor incidencia de diarreas por infecciones intestinales y mala absorción de nutrientes.

Como la actividad física disminuye y el crecimiento se detiene, el consumo de oxígeno se reduce notablemente y la anemia que presentan estos niños –salvo excepciones– es bien tolerada.

9.1.2.3 Período terminal o tercer período

Debido a que en esta etapa, el tejido adiposo y gran parte del músculo esquelético han sido consumidos, el organismo recurre a los aminoácidos del tejido visceral. La consecuencia de esta movilización es la alteración de la función de los órganos que ocasiona descompensaciones metabólicas. Como en este período la función hepática se encuentra alterada, la síntesis de proteínas disminuye considerablemente –sobre todo de inmunoglobulinas y albúmina– provocando infecciones graves y edemas.

Para Gómez, este período corresponde a la desnutrición grave, o sea que cursa con un déficit de peso mayor al 40%.

Tejido adiposo: Debido la pérdida total del tejido adiposo, se compromete la función de aislamiento térmico y esto genera una gran dificultad para mantener la homeotermia. Por esta razón, en esta etapa son frecuentes los trastornos de la termorregulación cuando se expone al niño a fuentes de calor o frío excesivo.

Masas musculares: Las masas musculares esqueléticas se encuentran muy consumidas y débiles como para mantener cualquier actividad física. La hipotonía, atrofia y flaccidez musculares son muy marcadas. Los reflejos osteo-tendinosos se encuentran disminuidos.

Huesos: La deficiencia de vitamina D, calcio y fósforo produce deformidades óseas, rosario costal, craneotabes, ensanchamiento de las epífisis y desviación de la columna vertebral. En las radiografías de los huesos largos aparecen hiperlucidez de la capa medular y adelgazamiento de la capa cortical. En los lactantes, las suturas craneales permanecen abiertas igual que las fontanelas, más allá de los tiempos normales.

Ojos: El enoftalmos es muy marcado, sobresaliendo el marco óseo de la órbita. Son frecuentes la ceguera nocturna y las manchas corneales de Bitot (Imagen 9.3), úlceras, signos de queratomalacia y xeroftalmia debidas a deficiencia prolongada de vitamina A. La deficiencia de vitaminas del complejo B se expresa con sequedad conjuntival y falta de lágrimas.

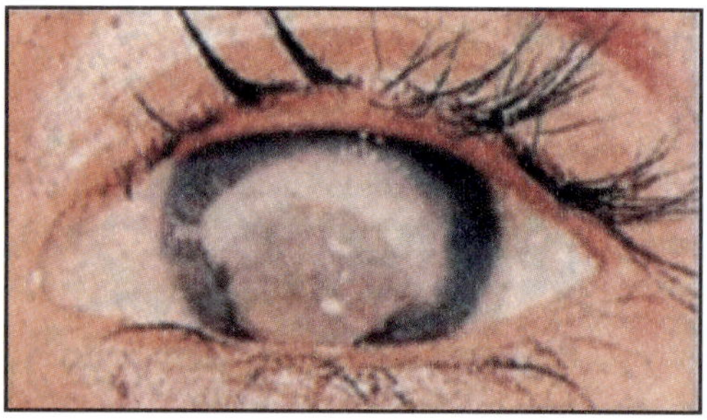

Imagen 9.3: Signo de Bitot. Depósitos corneales de queratina por deficiencia de vitamina A

Cabellos: Es frecuente que en este período el pelo se caiga espontáneamente sin dolor, formando placas de alopecia, o directamente se pierda en forma total. Estas alteraciones también pueden aparecer en las cejas y los párpados.

Conexión con el medio externo: El niño se aísla y responde con indiferencia a los estímulos externos. Es frecuente que no ofrezcan resistencia y no lloren cuando se les extrae sangre o se les realiza algún procedimiento habitualmente molesto o doloroso. La expresión de la cara es triste o de preocupación y rara vez se los ve alegres. (Imagen 9.4) En la sala de internación participan poco del juego con otros niños y miran la televisión con indiferencia. Aunque a veces se encuentran irritables, la tendencia es la somnolencia.

Funciones vitales: Aún en ausencia de infecciones puede haber compromiso de las funciones vitales: el pulso es irregular y difícil de palpar por su baja amplitud. La presión arterial tiende a ser baja, el relleno capilar lento y las extremidades frías. La fuerza de contracción cardíaca es menor, motivo por el cual el niño suele no tolerar los rápidos cambios de volumen plasmático. En consecuencia, se debe tener mucha precaución cuando se realizan expansiones de volumen a niños desnutridos con deshidratación.

Piel: Las lesiones de la piel por hipovitaminosis son más evidentes y graves que en la etapa anterior. La continua diarrea ácida que presentan estos niños produce importantes dermatitis en

Período	Inicial	Avanzado	Terminal
Gravedad	Leve	Moderada	Grave
Pérdida de peso	Menor al 25%	25 al 40%	Mayor al 40%
Relación peso/edad	↓	↓↓	↓↓↓↓
Relación talla/edad	Normal	↓	↓↓
Realción peso/talla	↓	Tiende a normalizarse	↓
Característica principal	Consumo de tejido adiposo	Consumo de la masa proteica muscular	Consumo de la masa proteica visceral
Consecuencia principal	Adelgazamiento	Atrofia muscular	Alteraciones metabólicas
Aspecto general	Aspercto huesudo, extremidades angulosas	Aspecto demacrado Adelgazamiento máximo	Aspecto consumido Fascies de Voltaire
Piel	Moderada palidez, piel adelgazada, descamación fina, dermatitis en zona perineal	Palidez extrema Hipopigmentación Lesiones por hipovitaminosis	Palidez extrema Hipopigmentación Lesiones por hipovitaminosis
Cabello	Frágiles, quebradizos, sin brillo. Coloración rojiza	Escaso, coloración rubia Signo de la bandera	Alopecia
Uñas	Frágiles, débiles y quebradizas	Quebradizas, deflecadas sin borde libre	Atróficas, sin borde libre
Dientes	Caries, manchas dentales	Rotura y pérdida de piezas dentales	Pérdida de dientes
Masa muscular	Conservada Glúteos blandos	Hipotrofia muscular Nalgas en tabaquera	Atrofiada
Actividad física	Normal	Hipotonia muscular Actividad disminuida	Actividad muy escasa, indiferencia, desconexión
Complicaciones	Mayor susceptibilidad a infecciones	Infecciones frecuentes Diarreas, deshidratación	Infecciones graves Descompensaciones metabólicas

Tabla 9.1: Resumen de los síntomas y signos de la desnutrición crónica

la región peri-genital y la deficiencia de cinc, una acrodermatitis característica. (Imagen 9.5)

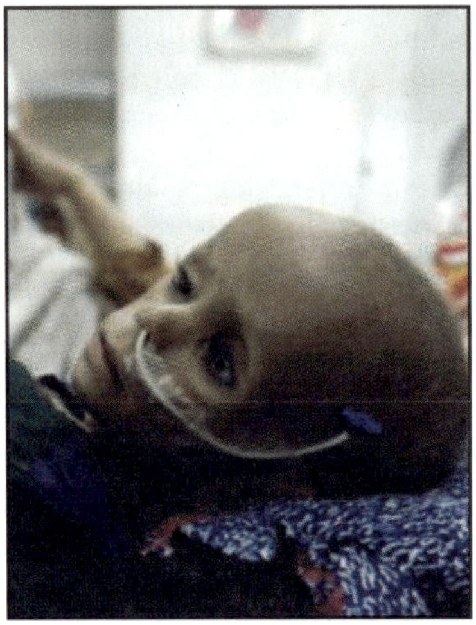

Imagen 9.4: Fascies de Voltaire. Expresión triste, escaso pelo, marcado enoftalmos, pérdida de pelos de las cejas y resaltos óseos

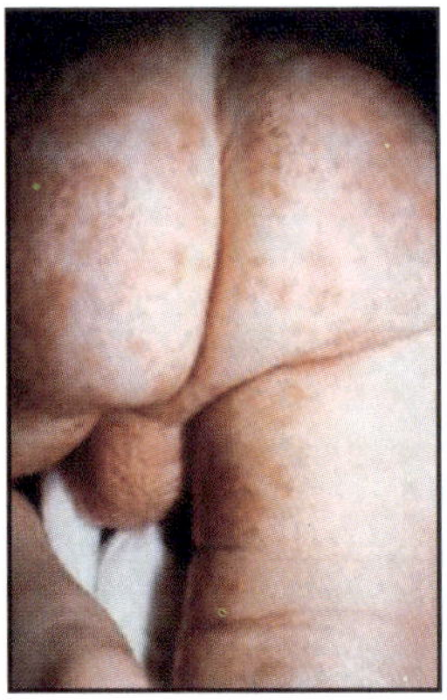

Imagen 9.5: Acrodermatitis enteropática por deficiencia de cinc

Complicaciones: Igual que en los períodos anteriores, las infecciones son las complicaciones más frecuentes y graves que provocan gran número de fallecimientos. También son frecuentes las descompensaciones metabólicas por las alteraciones en la estructura y función de todos los órganos, especialmente del hígado, riñón, pulmones y corazón. Cuando la reserva de proteínas viscerales se moviliza y la función del hígado se altera, disminuye la síntesis de albúmina y con esto sus niveles en sangre. Esto disminuye la presión oncótica del plasma generando edemas. En consecuencia, su hallazgo es un signo de mal pronóstico porque pone de manifiesto el agotamiento de todas las reservas corporales y la utilización de la masa proteica visceral, sobre todo la hepática. De igual manera, la presencia de ictericia debe ser interpretada como un signo ominoso. Dado que en este período la función hepática es anormal, la capacidad para depurar, metabolizar y excretar drogas es baja. Por lo tanto se debe tener mucha precaución cuando se administran antibióticos y analgésicos –particularmente aspirina y paracetamol– porque se pueden producir cuadros tóxicos con las dosis habituales. Las alteraciones intestinales producen diarreas de muy difícil manejo y éstas, deshidratación y trastornos electrolíticos graves. El riñón del niño desnutrido sufre la movilización de sus aminoácidos al nivel de los túbulos de manera tal que pierde la capacidad para concentrar la orina. Por este motivo, el sodio y las proteínas que se administran con la rehidratación oral y la dieta de recuperación, respectivamente, pueden fácilmente provocar una sobrecarga renal de solutos.

Bibliografía

- Besada S, Castro L. "Desnutrición". En: *Nutrición Clínica y Gastroenterología Pediátrica.* Rojas Montenegro, Guerrero Lozano. Ed. Panamericana. Bogotá, 1999; 141-58.
- Bueno M, Sarría A. "Malnutrición del lactante". En: *Nutrición en Pediatría.* 2ª ed. Bueno M, Sarría A, Pérez González JM. Editorial Ergón. Madrid. 2003; 313-22.
- Carmuega E, Duran P. "Valoración del Estado Nutricional en Niños y Adolescentes". *Bol. Cesni*; Jun 2000; 3-24.
- Hansen JDL. "Malnutrition review". *Pediatric Rev Com* 1990; 4: 201-12.
- Jeliffe DB. "Protein calorie malnutrition in tropical pre-school children: A review of recent knowledge". *J Pediatr.* 1959; 54: 227-32.
- Mc Laren DS, Read WWC. "Clasification of nutritional status in early chilhood". *Lancet* 1972; II: 146-48.
- Mönckeberg F. "Desnutrición proteico-energética". En: *Nutrición Clínica en la Infancia.* Brunser O, Carranza F, Gracey M, Nichols B, Senterre J. New York, Nestle Nutrition Raven Press. 1985; 121-132.
- Mönckeberg F. "Desnutrición calórico-proteica: marasmo y *kwashiorkor* en la infancia". En: *Pediatría* de Meneghello R, Fanta E, París E y col. Ed. Panamericana. Bs. As. 1997; 320-5.
- Pereyra SM. "Desnutrición proteico-energética: *kwashiorkor* y marasmo-*kwashiorkor.* II Aspectos clínicos y tratamiento". En: *Nutrición Clínica en la Infancia.* Brunser O, Carranza F, Gracey M, Nichols B, Senterre J. New York, Nestle Nutrition Raven Press. 1985; 143-50.
- Ramos Galván R. "Significado y empleo de las referencias somatométricas de peso y talla en la práctica pediátrica y epidemiológica". *Bol. Med. Hosp. México.* 1992; 49(6): 321-34.
- Roggiero EA. "Desnutrición en la infancia". En: *Cuidado Nutricional Pediátrico.* 1ª ed. Torresani ME y col. Editorial Eudeba. Buenos Aires 2001; 231-64.
- Torun B, Chew F. "Desnutrición calórico-proteica". En: *Nutrición en Salud y Enfermedad.* 9ª ed. Shields ME, Olson JS, Shike M, Ross AC y col. Editorial McGraw-Hill Interamericana. México. 2002; 59: 1103-33.
- Reddy V, Srikantia SG. "Serum alkaline phosphatase in malnourished children with rickets". *Journal of Pediatrics.* 1967; 71:595-7.
- Salimpour R. "Rickets in Tehran: a study of 200 cases". *Archives of Disease in Childhood.* 1975; 50: 63-6.

Alteraciones bioquímicas de la desnutrición crónica 10

Eduardo A. Roggiero

Una de las mayores utilidades de los estudios bioquímicos es la capacidad para expresar precozmente los cambios en el estado nutricional, razón por la que pueden ser utilizados para detectar deficiencias subclínicas. Estos estudios representan instrumentos muy útiles en la práctica cotidiana en tanto sus resultados sean interpretados de una manera correcta, caso contrario pueden transformarse en elementos de confusión. En el capítulo 3 se describieron las pruebas bioquímicas de uso más frecuente en el diagnóstico nutricional. En este capítulo se analizarán las alteraciones que pueden aparecer en un proceso de desnutrición crónica.

10.1 Comportamiento de los indicadores bioquímicos en la desnutrición crónica

10.1.1 Parámetros bioquímicos que reflejan el estado nutricional con relación a las proteínas

Para comprender las alteraciones bioquímicas que ocurren en la desnutrición crónica, se debe recordar que la movilización de los aminoácidos musculares y viscerales permite resintetizar proteínas circulantes, cuyos niveles pueden no descender sino hasta etapas avanzadas.

Los parámetros bioquímicos que reflejan el estado de las proteínas son las concentraciones plasmáticas de albúmina, prealbúmina, proteína transportadora del retinol, transferrina, fibronectina, α_2 glicoproteína, 3 metil-histidina y creatinina; la relación entre los aminoácidos no esenciales y esenciales, la excreción de creatinina urinaria, el balance nitrogenado y los índices de creatinina/talla e hidroxiprolina peptídica.

10.1.1.1 Albúmina

A pesar de sus limitaciones como indicador nutricional, la albúmina es un parámetro muy utilizado en la práctica diaria. El gran tamaño de su *pool* visceral (3-5 g/kg) y su larga vida media (14 a 21 días) hacen que sus niveles en sangre desciendan recién en las etapas avanzadas de la desnutrición. Por esta razón, su utilidad como indicador radica más en la valoración de la gravedad y determinación del pronóstico que en el diagnóstico en sí. En condiciones normales, sus valores en sangre constituyen un parámetro indirecto del estado funcional del hepatocito y de la cantidad de aminoácidos que le llegan.

En situaciones de estrés nutricional o infeccioso, suceden dos hechos importantes con el metabolismo de la albúmina: 1) se desplaza desde el compartimento intravascular hacia el extravascular, lo que disminuye su concentración en la sangre y 2) el hígado reduce su síntesis en razón de utilizar los aminoácidos para producir otras proteínas funcionalmente más importantes (reactantes de fase aguda). Mientras persiste el estrés, los niveles de albúmina descienden independientemente del aporte de aminoácidos, cambios en la distribución del *pool* o volúmenes líquidos del organismo. En estas circunstancias, la albuminemia se comporta más como un indicador de la magnitud y duración del estrés que como un indicador del estado nutricional.

En el momento de agravarse la desnutrición y disminuir la ingesta y disponibilidad endógena de aminoácidos para la resíntesis, la hipo-albuminemia se torna más representativa del estado nutricional. En este caso, los bajos niveles pueden significar tres hechos posibles:

- Depleción proteica agregada (marasmo-*kwashiorkor*)
- Agotamiento de la masa proteica endógena
- Baja síntesis por compromiso de la función hepática

En el Cuadro 10.1 se resumen algunas características que se deben tener en cuenta en el momento de evaluar la albuminemia.

A favor	En contra
• Representa el 25% de la síntesis hepática de proteínas • Buen indicador del estado funcional del hígado • Buen indicador de pronóstico de la desnutrición	• Reactante negativo de fase aguda • Vida media prolongada (baja sensibilidad) • Alto pool corporal • No valorable en pacientes transfundidos • Otras situaciones no relacionadas con lo nutricional afectan sus niveles plasmáticos

Cuadro 10.1: Dosaje de albúmina plasmática

10.1.1.2 Prealbúmina y proteína transportadora del Retinol

Debido al pequeño pool corporal y la corta vida media, tanto la prealbúmina como la proteína transportadora del Retinol son muy sensibles a los cambios dietéticos de energía y proteínas, mostrando ambas una rápida respuesta a la realimentación. Sin embargo, se debe considerar que la prealbúmina también es una *proteína reactante de fase aguda negativa* que en situaciones de estrés infeccioso o metabólico desciende fisiológicamente del plasma.

10.1.1.3 Transferrina

La transferrina es considerada como un buen marcador del estado nutricional. No obstante, esta proteína interviene en el metabolismo del hierro y esto puede ser un inconveniente ya que le resta especificidad como indicador de desnutrición calórico-proteica. Adicionalmente, sus valores pueden afectarse en otras situaciones como la inflamación o la mala función hepática.

10.1.1.4 Relación Aminoácidos no esenciales/esenciales (ANE/AE)

Algunos patrones de aminoácidos específicos o metabolitos de algunos aminoácidos se alteran en la desnutrición calórico-proteica. Sin embargo, la resíntesis de proteínas puede mantener la relación de aminoácidos no esenciales/esenciales dentro de valores normales (1 a 3) hasta períodos avanzados. Un índice ANE/AE mayor a 3 es signo de gravedad por agotamiento del pool para la resíntesis o deficiencia proteica agregada.

10.1.1.5 Balance nitrogenado

En esencia, la desnutrición crónica es un balance negativo de nitrógeno en tanto que los ingresos dietarios son cuantitativamente menores a las necesidades metabólicas.

A pesar de que la adaptación metabólica permite cierta recuperación del nitrógeno urinario por inhibición de las enzimas del ciclo de la urea, la baja ingesta y las pérdidas intestinales hacen que los estudios de balance sean negativos.

10.1.1.6 Índice de hidroxiprolina peptídica

La excreción de hidroxiprolina por orina es un reflejo de la velocidad de metabolismo del colágeno del hueso. Como en la desnutrición crónica el crecimiento lineal se detiene, los valores de este indicador son bajos.

10.1.1.7 Otras determinaciones

Tanto la fibrinonectina como la α_2 HS glicoproteína sérica disminuyen en la desnutrición y ambas pueden ser buenas indicadoras de deficiencias subclínicas. El inconveniente es que en nuestro medio –a pesar de su utilidad– no son proteínas de dosaje frecuente.

La disminución de la fibrinonectina en la desnutrición se relaciona con mayor susceptibilidad a la sepsis. Esto se debe a que esta proteína tiene funciones de opsonización, es decir, capacidad para ligarse a un amplio espectro de gérmenes a los que el niño desnutrido es sensible.

La 3-metil-histidina es un aminoácido que se encuentra presente casi con exclusividad en la actina muscular, por lo tanto su excreción urinaria es un indicador indirecto de la cantidad de fibras musculares. En los períodos avanzado y terminal del marasmo sus valores se encuentran bajos.

10.1.2 Parámetros bioquímicos que reflejan el estado de la masa muscular

10.1.2.1 Concentración de creatinina plasmática y excreción de creatinina urinaria

Por tratarse de un catabolito originado en la creatina del músculo, la concentración de creatinina en la sangre es proporcional a la masa muscular corporal. Por esta razón, los valores en los lactantes son más bajos que los correspondientes a los niños mayores o adultos. En la desnutrición, las cifras en sangre y en orina descienden en forma paralela a la reducción de la masa muscular esquelética.

10.1.2.2 Índice de creatinina/talla

En la desnutrición calórico-proteica, la eliminación de creatinina por la orina se reduce, perdiéndose la correlación que habitualmente guarda con la talla. En el seguimiento de la desnutrición, el índice creatinina/talla es el último parámetro bioquímico que se normaliza.

10.1.3 Parámetros bioquímicos que reflejan el estado inmunológico

10.1.3.1 Inmunidad celular

En la desnutrición calórico-proteica, la inmunidad celular se afecta tempranamente. El número de linfocitos totales, la función de las células T y el número de linfocitos T_4 y T_8 se reducen en forma notable. En ausencia de infección, el recuento de linfocitos puede ser menor a 2 000 por mm^3 y las pruebas de hipersensibilidad cutánea retardada encontrarse alteradas. La prueba de Mantoux para la tuberculosis suele ser negativa, aún en niños con infección en estado activo y lo mismo ocurre con el test de la Candidina. El test de la roseta (prueba de competencia de la inmunidad celular) desciende en la desnutrición crónica grave, normalizándose luego de una a tres semanas de tratamiento nutricional.

10.1.3.2 Inmunidad humoral

Hasta la mitad del segundo estadio de la desnutrición crónica pueden encontrarse niveles normales de inmunoglobulinas plasmáticas (IgA, IgG, IGM), no así en las etapas avanzadas. La afinidad de los anticuerpos por los antígenos se reduce, igual que la respuesta de los anticuerpos a las vacunas.

10.1.4 Parámetros bioquímicos que reflejan el metabolismo de otros nutrientes

10.1.4.1 Solutos iónicos

Sodio, potasio, cloro, magnesio y cinc: En el capítulo 8 se describen las razones por las que en la desnutrición crónica pueden descender las concentraciones plasmáticas de estos electrolitos.

Calcio y fósforo: Como en condiciones normales, sólo el 1% de estos minerales circula en el plasma, la calcemia y fosfatemia no representan el contenido total del organismo. Los valores en la sangre suelen mantenerse relativamente normales hasta etapas avanzadas de la desnutrición a expensas de una exfoliación de los depósitos óseos. Cuando esto ocurre, la fosfatasa alcalina se eleva.

Bicarbonato: La desnutrición avanzada produce lesión de las nefronas que compromete la capacidad de reabsorción tubular de bicarbonato cuya concentración en la sangre –al perderse por la orina– disminuye de forma significativa. Asimismo, los pacientes desnutridos presentan una acidosis metabólica crónica que produce un consumo exagerado de bases buffer, sobre todo de bicarbonato.

10.1.4.2 Solutos no iónicos

Glucosa: Los niveles de glucosa suelen ser normales en los estadios iniciales por efecto de la gluconeogénesis. En las etapas avanzadas, la glucemia tiende a ser baja y, en la fase terminal, debido a la atrofia de la mucosa intestinal, alteraciones en la secreción pancreática, ingesta irregular y agotamiento de sustratos para la gluconeogénesis, son comunes las glucemias fluctuantes y los episodios de hipoglucemia severa, siendo este último un signo de mal pronóstico.

Urea y creatinina: Ambas se encuentran bajas en sangre y en orina. El descenso de la primera se relaciona con la baja ingesta proteica y el descenso de la segunda, con la atrofia muscular.

Fosfatasa alcalina: Suele elevarse, expresando la movilización de las sales cálcicas desde el hueso hacia la sangre.

Hierro: A pesar de que la anemia es clínicamente bien tolerada hasta la fase de recuperación nutricional, las pruebas bioquímicas revelan un déficit grave de las reservas de hierro. En forma secuencial aumentan los receptores solubles de transferrina y disminuyen los niveles de ferritina, la saturación y concentración de transferrina, la ferremia, la concentración de hemoglobina, el recuento y el tamaño de los glóbulos rojos. En consecuencia, la anemia expresa tardíamente la deficiencia de hierro a pesar de que esta produzca escasa sintomatología.

Recientemente se ha observado que existe una correlación positiva entre el indicador peso para la talla y los niveles de hemoglobina, de manera

Indicador	VN	DN leve	DN moderada	DN grave
Albúmina	> 3,4 g%	3-3,4 g%	2,1-2,9 g%	< 2,1g%
Prealbúmina	20 mg%	↓	↓↓	↓↓↓
RBP	3-6 mg%	↓	↓↓	↓↓↓
Transferrina	220-350 mg%	Normal o ↓	↓	↓↓
AA NE/AA E.	1-3	1	2–3	> 3
Creatinina urinaria	1,5 g/día	↓	↓↓	↓↓↓
Balance de N	(+)	(–)	(– –)	(– – –)
Índice creatinina/talla	0,9-1	↓	↓↓	↓↓↓
Indice hidroxiprolina	2-5	↓	↓↓	↓↓↓
Fibrinonectina	0,3 mg%	↓	↓↓	↓↓↓
3 metilhistidina	(*)	↓	↓↓	↓↓↓
Rto. de GB	5000-9000	↓	↓↓	↓↓↓
Rto. de linfocitos	> 2000	↓	↓↓	↓↓↓
Función de linfocitos T_4 y T_8		Alterada	Alterada	Alterada
Prueba de Mantoux	(–)	Normal	Normal o (–)	(–)
Test de Candidina	(–)	Normal	Normal o (–)	(–)
Test de Roseta	(–)	(–)	(– –)	(– – –)
IgA, IgG, IgM	(**)	Normal o ↓	↓	↓↓
Potasio	3,5-5 mEq/l	↓	↓↓	↓↓↓
Cloro	98-110 mEq/l	↓	↓↓	↓↓↓
Sodio	130-150 mEq/l	↓	↓↓	↓↓↓
Magnesio	3 mEq/l	↓	↓↓	↓↓↓
Cinc	80-150 μg%	↓	↓↓	↓↓↓
Calcio	4-5 mEq/l	Normal	Normal	↓ o ↓↓
Fósforo	2 mEq/l	Normal	Normal	↓ o ↓↓
Fosfatasa alcalina	30-150 UI/l	↑	↑↑	↑↑↑
CO_3H^-	20 mEq/l	Normal o ↓	↓	↓↓
Glucosa	80-110 mg%	Normal o ↓	Fluctuante	↓↓
Urea	10-29 mg%	↓	↓↓	↓↓↓
Creatinina	80-120 mg%	↓	↓↓	↓↓↓
Ferritina	30-230 μg/ml	↓	↓↓	↓↓↓
Ferremia	50-150 μg%	Normal	Normal o ↓	↓↓
Hemoglobina	9,5-12 g%	Normal	Normal o ↓	↓↓
Rto. de glóbulos rojos	4-5 x 10^6	Normal	Normal o ↓	↓↓

Tabla 10.1: Alteraciones bioquímicas de la desnutrición crónica

(*) Los valores de referencia de la 3 metilhistidina en orina de 24 horas varían con la edad del paciente

Edad	1 a 3 meses	3 a 9 meses	1 a 10 años	10 a 18 años
Valor normal (en mmol/día)	160-250	190-300	300-800	500-1000

(**) Los valores de referencia de las inmunoglobulinas A, G y M en suero varían con la edad del paciente. De una manera global, los valores se encuentran entre los siguientes rangos:

	Ig G	Ig A	Ig M
Valor normal (en mg %)	400-1650	35-260	30-230

que una disminución del 30% de la masa corporal produce una disminución del 30% en la concentración de hemoglobina.

En el capítulo 20 se describen con mayor detalle los cambios que produce la desnutrición en el metabolismo del hierro.

Ácido fólico: Por insuficiente ingesta y alteraciones en su absorción, las concentraciones de ácido fólico en el plasma y eritrocitos son bajas. El cuadro hematológico que esta deficiencia produce es el de una anemia megaloblástica de instalación lenta y progresiva en donde los glóbulos rojos son menos numerosos, más grandes y con menos hemoglobina que lo normal. Debido a que el ácido fólico también interviene en la maduración de los leucocitos en la médula ósea, suele encontrarse un número elevado de neutrófilos hipersegmentados en sangre periférica.

10.1.5 Factores de coagulación

Los factores de coagulación vitamina K dependientes –II, VII, IX, y X– disminuyen en las etapas avanzadas del marasmo provocando disminución de la concentración de protrombina y un aumento del tiempo de Quick. La consecuencia clínica de esta deficiencia es una mayor susceptibilidad a los sangrados y trastornos en la hemostasia.

10.1.6 Hormonas

En la práctica diaria no es frecuente realizar determinaciones hormonales en este tipo de desnutrición, a pesar de que se pueden encontrar alterados los niveles de insulina, somatomedinas, hormonas T_3 y T_4, cortisol, catecolaminas, aldosterona y somatotrofina.

10.1.7 Indicadores bacteriológicos

Prácticamente la totalidad de los niños desnutridos se encuentran poli-parasitados. Los parásitos más frecuentemente detectados son: *Giardias*, *Áscaris lumbricoides*, *Trichiuris Trichiuras*, *Oxiurus vermicularis* y *Helmintos*.

Los gérmenes que se aíslan en los coprocultivos son habitualmente patógenos, incluso en ausencia de infección activa. Debido a las frecuentes internaciones que sufren estos niños, el intestino se coloniza con bacterias resistentes a los antibióticos. El medio socioeconómico al que pertenecen, el inadecuado saneamiento ambiental o las condiciones de higiene inapropiadas son otros condicionantes de esta flora patógena.

En la Tabla 10.1 se resumen las principales alteraciones bioquímicas de la desnutrición crónica.

10.2 Reactantes de fase aguda y desnutrición

Las infecciones representan un problema frecuente en la evolución de los pacientes desnutridos y es sabido que durante esos episodios existe un aumento de la degradación de las proteínas musculares, siendo la consecuencia un balance de nitrógeno negativo. Si el niño se encuentra malnutrido este proceso se debilita, priorizando la conservación de nitrógeno por sobre la respuesta defensiva.

Otro efecto de la infección sobre el metabolismo de las proteínas es la producción en el hígado de un grupo de proteínas llamadas *reactantes de fase aguda*. Esta síntesis es estimulada por citoquinas liberadas por los macrófagos durante los procesos inflamatorios o infecciosos. Algunas proteínas reactantes pueden elevar hasta mil veces su concentración normal (proteína C reactiva, amiloide A sérico), otras sólo de dos a cuatro (glicoproteína ácida a 1, antitripsina, fibrinógeno, haptoglobina) y otras sólo sufrir pequeñas variaciones o incluso descender (reactantes negativos de fase aguda).

Proteína	PM
A- Proteínas relacionadas con demarcación y protección de proteólisis	
1- α 1-antitripsina	54 000
2- α 1-antiquimiotripsina	68 000
3- Fibrinógeno	340 000
4- α 2-macroglobulina (en ratas)	760 000
5- Proteína C reactiva	104 730
6- Factor C_3 del complemento	195 000
B- Proteínas con función de transporte o de fijación	
1- Hemopexina	57 000
2- Haptoglobina	103 772
3- Ceruloplasmina	135 000
C- Proteínas con función incierta	
1- Glicoproteína ácida α 1	39 500
2- Proteína mayor de fase aguda (en ratas)	56 000
3- Proteína amiloide A en suero	185 000
D- Proteínas reactantes negativas de fase aguda	
1- Albúmina	66 248
2- Prealbúmina	54 980
3- Proteína transportadora de retinol	21 000
4- Glicoproteína	50 000
5- Transcortina (en ratas)	53 000
6- Transferrina	99 000

Tabla 10.2: Proteínas reactantes de fase aguda

Las proteínas reactantes tienen funciones claramente establecidas en la infección; por ejemplo el fibrinógeno interviene en la coagulación sanguínea, la haptoglobina en la captación de hemoglobina libre, la ceruloplasmina y metalotioneína en la eliminación de radicales libres, etc.

La desnutrición afecta la respuesta de fase aguda reduciendo la producción de una de las citoquinas, la interleukina I. Asimismo, la deficiencia de cisteína, glicina y serina limita la síntesis de proteínas reactantes, ricas en estos aminoácidos.

El aumento de la síntesis de proteínas reactantes de fase aguda por parte del hígado, se acompaña de una disminución de las concentraciones plasmáticas de las proteínas clásicas importantes desde el punto de vista nutricional, como son la albúmina, proteína transportadora del retinol, transferrina, etc. Hasta el momento se ignora si esta disminución se debe a una reducción de su síntesis, a un aumento de la degradación o a ambos procesos simultáneamente.

En la Tabla 10.2 se muestran las proteínas de fase aguda clasificadas por sus funciones.

Bibliografía

- Alleyne GAO. "Studies on total body total potassium in infantile malnutrition: the relation to body fluid spaces and urinary creatinine", *Clinical Science*, 1968; 34: 199-209.
- Besada S, Castro L. "Desnutrición". En: *Nutrición Clínica y Gastroenterología Pediátrica*, Rojas Montenegro, Guerrero Lozano, Editorial Panamericana, Bogotá, 1999; 141-58.
- Bhaskaram P, Sivakuman B. "Interleukin-1 in malnutrition". *Archives of Disease in Childhood*, 1986; 61: 182-5.
- Caddell JL. "Magnesium deficiency in protein-calorie malnutrition: a follow-up study". *Annals of New York Academy of Sciences*, 1969; 162: 874-890.
- Carmuega E, Duran P. "Valoración del estado nutricional en niños y adolescentes", *Boletín Cesni*, Junio 2000; 3-23.
- Fredell J, Takyi Y y col. "Fibrinonectin as possible adjunct in treatment of severe malnutrition", *Lancet*, 1987; 2: 962-5.
- Garrow JS. "Total body potassium in *kwashiorkor* and marasmuys", *Lancet*, 1965; 2: 643-645.
- Hermann FR, Safran C, *et al.* "Serumalbumin level on admission as a predictor of death, length of stay and readmission", *Arc. Intern. Med.* 1992; 152: 125-30.
- Kalinov A. "Variables bioquímicas para el diagnóstico médico", *Janssen Cilag*, 1995; 58.
- Mora R. *Soporte nutricional especial*, Editorial Panamericana, 1992; 89-100.
- Piazza N. *Desnutrición primaria*, Pronap, Sociedad Argentina de Pediatría, 2005; Módulo 2: 9-48.
- Waterlow JC. "Alteraciones metabólicas en la desnutrición: Malnutrición proteico-energética", *Publicación científica, OPS* 555, 1992; 102-27.

Fisiopatología de la desnutrición proteica

11

Eduardo A. Roggiero

A diferencia del adulto, que sólo debe mantener un equilibrio nitrogenado, el niño debe consumir una cantidad de proteínas mayor que la que excreta porque si no se deteriora su crecimiento. Adicionalmente, no todas las proteínas tienen la misma eficacia para ser retenidas por el organismo por lo tanto, si la dieta no contiene suficiente cantidad de aminoácidos esenciales, se producirá desnutrición independientemente de la cantidad total de proteínas que se ingieran.

El *kwashiorkor* es una desnutrición proteica, aguda desde lo antropométrico y fisiopatológico, en nuestro medio nueve veces menos frecuente que la desnutrición crónica y con una elevada mortalidad por las descompensaciones metabólicas que produce.

En este capítulo se describirán los mecanismos fisiopatológicos del *kwashiorkor*, se destacarán sus diferencias con la desnutrición calórico-proteica, se explicarán las causas que provocan sus dos signos más característicos –el edema y la hepatomegalia– y se estudiarán las principales alteraciones en el metabolismo de los macro y micro-nutrientes.

11.1 *Kwashiorkor*

El *kwashiorkor* es una desnutrición aguda de elevada mortalidad, primordialmente provocada por las dietas con alto contenido calórico pero deficientes en contenido proteico (en cantidad y calidad), motivo por el cual en nuestro medio es menos frecuente que el marasmo en una proporción de 9 a 1. Su nombre proviene del dialecto Ga de los habitantes de la Costa de Oro africana (hoy Ghana) que significa «enfermedad de los niños abandonados cuando nace el siguiente», haciendo referencia al niño que ha sido *apartado del pecho* y que no es amamantado por más tiempo. Este cuadro ha sido descrito con mayor frecuencia en regiones en donde el alimento en general no es el trigo, sino cereales con bajo contenido en proteínas, o proteínas de baja calidad como el maíz o la mandioca. Los lactantes y niños pequeños de estas poblaciones detienen su crecimiento a partir del momento del destete y aunque posteriormente sean recuperados nutricionalmente, nunca llegan a alcanzar los niveles de los niños adecuadamente nutridos.

En el ámbito hospitalario, se puede observar una variante de esta desnutrición, llamada seudo-*kwashiorkor* o *kwashiorkor* intra-hospitalario, sobre todo en:

- Pacientes hiper-catabólicos restringidos de proteínas
- Pacientes con mala absorción intestinal debido a diarreas prolongadas o enfermedad celíaca
- Infección severa en pacientes con desnutrición calórico-proteica previa
- Pacientes críticos con síndrome de respuesta inflamatoria sistémica (SIRS)
- Pacientes sometidos a ayunos prolongados (mayores a 7 días) que reciben sueros glucosados como único aporte

11.1.1 Fisiopatología

11.1.1.1 Características generales

La desnutrición de predominio proteico se caracteriza por una relativa conservación del tejido adiposo, moderado compromiso muscular e importante compromiso de las proteínas viscerales, en especial de la albúmina y proteínas transportadoras. Cursa con anemia, hipocalcemia, hipofosfatemia, hipomagnesemia, hipokalemia, hipoprotrombinemia, déficit de cinc, hierro, folatos y vitaminas. Los fallecimientos se deben –en su mayor parte– a descompensaciones metabólicas o a infecciones producidas por el grave compromiso de la inmunidad humoral y celular.

A diferencia del paciente con desnutrición crónica –que logra adaptarse a la carencia nutricional disminuyendo la tasa metabólica basal y utilizando fuentes alternativas de energía– el paciente con *kwashiorkor* nunca deja de depender del aporte de glucosa. El elevado aporte calórico que recibe, no le permite disminuir su tasa metabólica ni frenar la síntesis proteica, la cual se hace a partir de los aminoácidos viscerales, hecho que deteriora la estructura de los órganos y produce alteraciones metabólicas muy graves.

La insulina se mantiene elevada, el glucagón y cortisol bajos y los niveles de somatotrofina y catecolaminas no se elevan de la misma forma que en la desnutrición calórico-proteica.

Es posible que los fenómenos hormonales no alcancen a explicar todas las alteraciones fisiopatológicas del *kwashiorkor* y que existan otros mecanismos involucrados, tales como la presencia de aflatoxinas, deficiencias de cinc y glutatión reducido, carencia de nutrientes específicos, radicales libres, exceso de ferritina, leucotrienos, etc., pero éstos son mecanismos en estudio aún no bien aclarados.

11.1.1.2 Fisiopatología del edema

El edema es uno de los signos más característicos del *kwashiorkor* (Imagen 11.1) y a pesar de que su origen es multicausal el bajo nivel de albúmina circulante es su principal responsable. Para entender mejor su fisiopatología, primero se explicará el mecanismo de circulación a través de los capilares y luego la formación del edema.

Movimientos del agua a través de los capilares. Concepto de presión oncótica: Las proteínas son las únicas sustancias disueltas del plasma que no difunden rápidamente al líquido intersticial. Las pequeñas cantidades de proteínas que pasan al intersticio rápidamente son removidas por los vasos linfáticos, haciendo que la concentración en el plasma sea siempre casi cuatro veces mayor que en el intersticio (7,0-7,5 g% vs. 2 g%).

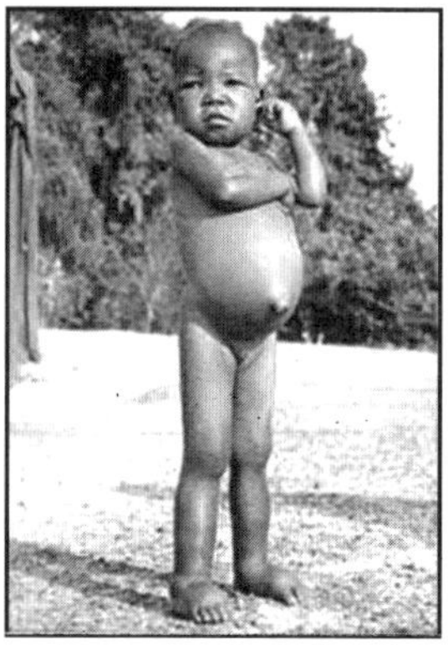

Imagen 11.1: Niño con *kwashiorkor*. Obsérvese el importante edema en el abdomen y en los miembros inferiores

El término *presión oncótica* alude a la capacidad de atraer agua a través de las membranas capilares, que depende de la cantidad de partículas en solución. La presión oncótica es de aproximadamente 25 a 28 mmHg, de los cuales del 75 a 80% está dado por la albúmina y el 20 a 25% restante, por otras proteínas. (Tabla 11.1)

	Concentración g%	π (mmHg)
Albúmina	4,5	21,8
Globulinas	2,5	6,0
Fibrinógeno	0,3	0,2
Total	7,3	28,0

Tabla 11.1: Presión coloido-osmótica (π) de las proteínas plasmáticas

La presión oncótico-proteica se opone a la presión hidrostática y junto con la presión tisular regulan el movimiento de agua desde el compartimento intravascular al intersticial y viceversa.

Como se observa en el Cuadro 11.1, el movimiento de agua desde los capilares hacia el intersticio es resultado de tres presiones: la presión de la sangre (hidrostática), que tiende a sacar agua del compartimento intravascular, y las presiones coloido-osmótica (oncótico proteica) y tisular (intersticial), que tienden a retenerla. Estas presiones se equilibran de manera tal que –en condiciones normales– la cantidad de agua que sale por el extremo arterial es la misma que reingresa por el extremo venoso.

En el extremo arterial del capilar, la presión hidrostática (37 mmHg) saca agua oponiéndose a la presión oncóticoproteica (25 mmHg) y a la

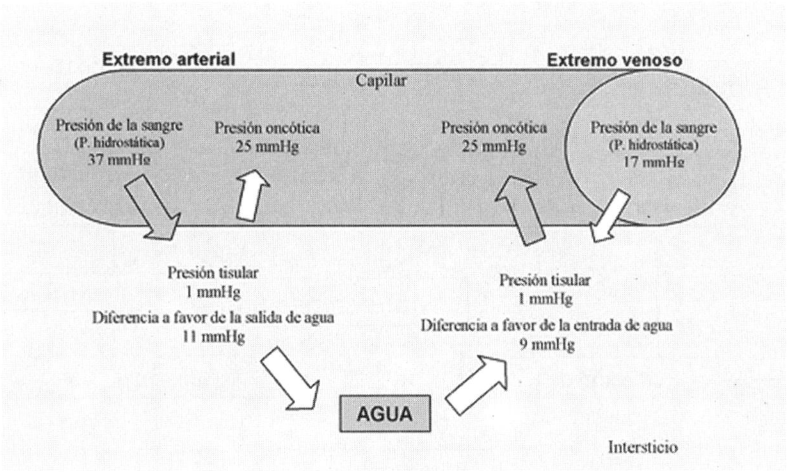

Cuadro 11.1: Diagrama de Starling: Movimientos del agua en los capilares

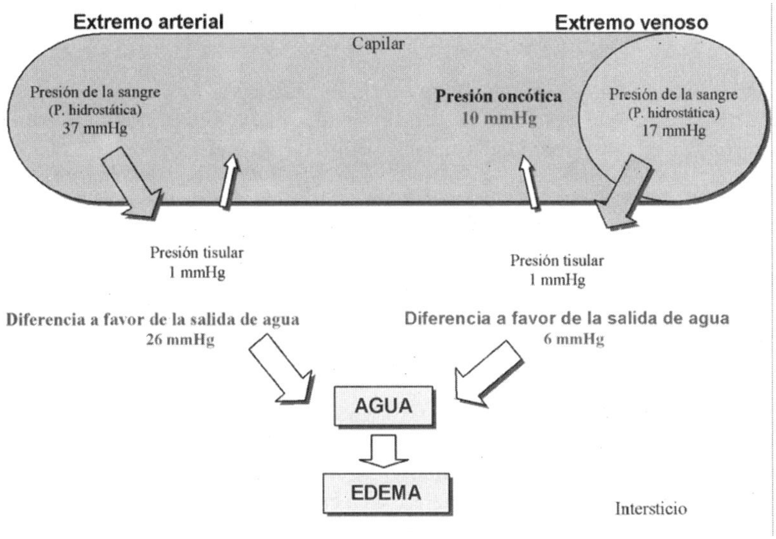

Cuadro 11.2: Mecanismo del edema por hipo-albuminemia

presión tisular (1 mmHg). El gradiente en este extremo es entonces de 11 mmHg (37 – 25 + 1). En el extremo venoso, el agua hace un camino inverso, regresando por efecto de un gradiente ligeramente menor de 9 mmHg (25 de presión oncótico proteica + 1 de presión tisular – 17 de presión hidrostática).

Edema por hipoproteinemia: Cuando la concentración de proteínas –especialmente la de albúmina– desciende, la presión oncótica baja y con esto la fuerza que se opone a la presión hidrostática. En consecuencia, el agua que sale de los capilares hacia el intersticio, no puede regresar por falta de un gradiente favorable y se produce edema.

Adicionalmente a este mecanismo fisiopatológico ocurren otros hechos que agravan la extravasación de líquido al intersticio: el descenso del volumen plasmático efectivo (hipovolemia) estimula el tono simpático, el eje renina-angiotensina-aldosterona y la liberación de HAD, favoreciendo la retención de sal y agua que, al no poder permanecer en el espacio intravascular por falta de presión oncótica, sale al intersticio agravándose el edema. (Cuadro 11.3)

En la actualidad, se sugiere que la hipo-albuminemia es una causa importante para la formación del edema aunque insuficiente, ya que para su aparición es necesaria la presencia de otros factores, al menos en algunos casos. Uno de esos factores es la

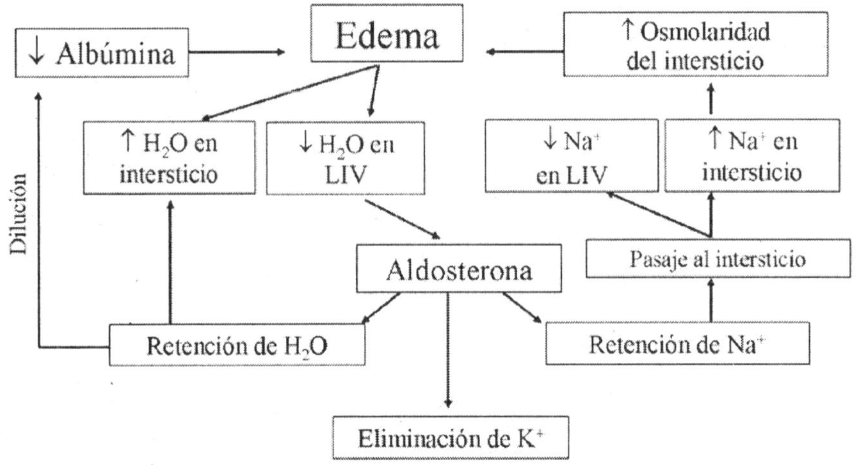

Cuadro 11.3: Fisiopatología del edema

disponibilidad de agua y sodio, o sea que un niño con marasmo también puede desarrollar edema si recibe una cantidad excesiva de solución salina. Otro factor es el aumento de la permeabilidad capilar secundario a una infección, que produce un aumento del pasaje transcapilar de albúmina, lo que eleva la presión oncótica en el espacio intersticial y provoca la acumulación de líquido.

También se presume que podrían existir otros factores co-causantes relacionados con la regulación hormonal de sodio, la deficiencia intracelular de potasio, lesiones de las membranas celulares por efecto de los radicales libres o diferencias genéticas en el patrón de los cambios endocrinos adaptativos, pero los estudios que así lo sugieren todavía no son del todo concluyentes.

11.1.1.3 Hepatomegalia

La hepatomegalia es un signo característico del *kwashiorkor*. Algunas series reportan su existencia hasta en un 72% de los casos. A la palpación abdominal, el hígado se encuentra agrandado, blando y moderadamente doloroso. Las biopsias revelan una disminución del contenido de glucógeno con infiltración grasa en grado variable. Esta infiltración empieza en las células periféricas de los lóbulos hepáticos con un depósito de pequeñas gotas de grasa que progresivamente aumentan su tamaño, extendiéndose hacia las áreas centrales, al tiempo que se desarrolla una fibrosis perilobular. A pesar de estas alteraciones, el *kwashiorkor* raramente progresa hacia la cirrosis debido a que se necesita un tiempo prolongado de injuria y el *kwashiorkor* es una enfermedad que –por falta de adaptación– evoluciona rápidamente hacia el óbito o (tratamiento mediante) hacia la curación. Las causas de la afectación hepática son múltiples: endotoxinas provenientes del intestino delgado, infecciones, radicales libres, contaminantes ambientales y otros factores aún no bien dilucidados. Como consecuencia del mal funcionamiento disminuye la síntesis de apo-B y la secreción de VLDL, acumulándose los triglicéridos en el interior del hepatocito en forma de vacuolas. La captación de aminoácidos disminuye y con esto la síntesis de proteínas y beta-lipoproteínas, que agravan el edema y estado nutricional del paciente. La insuficiencia hepática es una causa frecuente de fallecimientos y puede ser diagnosticada a través de la elevación de las transaminasas glutamicoxalacética y glutamicopirúvica (página 107).

Aflatoxinas y *kwashiorkor*: La fisiopatología, clínica y pronóstico del *kwashiorkor* han sido recientemente asociados a la presencia de ciertas micotoxinas, debido a que se han aislado residuos de aflaltoxicol (metabolito de la aflatoxina) en el suero, hígado, orina y heces diarreicas de niños con esta enfermedad.

Las aflatoxinas son tóxicos producidos por hongos capaces de crecer en gran variedad de sustratos y bajo las más diversas condiciones ambientales contaminando alimentos, sobre todo los cereales que constituyen la base de la alimentación de los niños con *kwashiorkor*. Estos hongos son causantes de micotoxicosis en el hombre y en animales. Las toxinas más estudiadas hasta el presente son las aflatoxinas, producidas por el Aspergillus Flavus y Parasiticus y clasificadas como B_1, B_2, G_1 y G_2 (según la fluorescencia bajo la luz ultravioleta). Se han encontrado en el maní, semilla de algodón, semilla de girasol, coco, aceite de oliva, maíz, sorgo, arroz, trigo, cebada, millo, avena, pistachos, almendras, nuez moscada e higos. Estas micotoxinas pueden alterar la digestión y absorción de los nutrientes en el tubo digestivo y producir –entre otras cosas– una intoxicación aguda que se manifiesta con vómitos, dolor abdominal, edema pulmonar, infiltración grasa del hígado y necrosis hepática.

El estado nutricional es importante en la expresión de esta toxicidad ya que una dieta deficiente en proteínas y lípidos hace más vulnerable el hígado a estas sustancias.

Las aflatoxinas actúan inhibiendo la síntesis de ADN y ARN, la incorporación de aminoácidos y fosfolípidos en la célula y alterando el metabolismo de los lípidos y proteínas. La disminución del ADN conlleva a la formación de células gigantes e interrumpe las mitosis en metafase, por lo que se cree que las aflatoxinas además de ser hepatotóxicas pueden ser cancerígenas y teratogénicas. El daño hepático se demuestra por cambios clínicos y químicos de las funciones hepáticas y cambios histopatológicos, lesión de los conductos biliares, degeneración hepato-celular, necrosis y fibrosis del hígado. Además de lo descrito, las aflatoxinas están asociadas con otras enfermedades como paraplejia espástica tropical, fibrosis intersticial pulmonar, ciertos tipos de cáncer y algunas enfermedades autoinmunes.

11.1.1.4 Alteraciones en el metabolismo de los macro-nutrientes

Proteínas: Las razones por las que se altera el metabolismo proteico en el *kwashiorkor* son varias:

- Insuficiente aporte dietario de proteínas y aminoácidos
- Alteraciones en la absorción por edema y/o lesiones en la pared intestinal
- Insuficiencia pancreática
- Hipoclorhidria
- Escasa movilización de aminoácidos musculares
- Pérdida urinaria de nitrógeno
- Alteración hepática por aflatoxinas e infiltración grasa del hígado que produce:
  - Deficiente captación de aminoácidos
  - Baja síntesis proteica

En relación a la pérdida de nitrógeno por la orina, es sustancialmente mayor a la observada en la desnutrición calórico-proteica debido a que en el *kwashiorkor*, la ingesta de energía mantiene alta la tasa metabólica basal y esto minimiza el estrés nutricional. En consecuencia, los niveles de la somatotrofina se elevan menos haciendo que las enzimas del ciclo de la urea no sufran inhibición (página 48). De esta manera, el nitrógeno se elimina por la vía renal desaprovechándose los productos del metabolismo intermedio.

Paralelamente a lo descrito, la concentración de insulina en la sangre se eleva debido a que: 1) la ingesta energética estimula su síntesis y 2) la lesión del hígado disminuye su degradación alargando su vida media. Esta hormona estimula el ingreso de los aminoácidos ramificados (AR) al músculo y la salida de los aromáticos (AA) hacia la circulación, de manera tal que la relación AR/AA se altera, al tiempo que cambia el perfil aminoacídico del plasma (se incrementa la concentración de los aminoácidos no esenciales y disminuye la de los esenciales, perfil característico de los pacientes que se alimentan casi exclusivamente con cereales).

Azúcares: La absorción intestinal de azúcares disminuye y la presencia de restos no digeridos en el lumen provoca diarreas osmóticas y fermentativas. Cuando la función del hígado se deteriora, el mantenimiento de la glucemia se dificulta y esta se torna fluctuante, produciéndose picos elevados después de cada ingesta seguidos de caídas bruscas en los intervalos entre las comidas. Esto se debe a que disminuye significativamente la reserva hepática de glucógeno y al hecho de que tanto la insulina como el glucagón prolongan sus vidas medias en el plasma. Dado que el hígado tiene mayor dificultad para metabolizar al glucagón, la relación insulina/glucagón se altera a favor de este último.

Grasas: Si bien la atrofia pancreática y la insuficiencia hepática pueden ocasionar mala absorción de grasas y esteatorrea, su frecuencia y gravedad son menores que en la desnutrición crónica. La deficiencia de ácidos grasos esenciales (AGE) es frecuente y puede estar relacionada a un ingreso dietético insuficiente o a una reducida actividad de las enzimas que convierten los ácidos linolénico y linoleico en componentes más largos de las familias ω3 y ω6, en particular los ácidos araquidónico y docosahexanoico. La depleción de estos AGE guarda una relación directa con el grado de desnutrición. Dado que los acidos grasos poliinsaturados de la familia ω3 son necesarios para el desarrollo de la función retiniana, especialmente en los primeros años de vida, son frecuentes las alteraciones en el retinograma de los niños pequeños. Aunque con menor frecuencia, también se pueden observar deficiencias de AGE sin manifestaciones clínicas.

A diferencia de la desnutrición crónica, el *kwashiorkor* se caracteriza por una relativa conservación del tejido graso subcutáneo.

11.1.1.5 Alteraciones en el metabolismo de los micronutrientes

Calcio, fósforo, hierro y vitaminas: Las deficiencias de micronutrientes, especialmente calcio, fósforo, ácido fólico, vitaminas, hierro y cinc, son hallazgos frecuentes.

La depleción de calcio y fósforo se relaciona con una baja absorción intestinal debida a la alta concentración de fitatos que tienen los cereales de la dieta, la deficiencia de vitamina D y la esteatorrea. Estudios recientes indican que los bajos niveles de fósforo en sangre se asocian con una mayor mortalidad.

Respecto del hierro, sus niveles plasmáticos son bajos, así como la saturación y concentración de transferrina. Paradójicamente –y por causas no bien aclaradas– los depósitos de ferritina son elevados. Sin embargo –y tal vez por una deficiente función hepática– este hierro no es aprovechado de forma adecuada para su utilización. Los altos niveles de ferritina podrían estar relacionados con una mayor mortalidad, pero los estudios actuales no son concluyentes.

La deficiencia de vitamina A es muy frecuente por la baja ingesta y por la esteatorrea, pero la deficiente síntesis hepática de proteínas transportadoras puede causar un cuadro clínico de hipovitaminosis A, aún sin que exista un déficit real. Los síntomas que produce esta deficiencia son: retraso del crecimiento físico y desarrollo mental, ceguera nocturna, pérdida de la agudeza visual a la oscuridad y alteraciones dermatológicas: piel seca y escamosa, hiperqueratosis folicular en hombros, nalgas y pliegues de extensión. (Imagen 11.2)

Agua: El agua corporal total aumenta en relación con el peso corporal y se distribuye en forma inapropiada. El contenido de agua suele sobrepasar con facilidad el 80% de la masa corporal sin grasa. La cantidad de agua en el músculo, piel e hígado incrementa el agua intracelular en forma variable. El volumen del compartimento intravascular es bajo y del intersticial elevado por la presencia de edemas.

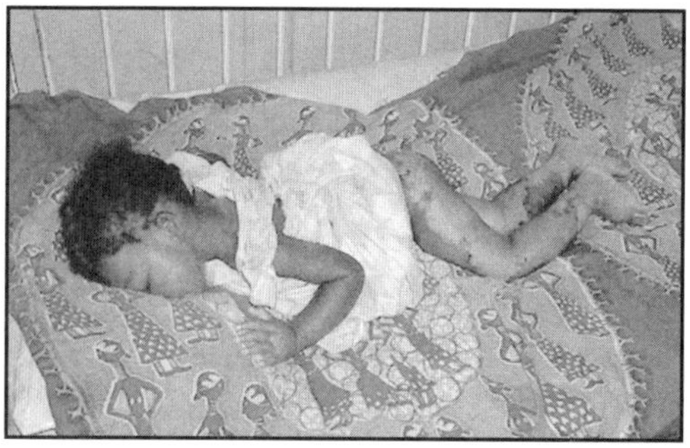

Imagen 11.2: Lesiones en piel por hipovitaminosis A en un niño con desnutrición proteica

Sodio y osmolaridad plasmáticas: Igual que en la desnutrición calórico-proteica, el sodio corporal total está aumentado con niveles plasmáticos bajos. La principal causa es la hipersecreción de aldosterona y la posterior extravasación de sodio al compartimento intersticial. En consecuencia, la osmolaridad en el intersticio se eleva, descendiendo en el plasma. El aumento de la ingestión de sodio produce sólo un aumento de la excreción. Si se sobrepasa la capacidad excretora, se produce retención de agua y agravamiento del edema. Algunos autores sostienen que una manera de corregir esta hiponatremia es administrando altas concentraciones de potasio, para forzar la bomba Na^+/K^+ ATPasa de la membrana; sin embargo, se ha visto que esta sobrecarga también produce una mayor excreción, sin obtener una corrección definitiva de la natremia.

Potasio: Tanto el potasio intra como extracelular disminuyen por la reducción de la masa celular total y por las pérdidas urinarias inducidas por la aldosterona.

11.1.1.6 Alteraciones en la función de los órganos

Corazón: El corazón del niño con *kwashiorkor* es más pequeño debido la reducción del número y tamaño de las fibras musculares contráctiles. En el miocardio suelen observarse zonas de infiltración grasa y necrosis fibrinoide. Su fuerza contráctil es menor, por lo que estos pacientes muestran muy poca tolerancia a una sobrecarga de volumen.

Riñones: Las alteraciones renales son similares a las que ocurren en los períodos avanzados de la desnutrición crónica. La capacidad para concentrar la orina, excretar hidrogeniones y producir amonio se encuentra muy reducida.

Tubo digestivo: Las alteraciones intestinales que se observan en el *kwashiorkor* son:

- Atrofia de mucosa gástrica
- Hipoclorhidria
- Disminución de la respuesta a la gastrina
- Alteraciones de la mucosa intestinal (edema e infiltración grasa)
- Deficiencia de disacaridasas
- Contaminación bacteriana alta
- Esteatosis hepática (hígado graso)
- Alteración del metabolismo de sales biliares
- Insuficiencia pancreática
- Alteraciones en la motilidad

Las lesiones intestinales que se producen en el *kwashiorkor* son más graves que las del marasmo. Las biopsias se asemejan mucho a las que se observan en la enfermedad celíaca, oscilando entre las *prácticamente normales*, hasta las que tienen una *atrofia total de las vellosidades*. El hallazgo más frecuente es el edema de la mucosa y submucosa producidos por la hipoproteinemia. En algunos casos la acumulación de grasa en el epitelio intestinal es la característica más sobresaliente. Esta acumulación anormal de lípidos en el enterocito probablemente constituye una manifestación de la reducción de la síntesis de betalipoproteínas. (Imagen 11.3) A diferencia del marasmo, el espesor de la mucosa no disminuye y el índice mitótico se reduce sólo un poco.

Con frecuencia se observa una reducción de la motilidad intestinal probablemente producida por trastornos en la concentración de electrolitos, liberación de neurotransmisores o lesiones de las fibras del músculo liso. Es probable que la pared intestinal de los niños que padecen *kwashiorkor* sea menos distensible que la de los niños bien nutridos.

El páncreas sufre una intensa lesión que afecta la capacidad para producir bicarbonato y enzimas.

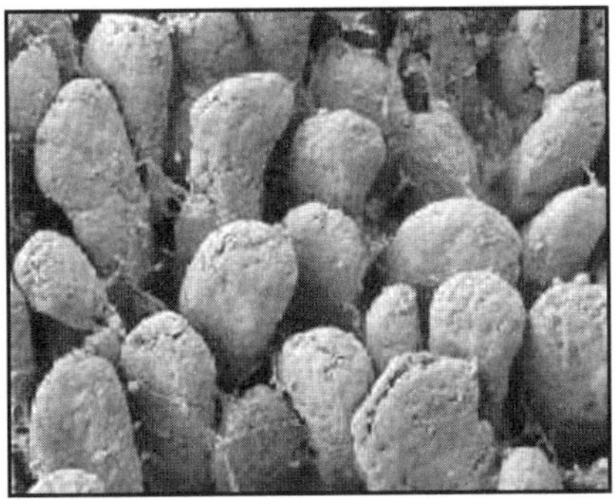

Imagen 11.3: Fotografía electrónica de las vellosidades intestinales edematizadas en un paciente con *kwashiorkor*

Su recuperación suele requerir de largos períodos a base de una dieta adecuada.

La absorción intestinal se reduce y el transporte de nutrientes por la sangre se altera por deficiencia de las proteínas transportadoras y betalipoproteínas.

11.1.2 Cambios hormonales

A diferencia de lo que ocurre con la desnutrición calórico-proteica, en el *kwashiorkor* los pacientes no pueden activar los mecanismos de adaptación metabólica, por esta razón, la respuesta hormonal, los síntomas clínicos y el pronóstico son sustancialmente diferentes.

En el capítulo 6 se mencionó que una de las claves del acomodamiento metabólico en el ayuno es la inversión de la relación insulina/glucagón provocada por el bajo aporte calórico. Debido a que la dieta de estos pacientes es proporcionalmente más rica en energía que en proteínas, esta relación se mantiene elevada, limitando la movilización de grasas del tejido adiposo y la gluconeogénesis.

Al igual que en la desnutrición crónica, en el *kwashiorkor* los cambios hormonales se presentan muy precozmente, incluso antes de la aparición de los síntomas.

11.1.2.1 Insulina

Los cereales, harinas y azúcares complejos, que constituyen la dieta de estos pacientes, mantienen elevada la glucemia, lo que representa un estímulo para el páncreas que secreta insulina. Esta hormona tiene acción sobre el metabolismo de los azúcares, proteínas y grasas. En relación a los primeros, estimula la entrada de glucosa a la célula y la glucogenogénesis hepática. A pesar de este efecto, en el *kwashiorkor* la capacidad de mantener la glucemia dentro de los límites normales puede encontrarse alterada, sobre todo cuando se deteriora la función del hígado (página 92).

Sobre el metabolismo proteico, la insulina facilita el ingreso de aminoácidos al músculo y estimula la síntesis de proteínas (efecto anabólico), a pesar de que sus niveles en sangre se puedan encontrar bajos por la insuficiente ingesta. Por esta razón en el examen físico las masas musculares se encuentran turgentes y poco atrofiadas.

En relación al metabolismo graso, la insulina estimula la síntesis de triglicéridos en el tejido adiposo (efecto lipogénico), aumenta la síntesis de ácidos grasos en el hígado e inhibe la degradación de triglicéridos. En el *kwashiorkor* puro la dieta aporta energía; en consecuencia, el organismo no necesita utilizar los depósitos grasos, que se mantienen relativamente conservados (efecto antilipolítico de la insulina). En forma paralela, el hígado incrementa la síntesis de ácidos grasos (efecto lipogénico); sin embargo, éstos no pueden ser transportados por deficiencia de lipoproteínas, de manera que la grasa sintetizada queda retenida en el hepatocito, produciendo su infiltración grasa.

11.1.2.2 Glucagón

En condiciones normales, el glucagón aumenta la glucemia. Este efecto se logra básicamente a través del estímulo de la glucogenolisis hepática y secundariamente a través del estímulo de la gluconeogénesis.

Como la secreción de glucagón es inducida por la hipoglucemia, en el *kwashiorkor* los niveles plasmáticos de esta hormona tienden a ser bajos. Esto facilita la conservación del glucógeno hepático y la masa grasa subcutánea.

11.1.2.3 Cortisol

Como respuesta al estrés la adenohipófisis secreta ACTH, que estimula a la corteza suprarrenal para que ésta –a su vez– libere cortisol. Esta hormona moviliza los aminoácidos del músculo y otros tejidos (efecto catabólico), moviliza las grasas del tejido adiposo (efecto lipolítico), estimula la gluconeogénesis a partir de precursores (AA, AGL, glicerol, etc.) y disminuye la utilización periférica de glucosa.

Como el aporte energético en el *kwashiorkor* es elevado, el estrés nutricional es comparativamente menor que en el marasmo, por lo tanto la secreción de ACTH y cortisol también son menores. Así, la menor secreción de estas hormonas permite una relativa conservación del tejido adiposo y masa muscular.

11.1.2.4 Catecolaminas

Un hecho similar ocurre con la liberación de adrenalina y noradrenalina que estimulan la glucogenolisis, lipólisis y gluconeogénesis.

En los pacientes con *kwashiorkor*, la elevación de las catecolaminas es comparativamente menor a la que ocurre en la desnutrición calórico-proteica, por lo que las consecuencias metabólicas son similares a las descritas para el cortisol.

11.1.2.5 Aldosterona

Los mecanismos primarios por los cuales la corteza suprarrenal aumenta la secreción de aldosterona son: la baja concentración de sodio en el líquido extracelular y la hipotensión arterial por hipovolemia.

Al acumularse agua en el espacio intersticial disminuye la volemia efectiva, se estimula la secreción de aldosterona, que excreta potasio y retiene agua y sodio, agravando el edema. En comparación con la desnutrición calórico-proteica, las concentraciones de esta hormona son más elevadas.

11.1.2.6 Hormona de crecimiento (GH)

La GH estimula la síntesis de IGF-1, interviene en el metabolismo cálcico, regula el balance hidroelectrolítico, estimula la lipólisis, y facilita el ingreso de los aminoácidos y glucosa a la célula. Los estímulos para su secreción son la hipoglucemia, el aumento de los niveles de aminoácidos en la sangre, los agonistas α adrenérgicos y las hormonas tiroideas. Por estas razones, en los pacientes con *kwashiorkor* los valores de esta hormona tienden a ser bajos, lo que produce un severo compromiso del crecimiento lineal.

11.1.2.7 Hormonas tiroideas

La síntesis de proteínas transportadoras de tiroxina (globulina transportadora y prealbúmina) disminuye en forma considerable, de manera que se reduce la reserva circulante de las hormonas tiroideas con aumento de la fracción libre, fisiológicamente más activa. La principal consecuencia metabólica, es el aumento de la tasa metabólica basal.

Ocasionalmente los valores de las hormonas tiroideas pueden ser bajos como consecuencia de un deficiente ingreso de yodo dietético. Se debe recordar que muchas zonas con alta incidencia de desnutrición, también tienen elevadas tasas de bocio endémico.

11.1.2.8 Factores de crecimiento insulino símiles (IGF-I e IGF-II)

Por falta de aminoácidos suficientes y como ocurre con otras proteínas, la síntesis de las somatomedinas se encuentra reducida. Adicionalmente, falta el estímulo de la GH, de manera que ésta no es biológicamente activa para promover el crecimiento.

La IGF-I, además, induce el desarrollo de los oligo-dendrocitos del cerebro que participan en la síntesis de mielina, por lo que la depresión de esta hormona provoca un retraso del desarrollo mental.

11.1.3 Interrelación entre las hormonas

Se observa que la respuesta hormonal del *kwashiorkor* es sustancialmente diferente a la del marasmo. (Cuadro 11.4)

A manera de síntesis, se presenta el Cuadro 11.5.

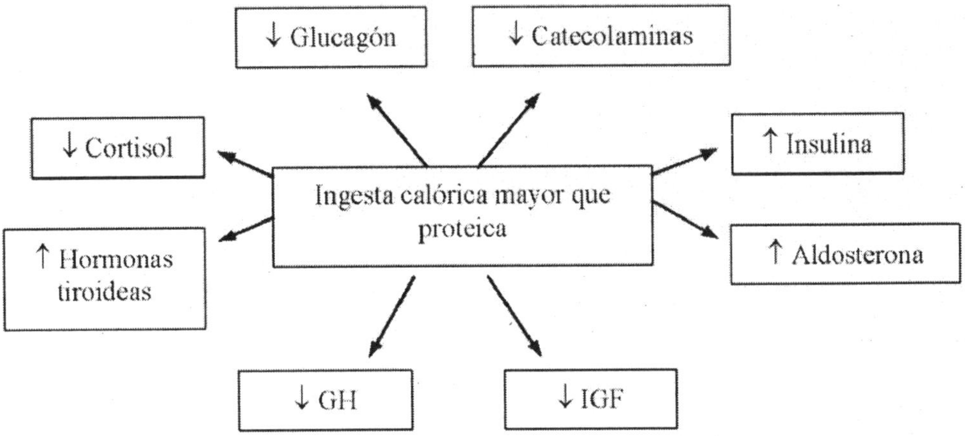

Cuadro 11.4: Cambios hormonales del *kwashiorkor*

• Consumo energético basal elevado • Ausencia de mecanismos de compensación • Relativa conservación de la masa grasa y muscular • Retención de agua y sodio • Importante depleción de potasio • Desadaptaciones metabólicas

Cuadro 11.5: Características fisiopatológicas del *kwashiorkor*

Bibliografía

- Alleyne GA, *et al.* "The excretion of water and salt by malnourished children". *West Indian Medical Journal*, 1966; 15: 150-154.
- Ballabriga A, Carrascosa A. "Malnutrición energético-proteica". En: *Nutrición en la infancia y adolescencia*, Ed Ergon, Madrid, 1998; 561-92.
- Beltramino D. *Enfermedades trasmitidas por alimentos.* Promap, Sociedad Argentina de Pediatría, 2001; 1: 45-77.
- Besada S, Castro L. "Desnutrición". En: *Nutrición Clínica y Gastroenterología Pediátrica*, Rojas Montenegro, Guerrero Lozano, Editorial Panamericana, Bogotá, 1999; 141-58.
- Biebuyck JF. "The metábolic response to stress", *Anaestesiology*, 1990; 73: 308-327.
- Brunser O. "Efectos de la malnutrición sobre la estructura y función intestinal en los niños". *Clínica Gastroenterológica*, 1978; 5,2: 93-105.
- Fernández A. "Desnutrición grave". En: Pronap, Sociedad Argentina de Pediatría, 2003; 4: 68-91.

- Finberg L. "Desnutrición: Marasmo y *Kwashiorkor*". En: *Líquidos y electrolitos en Pediatría*, Editorial Interamericana, México, 1984; 193-9.
- Fleck A, Raines G, Hawker F. "Increased vascular permeability: a major cause of hypoalbuminaemia in disease and injury", *Lancet*, 1985; 1: 781-4.
- García Roig C. "Soporte nutricional inicial en el paciente pediátrico crítico". En: *Nutrición enteral y parenteral*, Montemerlo H, Menendez AM, Slobodianik N, Editorial Gráfica Sur, Buenos Aires, 1999; 226-34.
- Guyton AC. "Capillary dynamics and exchange of fluid between the blood and intestitial fluid". En: Guyton AC. *Textbook of medical physiology*, 6ª ed., WB Saunders, Philadelphia, 1981; 358-82.
- Hendricske RG. *The influence of aflatoxins on child health in the tropics with particular reference to kwashiorkor*. Transactions of the Royal Society of Tropical Medicien and Hygiene, 1984; 78: 427-435. Referido en: Waterlow JC. *Malnutrición Proteico-Energética*. P.C. 555, OPS, 1996; 196.
- Ibañez S. *Desnutrición Infantil. Manual de Pediatría*, Guiraldes E, Juncá P. Escuela médica puc.
- Jaramillo M. "Interacciones Micotoxinas-Nutrientes. Hallazgos relevantes". En: www.ppca.com.ve/va/articulos/e29p10.htm
- Kalinov A. *Variables bioquímicas para el diagnóstico médico*, 2ª ed. Editorial Janssen-Cilag, Buenos Aires, 1998; pág. 101.
- Mc Lean AEM. "Enzyme activity in the liver and serum of malnourished children in Jamaica". *Clinical Science*. 1966; 30: 129-137.
- Mönckeberg F. "Desnutrición calórico-proteica: marasmo y kwahiorkor en la infancia". En: *Pediatría*, Meneghello R, Fanta E y cols. Editorial Panamericana, 1997; 1: 320-5.
- Mora R. *Soporte Nutricional Especial*, Editorial Panamericana, 1992; 89-100.
- Nelson W, Vaughan V, McKay J. *Tratado de Pediatría*, 7ª ed., Editorial Salvat, Barcelona, 169-73.
- Nichols BL, Alvarado M, Hazelwood CF, *et al.* "Clinical significance of muscle potassium depletion in protein calorie malnutrition", *J. Ped.*, 1972; 80: 319.
- O'Donell AM. "Desnutrición infantil". En: *Nutrición Infantil*, Editorial Celsius, 1986; 619-4.
- O'Donnell AM. "Tratamiento nutricional del niño desnutrido". *Bol. Cesni*, 1989; 2: 4, 3-7.
- Roggiero EA. "Desnutrición". En: *Cuidado nutricional pediátrico*, Torresani M. Editorial Eudeba, 2001; 231-48.
- Rosso P. *Aspectos biológicos del desarrollo. Pediatría Meneghello*, 5ª ed., Editorial Médica Panamericana, Buenos Aires, 1997; 65-79.
- Wahl PN. "Diet and cirrhosis of the liver". *Br. J. Nutr.* 1982; 27: 383-94, Citado en *Malnutrición energético-proteica*, Ballabriga A, Carrascosa A, Editorial Ergón, Madrid, 1999; 567.
- Waterlow JC. "*Kwashiorkor* Revisted: The patogenesis of edema in *kwashiorkor* and its significance". *Transactions of the Royal Society of Tropical Medicine and Hygiene*, 1984; 78: 436-441.
- Waterlow JC. "Causas del edema y su relación con el *kwashiorkor*". En: *Malnutrición Proteico-Energética*, Publicación científica N° 555, Organización Panamericana de la Salud, 1996; 179-89.

Manifestaciones clínicas de la desnutrición proteica 12

Eduardo A. Roggiero

A diferencia de la desnutrición calórico-proteica, el *kwashiorkor* puro es una desnutrición de rápida evolución que puede descompensar al niño pequeño mucho antes de que se alteren los indicadores antropométricos. Por esta razón, el diagnóstico no hace tanto a través de las mediciones sino a través de sus características clínicas: los signos y síntomas universales y dependientes. Mientras que los primeros son propios de la carencia proteica y están siempre presentes; los segundos son circunstanciales y dependen de la deficiencia de nutrientes específicos, por ejemplo, cinc, cobre, yodo, vitaminas, etc., frecuentemente asociada.

12.1 Signos y síntomas universales

12.1.1 Aspecto general

El aspecto general del niño con *kwashiorkor* es de extrema miseria con gran compromiso de su estado psíquico: casi nunca sonríe y presenta una llamativa indiferencia a los estímulos del mundo externo.

La fascie es muy típica y se caracteriza por párpados semi-cerrados, estén edematizados o no. A los niños pequeños se los suele encontrar postrados en la cama, encogidos con los cuatro miembros flexionados y los ojos cerrados protegiéndose de la luz, en posición estatutaria o en la posición en que se los deje.

12.1.2 Edema

El edema es frío, blando y no doloroso a la palpación. Suele empezar en las zonas más declives, o sea en los tobillos de los niños que deambulan o en las muñecas y rodillas en los niños que gatean, extendiéndose hacia arriba hasta afectar la cara. Cuando esto ocurre, le da un aspecto de *luna llena* que hace recordar a los niños con síndrome de Cushing. Cuanto más pequeño es el niño, más rápidamente progresa. En los miembros, el edema predomina en los segmentos distales y dificulta la ejecución de los movimientos. La ausencia de edema en hombros y brazos es una característica que lo diferencia del edema del síndrome nefrótico. En el abdomen, el edema puede ser muy importante y ser el signo que más impresiona. La acumulación de líquido abdominal ejerce presión sobre la cavidad, pudiendo protusionar el ombligo y predisponer a la aparición de hernias. A veces puede generalizarse y producir anasarca con un compromiso escrotal muy importante. (Imágenes 12.1, 12.2 y Figura 12.1)

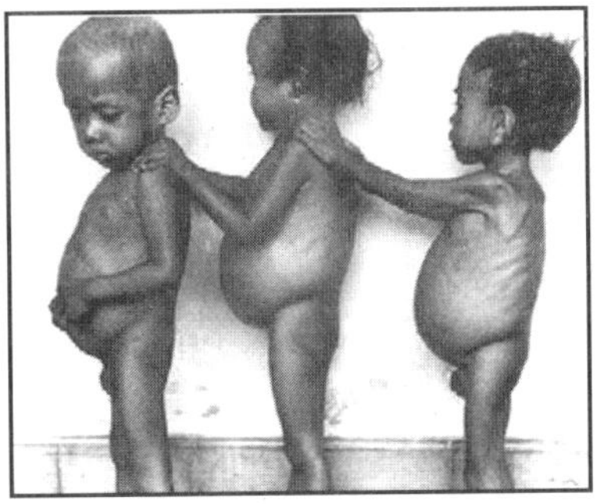

Imagen 12.1: Ascitis en tres niños con *kwashiorkor*

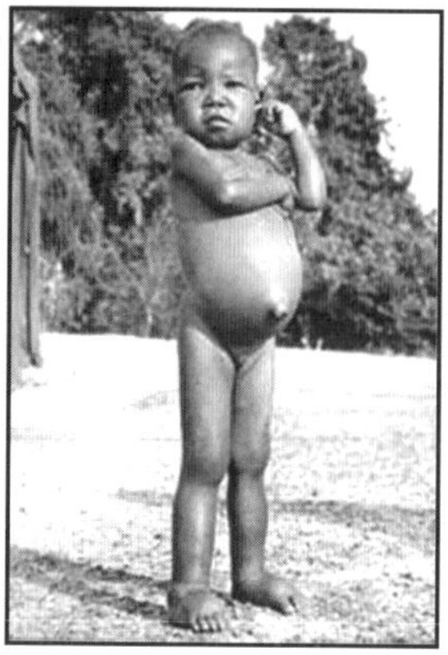

Imagen 12.2: Niño con *kwashiorkor*. Obsérvese la protusión del ombligo, el predominio del edema en los miembros inferiores y la ausencia de edema en los hombros y brazos

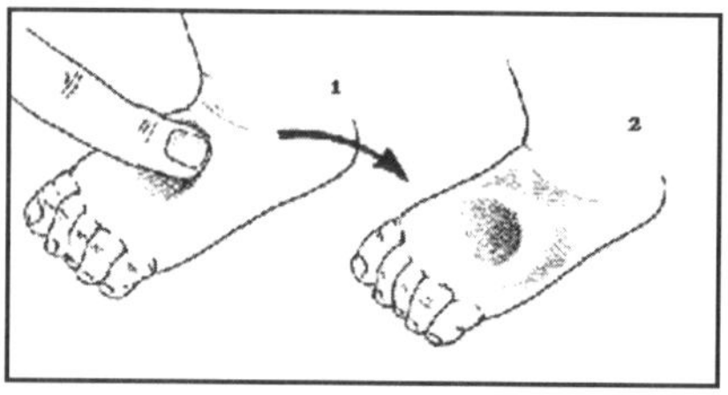

Figura 12.1: Signo de Godet: Depresión producida por la compresión digital del edema

12.1.3 Piel y uñas

La piel suele ser áspera, seca, poco elástica, fría y sin brillo. Son comunes las lesiones descamativas, pelagrosas, despigmentadas, con sobre-infecciones agregadas, piodermitis, petequias, lesiones purpúricas, etc. La aspereza y la sequedad características son resultado de una hiper-queratosis folicular. La descamación de la piel puede ser fina o gruesa, a manera de *pintura descascarada*. Cuando la piel cae, deja un lecho pálido a excepción de las zonas sometidas a presión, que adoptan un color rosado intenso o purpúrico. (Imágenes 12.4 y 12.5)

Ocasionalmente aparecen lesiones que pueden asemejarse a quemaduras de segundo grado y ulceraciones en la región genital y perianal. En las áreas de la piel expuesta a la luz solar son frecuentes las melanosis. Suelen aparecer fisuras sangrantes en los pliegues de flexión y en los espacios interdigitales, así como líneas transversales de color rojo vinoso en la pared abdominal. Las extremidades suelen estar cianóticas y frías por trastornos en la circulación distal. Las uñas son finas, quebradizas, sin brillo y poseen una menor velocidad de crecimiento.

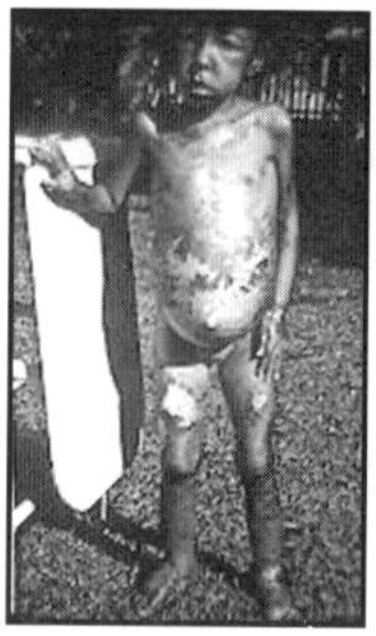

12.4

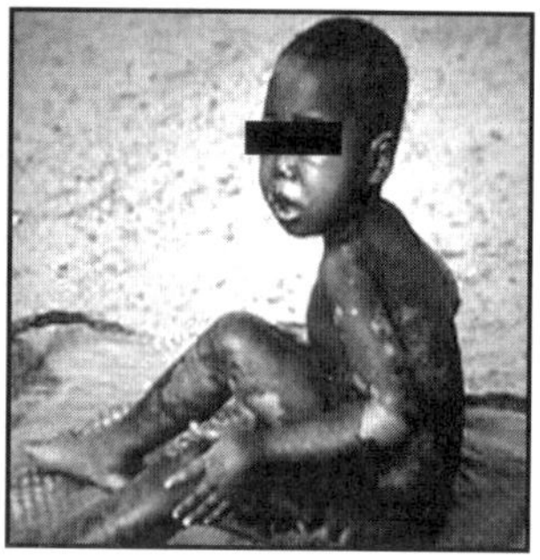

12.5

Imágenes 12.4 y 12.5: Descamación gruesa a manera de *pintura descascarada*

12.1.4 Mucosas

La lengua se torna roja y edematizada por la deficiencia de ácido nicotínico o de color violeta por la deficiencia de riboflavina. Suelen encontrarse papilas hipertrofiadas, lesiones de las encías y labios resquebrajados con fisuras sangrantes y dolorosas. A nivel de los ojos, se observan lesiones de la mucosa conjuntival, úlceras corneales, signos de queratomalacia, sequedad de los globos oculares, falta de lágrimas, etc.

12.1.5 Cabellos

El cabello puede presentar tres tipos de alteraciones: 1) bandas de depigmentación de color rojizo (acromotiquia o signo de la bandera) que pueden llegar a la decoloración completa y que aparecen cuando la desnutrición se prolonga con recaídas (*kwashiorkor*-marasmo); 2) cambios en la textura: el cabello se vuelve frágil, delgado, seco, quebradizo y se desprende fácilmente desde la raíz ante la mínima tracción o roce y 3) pelo ralo, escaso, distribuido irregularmente en la cabeza, con zonas de alopecia. Las alteraciones de los cabellos también se pueden encontrar en las cejas y en los párpados.

12.1.6 Tórax y miembros

El tórax se adelgaza remarcando las costillas, hecho que contrasta con el abdomen ascítico. Los miembros superiores se observan adelgazados en sus extremos proximales y edematizados en sus segmentos distales. (Imagen 12.6)

12.1.7 Abdomen y síntomas digestivos

Dos de las características más llamativas de esta enfermedad son el abdomen distendido por la ascitis y la hepatomegalia que puede adquirir un tamaño considerable. También son hallazgos frecuentes la inapetencia, los vómitos y la diarrea recurrente, prolongada y de difícil manejo.

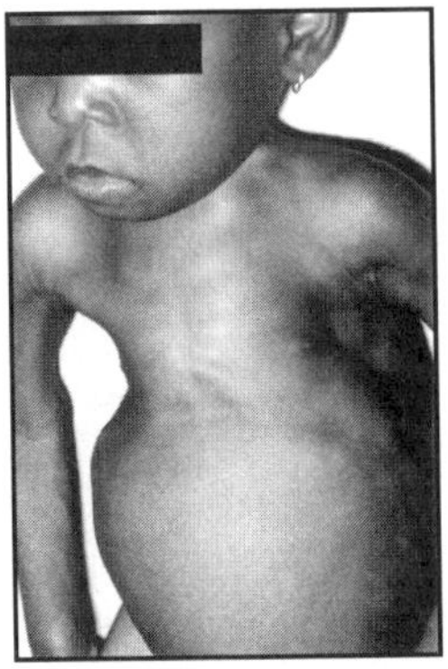

Imagen 12.6: Adelgazamiento torácico que remarca las costillas y contrasta con el abdomen ascítico

12.1.8 Huesos

La descalcificación progresiva de los huesos produce deformidades, sobre todo en los miembros sometidos a presión. Las piernas se arquean en varo y los tobillos se engrosan. La deficiencia de calcio se manifiesta radiológicamente con una desmineralización llamativa, adelgazamiento de la cortical y líneas de detención de crecimiento. (Imagen 12.7 y 12.8)

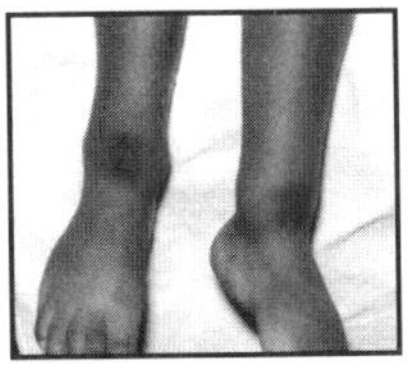

Imagen 12.7: Tobillos deformados por la deficiencia de calcio

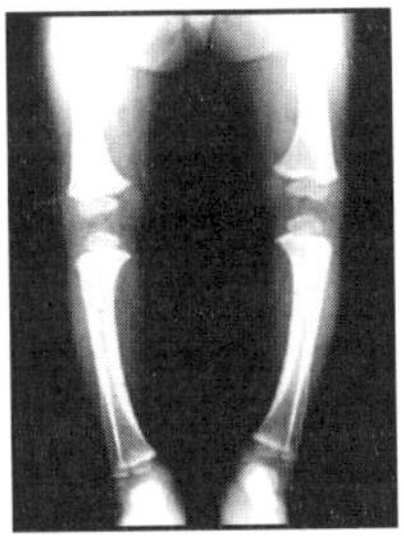

Imagen 12.8: Desmineralización ósea y signos radiológicos de raquitismo

12.1.9 Sistema nervioso

Las alteraciones del sistema nervioso dependen de la duración e intensidad de la desnutrición así como también del estadio de desarrollo en que se encuentra el cerebro en el momento de la carencia. La mayor vulnerabilidad a la deprivación nutricional ocurre durante el período de máximo crecimiento cerebral, es decir, en los dos primeros años de vida. Los síntomas más frecuentes que se observan son la apatía, la irritabilidad, la falta de motivación y las respuestas pobres a cualquier tipo de estímulo ambiental.

El retraso intelectual es de grado variable pero siempre está presente. Se pueden observar cambios en las habilidades del lenguaje, falta de atención, gran facilidad para la distracción, pobreza de memoria, labilidad emocional y habilidades sociales reducidas. Los estudios específicos muestran valores bajos para las pruebas de percepción y de razonamiento abstracto, entre otras.

Si bien el retraso intelectual es consecuencia de una deficiencia de nutrientes específicos, es probable que esta no sea la única causa y que también influyan el ambiente psicosocial y la hipo-estimulación, no pudiendo separase la influencia de ambos factores.

12.1.10 Otros hallazgos

Además de los descritos se pueden encontrar signos de anemia, alteraciones electrocardiográficas (bajo voltaje, aplanamiento de onda T), alteraciones en la coagulación, hipotensión arterial y trastornos en la termorregulación.

Las necropsias suelen mostrar alteraciones cardíacas como disminución del tamaño del corazón, lesiones miocárdicas por infiltración grasa y zonas de necrosis fibrinoide.

De manera similar –pero más precoz que en la desnutrición calórico-proteica– en el *kwashiorkor* se producen alteraciones renales: se reduce la capacidad para concentrar y diluir la orina y se limita la capacidad para excretar hidrógeno, por lo que estos niños sufren fácilmente acidosis metabólica y sobrecarga renal de solutos cuando se los rehidrata o realimenta.

Debido a las alteraciones en el metabolismo del agua y electrolitos, en estos niños no resulta sencillo hacer un diagnóstico de deshidratación. La presencia de enoftalmos leve, fontanela apenas deprimida, sed y disminución de la turgencia de la piel son signos de deshidratación moderada y la somnolencia, hipotermia y baja amplitud de los pulsos arteriales son signos de deshidratación grave, que deben ser tratadas en forma urgente.

12.2 Alteraciones antropométricas

En el *kwashiorkor* las descompensaciones metabólicas suelen anteceder al deterioro antropométrico. Debido a lo rápido de su evolución, la presencia de edemas y la relativa conservación de las masas grasa y muscular:

- No hay compromiso severo de la talla.
- El déficit real de peso puede ser difícil de determinar.
- Las circunferencias de los miembros y los pliegues cutáneos se afectan menos, sin que ello signifique menor gravedad.

En consecuencia, la desnutrición proteica es mejor diagnosticada por sus síntomas que por su compromiso antropométrico. A diferencia de la desnutrición calórica, en el *kwashiorkor* no existen formas leves, moderadas o graves. Por la forma en que evoluciona, esta desnutrición siempre es grave.

12.2.1 Peso

En los niños bien nutridos el agua representa aproximadamente el 60% de la masa corporal sin grasa. Por los edemas, en el *kwashiorkor* el contenido de agua puede sobrepasar el 80%, lo que provoca un incremento de peso que enmascara –parcialmente– la pérdida de las masas proteica y grasa. Adicionalmente, la hepatomegalia puede ser de tal magnitud que influya en el peso impidiendo valorar de forma correcta el déficit nutricional por esta vía. En el *kwashiorkor* puro el desmedro rara vez supera el 20% respecto del P50 y a diferencia de la desnutrición crónica, es de rápida instalación. La magnitud real del déficit de peso se tiene en el período de recuperación nutricional (capítulos 14 y 15) cuando –al normalizar la dieta– mejora la presión oncótico-proteica, disminuyen los edemas y el peso desciende. En esta etapa, la relación peso para la edad puede llegar hasta un 40% por debajo del P50. En consecuencia –y contrario a lo que

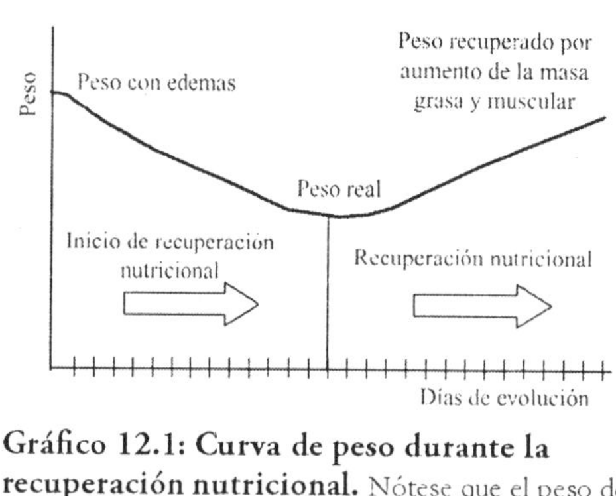

Gráfico 12.1: Curva de peso durante la recuperación nutricional. Nótese que el peso de inicio llega luego de varias semanas de emprendida la recuperación nutricional, en donde el agua de edema es reemplazada por masa grasa y proteica.

ocurre en la desnutrición crónica– el descenso de peso representa un signo favorable que indica el inicio de la mejoría clínica. El problema que se plantea es poder valorar el punto en el que el paciente llega a su *peso seco*; es decir, determinar cuándo el paciente termina de reabsorber todos los edemas, llega a un piso en la curva peso/edad y comienza a aumentarlo en masa proteica y grasa. Desde el punto de vista fisiopatológico este momento es importante porque determina dos fases de tratamiento diferentes: el inicio de la recuperación nutricional y la recuperación nutricional propiamente dicha. (Gráfico 12.1)

12.2.2 Talla

Por tratarse de un proceso de rápida evolución, en los cuadros puros la talla suele no afectarse, lo que condiciona las relaciones talla para la edad y peso para la talla.

12.2.3 Relación peso/talla

Sobre la base de lo expuesto, cabe esperar que la relación peso para la talla se encuentre normal o ligeramente baja mientras persistan los edemas y que disminuya cuando se llegue al *peso seco*. En consecuencia, este parámetro debe ser interpretado con mucha cautela dentro del contexto clínico y no debe ser usado como un indicador de gravedad como se hace con la desnutrición calórico-proteica.

12.2.4 Perímetros y pliegues cutáneos

En el *kwashiorkor* las masas grasa subcutánea y muscular no se encuentran tan comprometidas como ocurre en la desnutrición crónica. Por otra parte, el edema de los miembros interfiere en la medición de las circunferencias, haciendo que las alteraciones de los perímetros braquiales sean poco significativas.

12.3 Signos y síntomas dependientes

Si bien resulta difícil hacer una separación entre los síntomas producidos por la deficiencia proteica y los producidos por la carencia de nutrientes específicos, en este apartado se describirán tres carencias casi infaltables en los niños con *kwashiorkor*: las deficiencias de cinc, yodo y cobre.

12.3.1 Síntomas por deficiencia de cinc

En condiciones normales, el mayor aporte dietario de cinc proviene de las carnes y productos lácteos. El cinc procedente de los vegetales tiene una absorción intestinal limitada por la interferencia que produce su alto contenido de fósforo y fitatos. Independientemente de la baja ingesta alimentaria, en los pacientes con *kwashiorkor* existe una correlación entre la hipo-albuminemia y el déficit de cinc, debido a que la albúmina es la proteína que lo transporta en el plasma. Otra razón de esta deficiencia son las diarreas infecciosas en donde se producen pérdidas de agua, electrolitos, nitrógeno y cinc.

El cinc interviene en la multiplicación celular de la epidermis y epitelio intestinal. Es un componente esencial de las enzimas que participan en la síntesis de ARN e interviene en la maduración del timo y el desarrollo del sistema inmunológico.

Su deficiencia se expresa con retraso del crecimiento, alteraciones en el gusto, anorexia, diarrea acuosa, manifestaciones dermatológicas y aumento de la susceptibilidad para las infecciones, entre otros. (Cuadro 12.1)

Alopecia, alteraciones del gusto y olfato, alteraciones en los cabellos, alteraciones inmunológicas, anorexia, blefaritis, dermatitis, disartria, fotofobia, gingivitis, glositis, hipogonadismo, letargia mental, pérdida de peso, retraso de crecimiento, retraso en la maduración sexual.

Cuadro 12.1: Manifestaciones clínicas por deficiencia de cinc

Si no se administran suplementos dietarios de cinc en el momento de iniciar la recuperación nutricional y en etapas de crecimiento muy rápido, se produce una caída importante de sus valores plasmáticos, debido a que el cinc circulante es captado por las células para la formación de tejido magro.

La concentración en plasma refleja el grado de adecuación de los aportes en relación con las demandas, pero no refleja de manera sensible el estado de los depósitos intracelulares. En este sentido, la determinación de cinc en los leucocitos y pelo podría considerarse más útil aunque también es de menor practicidad. Recientemente se ha sugerido que una buena medida para el diagnóstico sería el contenido de metalotioneína en los eritrocitos, puesto que se trata de una proteína rica en cinc y cobre. Sin embargo, sus niveles se pueden afectar por la presencia de infecciones ya que las citoquinas que se liberan como respuesta defensiva estimulan su síntesis.

12.3.2 Síntomas por deficiencia de yodo

Según el informe de la OMS de 1990, mil millones de personas en el mundo tienen riesgo de presentar trastornos tiroideos por deficiencia de yodo. El yodo es un elemento esencial para la síntesis de hormonas tiroideas, que juegan un papel muy importante en el metabolismo celular y en el proceso de crecimiento y desarrollo de la mayor parte de los órganos, especialmente del cerebro. En el Cuadro 12.2 se resumen las manifestaciones clínicas más frecuentes de esta deficiencia.

Bocio endémico, bradicardia, cardiomegalia, circulación periférica deficiente, constipación, cretinismo endémico, daño cerebral, hipotonía, ictericia prolongada, problemas alimentarios, retraso mental, trastornos en la reproducción.

Cuadro 12.2: Manifestaciones clínicas de la deficiencia de yodo

Además de la deficiencia dietética de este mineral, se debe considerar la posible competencia entre los yoduros y otros aniones monovalentes como nitratos, tiocinatos, flúor, perclorato y moléculas orgánicas con actividad anti-tiroidea como flavonoides, productos organoclorados y piridinas, incorporados en los alimentos vegetales. Por ejemplo: el consumo de cantidades importantes de coles puede producir una sobrecarga de tiocinatos y el consumo de batatas dulces y mandioca puede aportar una elevada cantidad de glucósidos cianogénicos que interfieren la función tiroidea.

12.3.3 Síntomas por deficiencia de cobre

El cobre es un elemento de traza, cuyo ingreso dietario puede ser muy deficiente en las dietas basadas exclusivamente en cereales. Interviene en múltiples reacciones intracelulares, siendo esencial para la formación de los enlaces cruzados del colágeno y elastina. También interviene en procesos antioxidantes y en la síntesis de hemoglobina. Otras funciones del cobre se muestran en el Cuadro 12.3.

Los niños pequeños son altamente susceptibles a padecer deficiencia, porque tienen elevados requerimientos derivados de su crecimiento. Además, los pacientes con *kwashiorkor* tienen escasos depósitos hepáticos y una baja síntesis de proteínas transportadoras (ceruloplasmina y albúmina). La deficiencia de cobre se manifiesta con fracturas patológicas, alteraciones óseas semejantes a las del escorbuto y una anemia microcítica e hipocrómica refractaria a la administración de hierro. Los signos de déficit suelen aparecer durante la etapa de recuperación nutricional, sobre todo si no se aporta suficiente cobre en la dieta. Otros síntomas de deficiencia se exponen en el Cuadro 12.4.

El diagnóstico se realiza midiendo las concentraciones de cobre en el suero, pelo, orina, determinación de ceruloplasmina plasmática y de la enzima superóxido dismutasa eritrocitaria. Se debe tener en cuenta que entre el 90 y 95% del cobre circulante se encuentra unido a la ceruloplasmina, una proteína sintetizada en el hígado que actúa como reactante de fase aguda ante una infección o estrés. Por esta razón, estas determinaciones deben ser analizadas cuidadosamente dentro del contexto general de cada paciente.

Los alimentos ricos en cobre son el chocolate, las nueces, semillas (especialmente las de girasol), garbanzos, lentejas, clara de huevo y las vísceras (hígado y riñones). El agua potable puede contener cobre ya sea naturalmente o por las tuberías en las que circula. La leche, alimento muy utilizado en la recuperación nutricional, es una fuente muy pobre de este mineral.

Mineralización del esqueleto, formación de mielina, sistemas antioxidantes, metabolismo de las catecolaminas, sistema inmunológico, metabolismo de la glucosa y colesterol, procesos de coagulación sanguínea, sistemas enzimáticos (citocromo oxidasa, superóxido dismutasa, monoaminooxidasa, etc.), metabolismos de la melanina, colágeno, elastina y hemoglobina.

Cuadro 12.3: Intervenciones del cobre

Alteraciones óseas, anemia microcítica e hipocrómica, edemas, fracturas patológicas, hipopigmentación de piel, hipoproteinemia, hipotonía, insuficiente progreso ponderal, neutropenia, palidez, retraso psicomotor.

Cuadro 12.4: Manifestaciones clínicas por deficiencia de cobre

Bibliografía

- Ballabriga A, Carrascosa A. "Malnutrición energético-proteica". En: *Nutrición en la infancia y adolescencia*, Editorial Ergon, Madrid, 1998; 562-92.
- Besada S, Lombana C. "Desnutrición". En: *Nutrición Clínica y Gastroenterología Pediátrica.* Rojas Montenegro C, Guerrero Lozano R (eds.), Editorial Panamericana, Bogotá, 1999; 141-58.
- Bremmer I, Beattie JH. "Metallothionein and the trace minerals". *Annual Review of Nutrition*, 1990; 10: 63-83.
- Carmuega E, Duran P. "Valoración del estado nutricional de niños y adolescentes". *Bol. Cesni. Jun.* 2000; 3-24.
- Carrascosa A, Ballabriga A. *Elementos de traza en la nutrición de la infancia y adolescencia.* Editorial Ergon, Madrid, 1998; 465-98.
- Cordano A, Baerti JM, Graham GG. "Copper deficiency in infancy". *Pediatrics*, 1964; 34: 324-36.
- Cousins RJ, Leinart AS. "Tissue-specific regulation of zinc metabolism and metallothionein genes by interleukin I". *FASEB Journal*, 1988; 2: 2884-90.
- Finberg L. *Líquidos y electrolitos en pediatría.* "Desnutrición: Marasmo y *kwashiorkor*". 1ª edición, Editorial Interamericana, México, 21: 193-9.
- Fraker PJ, Gershwin ME, *et al.* "Interrelationships between zinc and immune function". Cita en Waterlow JC: *Malnutrición Proteico-Energética.* Publicación científica N° 555, Organización Panamericana de la Salud, 1996; 156.
- Golden MHN. "Trace elements in human nutrition", *Clinical Nutrition*, 1982; 36c: 185-202.
- Golden BE, Golden MHN. "Plasma zinc and the clinical features of malnutrition", *American Journal of Clinical Nutrition*, 1979; 32: 2490-4.
- Grantham McGregor SM. "The developments of an adopted child recovering from sever malnutrition, Case report, Human Nutrition", *Clinical Nutrition*, 1982; 36c: 251-6.

- Grantham McGregor SM, Powel C, Fletcher P. "Stunting, severe malnutrition and mental development in young children", *European Journal of Clinical Nutrition*, 1989; 43: 403-9.
- Grantham McGregor SM, Schofield W, Powel C. "Development of severely malnourished children who received psychosocial stimulation: six year follow up", *Pediatrics*, 1987; 79: 247-54.
- Gride A, Bayley LB, Cousins RJ. "Erythrocyte metallothionein as an index of zinc status in humans", *Proceedings of the National Academy of Sciences*, USA, 1990; 87: 1259-62.
- Frenk S. "Nutrición del Lactante y Preescolar". En: *Salud y Enfermedad. Programa de Actualización Continua en Pediatría.* www.drscope.com/privados/pac/pediatria.
- Hertzig ME, Birsch HG, Richardson SA, *et al.* "Intellectual levels of school children severely malnourished during the first two years of life", *Pediatrics*, 1972; 49: 814-24.
- Mönckeberg F. "Desnutrición calórico-proteica: marasmo y *kwashiorkor*". En: Meneghello R, Fanta E, Paría E y col. Tomo 1, Editorial Panamericana, Buenos Aires, 1997; 320-5.
- Roy SK, Haider R, *et al.* "Persistent diarrhea: Clinical efficacy and nutrient absorption with a rice based diet", *Archives of Disease in Childhood*, 1990; 65: 294-297.
- Waterlow JC. "Oligoelementos". En: *Malnutrición Proteico-Energética.* Publicación científica N° 555, Organización Panamericana de la Salud, 1996; 154-65.
- Walravens PA, Krebs NF, Hambidge KM. "Linear growth of low income pre-school children receiving zinc supplement", *American Journal of Clinical Nutrition*, 1983; 38: 195-201.
- World Health Organization, Report to the 43rd World Health Assembly (Geneva 1990).

Alteraciones bioquímicas de la desnutrición proteica 13

Eduardo A. Roggiero

La desnutrición de predominio proteico se caracteriza por una relativa conservación del tejido adiposo, moderado compromiso muscular e importante compromiso de las proteínas viscerales, en especial de la albúmina y proteínas transportadoras. Cursa con anemia, hipocalcemia, hipofosfatemia, hipomagnesemia, hipokalemia, hipoprotrombinemia, déficit de cinc, cobre, hierro, folato y vitaminas, todos ellos detectables por distintas técnicas de laboratorio.

En general, un buen examen físico y una buena historia clínica dietética son suficientes para hacer el diagnóstico y seguimiento de este tipo de desnutrición. No obstante, el conocimiento de las alteraciones bioquímicas tiene una particular relevancia porque permite evaluar las respuestas a los tratamientos implementados, diagnosticar las complicaciones en forma precoz, plantear diagnósticos diferenciales y evaluar el momento del alta hospitalaria.

13.1 Manifestaciones bioquímicas del *kwashiorkor*

Se ha insistido en que el *kwashiorkor* se diagnostica por sus alteraciones clínicas, sobre todo su aspecto general, los edemas y la hepatomegalia. Sin embargo, esta desnutrición presenta algunas características bioquímicas (muchas de ellas recuerdan las del síndrome nefrótico) que permiten complementar el diagnóstico realizado a través de la observación. La precocidad con la que aparecen las alteraciones metabólicas marca una diferencia con la desnutrición calórico-proteica en donde los cambios aparecen luego de un período de acomodación más largo y silencioso. En este sentido, la manifestación bioquímica más importante del *kwashiorkor* es el descenso de las proteínas circulantes que desencadena alteraciones en el metabolismo de los nutrientes, cambios en la distribución del agua corporal, trastornos inmunológicos y alteraciones en el transporte de sustancias y es a partir de su normalización que se producen la mejoría clínica y posterior curación.

13.1.1 Proteínas plasmáticas

Como no existe en el organismo una reserva de proteínas innecesarias, una insuficiente ingesta indefectiblemente se traduce en una pérdida de estructuras nobles. No todos los tejidos contienen la misma proporción de proteínas ni éstas pueden movilizarse ante una deficiencia de igual manera. La proteína del tejido conectivo en general es muy estable y lo opuesto sucede con las proteínas plasmáticas y viscerales.

El compartimento proteico total representa el 70% del peso corporal seco y aproximadamente el 27% del peso total del organismo.

En el *kwashiorkor* el *pool* total de proteínas se reduce siendo la albúmina, prealbúmina, transferrina y la proteína transportadora del retinol las proteínas circulantes que más se alteran (se debe recordar que las proteínas séricas indican los valores circulantes en el plasma y no siempre reflejan el estado de todas las proteínas viscerales).

El nivel de aminoácidos libres totales disminuye y el patrón aminoacídico del plasma cambia: los aminoácidos esenciales descienden y los no esenciales aumentan. Este cambio impide la renovación de las proteínas viscerales y es uno de los responsables de la infiltración grasa del hígado. El contenido de nitrógeno corporal total se reduce una tercera parte y los estudios de balance son negativos. También disminuye la síntesis de globulinas (alfa, beta y gamma) y de factores del sistema complemento, ocasionando alteraciones en el estado inmunológico y transporte de lípidos, hormonas y drogas.

13.1.1.1 Albúmina

Como la albúmina representa el 25% de las proteínas que sintetiza el hígado, la albuminemia constituye un parámetro indirecto de su estado funcional y de la cantidad de aminoácidos que le llegan por la vía exógena (dieta) o endógena (reciclado de aminoácidos). En relación con la albúmina, en el *kwashiorkor* ocurren varios fenómenos:

- Incapacidad funcional del hígado para sintetizarla
- Escasa disponibilidad dietaria de aminoácidos
- Bajo reciclado de aminoácidos musculares
- Dilución plasmática por retención de agua en el espacio extracelular
- Inhibición de la síntesis por el estrés e infección

Si bien existen clasificaciones que valoran la gravedad de las desnutriciones por el nivel de albúmina plasmática éstas no son aplicables en el *kwashiorkor* ya que, debido a sus complicaciones y la elevada mortalidad, no tiene formas leves o moderadas. La desnutrición proteica siempre es grave, independientemente del valor de albúmina circulante. También se debe recordar que la vida media de esta proteína es relativamente prolongada, motivo por el que sus niveles plasmáticos no se alteran sino hasta veinte días después de iniciada la restricción alimentaria.

13.1.1.2 Prealbúmina, proteína transportadora del retinol, transferrina y fibrinonectina

Estas proteínas plasmáticas se sintetizan totalmente en el hígado, tienen un pool mucho más pequeño que la albúmina y una vida más corta, razón por la cual son indicadores muy sensibles de la baja ingesta proteica y la mala función hepática.

El inconveniente que presentan las determinaciones, especialmente las de prealbúmina y proteína transportadora del retinol, es que –igual que la albúmina– son reactantes de fase aguda, por lo tanto sus niveles descienden fisiológicamente durante el estrés infeccioso o metabólico, restándoles especificidad como indicadores nutricionales. En este sentido, el dosaje de transferrina es más útil debido a que su síntesis no disminuye tanto como las anteriores. Por su vida media corta los niveles descienden rápidamente, aumentando cuando se aporta una dieta con alto contenido proteico. No obstante esto, sus valores en sangre son influidos por el metabolismo del hierro, lo que disminuye su especificidad.

Como se puede observar, hasta el momento no existe un indicador bioquímico sencillo totalmente específico y sensible a la vez que evalúe el compartimento proteico.

Los descensos de la prealbúmina, proteína transportadora de retinol y transferrina en el plasma ocasionan una severa alteración en el transporte de hormonas tiroideas, hierro y vitamina A, provocando síntomas de carencia, sin deficiencia real de estas sustancias.

En cuanto a la fibrinonectina, es una proteína con capacidad para ligarse a un amplio espectro de gérmenes a los que el niño desnutrido es sensible, razón por la cual su descenso ocasiona una mayor suceptibilidad a infecciones.

13.1.1.3 Relación aminoácidos no esenciales/ aminoácidos esenciales (AN/AE)

Mediante cromatografía en papel se puede determinar la proporción entre cuatro aminoácidos no esenciales (glicina, serina, glutamina y taurina) y otros cuatro esenciales (leucina, isoleucina, valina y meionina). La relación AN/AE es típicamente baja en el marasmo y alta en el *kwashiorkor*. A pesar de su utilidad, esta prueba resulta algo engorrosa de realizar en los estudios de campo razón por la cual ha caído en desuso.

13.1.2 Glóbulos rojos

Las anemias megaloblástica y microcítica e hipocrómica son hallazgos frecuentes en el hemograma de los pacientes con *kwashiorkor*. Mientras que las primeras mejoran con la administración de ácido fólico y vitamina B_{12}, las segundas no no responden a la ferroterapia sino hasta que se normaliza la síntesis de transferrina, proteína transportadora de hierro. La deficiencia de cobre produce una anemia microcítica –semejante a la ferropénica– y disminución de la vida media de los eritrocitos.

13.1.3 Coagulación

La alteración de la síntesis hepática de proteínas alcanza a la protrombina (factor II), plasminógeno y antitrombina III, originando trastornos en la coagulación sanguínea de gravedad variable.

13.1.4 Glucemia

Debido el tipo de dieta que reciben los pacientes con *kwashiorkor*, los niveles de glucosa en la sangre se mantienen elevados; sin embargo, esta no es la única razón. La síntesis de receptores periféricos de insulina disminuye, razón por la cual la glucosa no ingresa eficientemente a las células, aumentando sus valores en el plasma. En los casos graves que cursan con insuficiencia hepática, se dificulta el mantenimiento de la normoglucemia, produciéndose picos elevados después de cada ingesta seguidos de caídas bruscas en los intervalos entre las comidas (página 91).

13.1.5 Lípidos y ácidos grasos esenciales

Tanto los niveles de lípidos plasmáticos como de ácido linoleico y araquidónico en la membrana eritrocitaria son bajos. El transporte de grasas en la sangre es deficiente por la baja concentración de lipoproteínas transportadoras. Por deficiencias enzimáticas se altera la desaturación y elongación de los PUFA; en consecuencia, sus productos finales –los ácidos araquidónico y docohexanoico– disminuyen en forma proporcional al grado de malnutrición.

13.1.6 Otras alteraciones

13.1.6.1 Hormonas tiroideas

En los inicios de la enfermedad, la fracción libre (activa) de las hormonas tiroideas se eleva por la disminución de sus proteínas transportadoras (prealbúmina y globulina transportadora). Esto aumenta la tasa metabólica basal, impidiendo el ahorro de energía. En una etapa más avanzada, la síntesis de hormonas disminuye como consecuencia de la falta de aminoácidos necesarios para su síntesis y/o un bajo ingreso dietario de yodo.

13.1.6.2 Sodio, potasio y agua corporal

El sodio corporal total aumenta por la elevada secreción de aldosterona que lo retiene a nivel renal; sin embargo, las cifras plasmáticas suelen ser bajas debido a que la mayor parte de este catión sufre una extravasación hacia el compartimento intersticial y a que la retención de agua es proporcionalmente mayor a la de sodio, produciendo su hemodilución.

Paralelamente, el hiperaldosteronismo provoca una excreción exagerada de potasio por la orina que, sumada a las pérdidas fecales y a una ingesta insuficiente, hace que los niveles de este catión sean muy bajos en la sangre.

13.1.6.3 Vitaminas y minerales

Los cereales refinados como el arroz blanco y la harina de maíz refinada, así como muchos de los alimentos pobres en proteínas que los niños ingieren luego del destete, tienen bajo contenido de potasio, magnesio, calcio, cobre, hierro, cinc y fósforo, razón por la cual sus valores plasmáticos suelen ser muy bajos, igual que los de las vitaminas A, D, E, K, C, biotina, ácido fólico y vitamina B_{12}. Asimismo, los cereales dietarios contienen sustancias como el ácido fítico, tánico y fosfatos que disminuyen la biodisponibilidad de muchos de sus nutrientes.

Por otra parte, la mayoría de los minerales y vitaminas se encuentran en el organismo unidos a proteínas específicas necesarias para su transporte, almacenamiento o ambos, tal es el caso del cobre a la ceruloplasmina, el cinc a la metalotioneína o el hierro a la transferrina, ferritina y hemosiderina. Por esta razón, no es infrecuente encontrar signos clínicos de deficiencia vitamínica o mineral sin que exista una deficiencia real, por ejemplo xerosis conjuntival o manchas de Bitot por depleción de la proteína transportadora del retinol.

13.1.6.4 Enzimas hepáticas

Dado que las transaminasas glutamicoxalacética (GTO) y glutamicopirúvica (GTP) son enzimas intracelulares, un aumento por sobre sus valores normales expresa su presencia en la sangre debido a la ruptura de la membrana citoplasmática del hepatocito. Por ello, es de esperar que sus valores plasmáticos guarden relación directa con la cantidad de hepatocitos dañados.

Una de las principales causas por las que estas enzimas se elevan en el *kwashiorkor* es la lesión hepato-celular producida por las aflatoxinas. En la medida que la función del hígado se deteriora, disminuye la capacidad para detoxificar estas sustancias, lo que prolonga su vida media en la sangre y crea un círculo vicioso con el daño hepático.

13.1.6.5 Índice de hidroxiprolina peptídica

La excreción de hidroxiprolina peptídica por la orina es un reflejo de la velocidad del metabolismo colágeno del hueso. En el *kwashiorkor* los valores suelen ser bajos; sin embargo, su real valor como medida del estado nutricional se ha puesto en duda porque no siempre se ha mostrado buena correlación en los estudios clínicos.

13.1.6.6 Índice de creatinina/talla

El índice creatinina/talla es una combinación de un dato bioquímico con otro antropométrico que refleja –con ciertas limitaciones– el total de masa magra y el grado de depleción proteica. Esto se logra determinando la excreción de creatinina en la orina de 24 horas del paciente y comparándola con la excreción de un niño normal de su misma talla. Si bien algunos autores discuten su validez, en el *kwashiorkor* las cifras de este índice son bajas.

13.1.6.7 Aflatoxinas

En el Capítulo 11 se ha mencionado que las aflatoxinas son toxinas producidas por ciertos hongos y que se pueden encontrar en alimentos como maní, semillas de algodón y girasol, coco, aceite de oliva, maíz, sorgo, arroz, trigo, cebada, millo, avena, pistachos, nuez del Brasil, almendras, nuez moscada e higos. Entre otras cosas, estas micotoxinas producen una necrosis hepática que se evidencia con aumento de las enzimas GTO y GTP en la sangre. El estado nutricional es importante en la expresión de esta toxicidad, ya que una dieta baja en lípidos y elementos de traza (sobre todo vitamina A y cinc) hace al hígado más vulnerable a las aflatoxinas, lo mismo que las dietas deficientes en proteínas. Por el contrario el hígado con gran cantidad de ácidos grasos insaturados parece no afectarse con estas sustancias. En los pacientes con *kwashiorkor* pueden detectase aflatoxina 131 en la orina por métodos inmuno-enzimáticos y residuos de aflatoxicol en el suero, hígado, orina y heces diarreicas.

Bibliografía

- Álvarez MT, Castañeda C, Ruisánches N, Fragoso T. "Valor de la determinación de aflatoxina en orina de niños con enfermedades del hígado", *Rev. Inst. Nal. Cancerol.* (México), 1994;40(4):186-189.
- Akenami F, Koskiniemi M, Siimes M y col. "Assessment of plasma fibronectin in malnourished Nigerian children", *J. Pediatr. Gastr. Nutr.*, 1997;24: 183-8.
- Antia A, McFarlane H, Soothill JF. "Serum siderophilin in *kwashiorkor*", *Arch. Dis. Child.*, 1968;43:459-62.
- Beltramino D. *Enfermedades trasmitidas por alimentos*, Promap, Sociedad Argentina de Pediatría, 2001; 1: 45-77.
- Carmuega E, Duran P. "Valoración del estado nutricional en niños y adolescentes". *Bol. Cesni.* Jun. 2000;3-23.
- Deczi T, Zaknun D, Zaknun J y col. "Long chain polyunsaturated fatty acids in children with severe protein malnutrition with and without human immunodeficiency virus infection". *Am. J. Clin. Nutr.*, 1995;62:128-38. Citado en Ballabriga A, Carrascosa A: *Nutrición en la Infancia y Adolescencia.* Editorial Ergon, Madrid, 1998;pág. 575.
- Golden M, Golden B, Harland P y col. "Zinc and inmunocompetence in protein energy malnutrition", *Lancet*, 1978; I: 1226-8.
- Keush G. "Vitamin A supplements: Too good not to be true", *N. Engl. J. Med.*, 1990;323:985-7.
- Mohanram M, Anasuya A, Narasinga Rao B y col. "Urinary hydroxiproline and protein malnutrition", *Lancet*, 1969; I: 102-3.
- Mönckeberg. "Desnutrición calórico-proteica: Marasmo y *kwashiorkor* en la infancia". En: *Pediatría* de Meneghello R, Fanta E y col. Editorial Panamericana, Buenos Aires, 1997; 320-5.
- Mora R. *Soporte Nutricional Especial*, Editorial Panamericana, Buenos Aires, 1992;35-43.
- Rojas Montenegro, Guerrero Lozano. *Nutrición Clínica y Gastroenterología Pediátrica*, 1ª edición, Ed. Panamericana, Bogotá, 1999;pág. 143-5.
- Rosembaum M, Murphy EM, Heymsfield SB y col. "Low dose leptin administration reserves effects of sustained weight-reduction on energy expenditure and circulating concentrations of thyroid hormones", *J. Clin. Endocrinol. Metab.*, 2002;87(5):2391-4.
- Sirisinha S, Suskind R, Edelman y col. "Complement and C_3 proactivator levels in children with calorie malnutrition and effect of dietary treatment", *Lancet*, 1993; I: 1016-20.
- Stapleton PP, Barden CB, McCarter MD y col. "Serum leptin levels in acute protein deprivation". *J. Parenter. Enteral. Nutr.*, 2003; 27 (2): 132-6.
- Waterlow JC. "Electrolitos y principales minerales". En: *Malnutrición Proteico-Energética.* Publicación científica Nº 555, Organización Panamericana de la Salud, 1996; 49-65.

Bases del tratamiento nutricional

14

Mónica A. Di Sanzo
Eduardo A. Roggiero

Es importante recordar que la desnutrición infantil no es solo el producto de una insuficiente ingesta alimentaria sino de la combinación de factores nutricionales y socio-ambientales (capítulo 2). En consecuencia, es de esperar que una terapéutica planificada exclusivamente desde lo nutricional sólo logre una mejoría parcial y transitoria de la enfermedad. Un tratamiento adecuado supone identificar y restablecer tanto los problemas médicos como sociales, lo que requiere de un trabajo complejo y multidisciplinario. Si se atiende a la desnutrición solo desde su aspecto nutricional, es altamente probable que los pacientes recaigan cuando regresen a sus hogares y perpetúen el ciclo de la enfermedad.

Por alejarse de los objetivos de esta publicación, en este capítulo se analizarán solamente las bases del tratamiento nutricional, que se debe iniciar en el mismo momento de producirse la hospitalización, con el objeto de disminuir la mortalidad, compensar las deficiencias nutricionales y minimizar los efectos adversos de las carencias sobre el desarrollo cerebral. A pesar de que en este período los requerimientos nutricionales son muy elevados, se tendrá que respetar la capacidad de asimilación de los alimentos ya que la desnutrición produce –entre otras cosas– atrofia intestinal y severos déficit enzimáticos (capítulos 7 y 11). En consecuencia, las terapéuticas aplicadas deberán controlarse estrictamente hasta el momento de la curación y alta médica de los pacientes.

14.1 Bases del tratamiento nutricional

En la mayor parte de los casos, la desnutrición calórico–proteica se instala progresivamente. Esto permite al niño afectado desarrollar mecanismos de acomodación y adaptación metabólicas que persisten hasta que finaliza la recuperación nutricional (Capítulo 6).

El tratamiento de renutrición es más exitoso y sencillo de realizar cuando el cuadro es de reciente data. Se deduce entonces la importancia de diagnosticar precozmente el estado nutricional y la necesidad de establecer, en las comunidades en situación de riesgo, sistemas para la vigilancia del crecimiento de sus niños.

Cuando la enfermedad está más avanzada, la rehabilitación es más dificultosa y prolongada, presenta una elevada morbimortalidad, requiere de instituciones adecuadas para su tratamiento y genera costos mucho mayores que los que hubiera ocasionado una adecuada prevención. Los pacientes gravemente desnutridos necesitan estrictos cuidados médicos y un continuo trabajo de asistencia social con el objeto de prevenir las recidivas.

Los objetivos del tratamiento de renutrición son:

- Disminuir el riesgo de muerte y de secuelas físicas e intelectuales
- Restaurar la composición del organismo a sus valores normales
- Recuperar las funciones orgánicas afectadas

- Restablecer los depósitos corporales de nutrientes y curar las lesiones producidas por sus deficiencias
- Lograr el crecimiento compensatorio (*catch-up*) y mantenterlo en el tiempo
- Disminuir el riesgo de complicaciones asociadas, sobre todo de infecciones

Antes de iniciar la renutrición, se deben considerar algunas características de la fisiopatología y medio familiar del paciente ya que el niño desnutrido padece, entre otras cosas, de:

- Alteraciones cuali-cuantitativas de la distribución de agua y electrolitos
- Defectos en la termorregulación
- Múltiples deficiencias nutricionales
- Mecanismos de adaptación que suponen alteraciones en la función de sus órganos
- Deficiencia del sistema inmune
- Alteraciones madurativas y psicológicas
- Dificultades en la masticación y deglución
- Atrofia de la mucosa digestiva y disminución de la síntesis y secreción de enzimas
- Pertenencia a una familia de alto riesgo social en un medio ambiente físico y psicológico desfavorable
- Alto riesgo de recidivas en el momento de regresar al mismo hogar que lo deprivó

Llegado el momento del tratamiento, se debe decidir si lo más apropiado es hacerlo en forma hospitalaria o ambulatoria. Los inconvenientes de las internaciones hospitalarias están dados por el riesgo de infecciones cruzadas, la privación emocional en caso de que la madre no permanezca junto al niño (o la ruptura familiar en caso de que permanezca) y los mayores costos en salud. Las posibilidades de realizar un tratamiento ambulatorio se centran en la necesidad de un sistema de centros de rehabilitación nutricional (CRN) cercanos al hogar del paciente o en la posibilidad de tratar al niño en su propio hogar. En nuestro medio, a pesar de que hay experiencias positivas en este sentido, el sistema de CRN no siempre está desarrollado como para permitir la recuperación de niños gravemente desnutridos y los tratamientos domiciliarios requieren de un soporte por parte de la asistencia social no siempre disponible. A pesar de estas dificultades, los tratamientos extra hospitalarios han demostrado ser muy eficaces si se implementan en forma adecuada y en contra de lo que se puede esperar, su mortalidad es menor a la de los tratamientos hospitalarios.

En este sentido, Waterlow refiere que: ...*Se debe admitir que hasta el momento el resultado final del tratamiento hospitalario ha sido poco satisfactorio, pero la respuesta no debe ser abandonar esta opción sino mejorarla hasta que se disponga de los medios adecuados. Mientras tanto, el tratamiento extra hospitalario no debe ser una solución alternativa sino complementaria.*

Existen indicaciones precisas de internación, como en el caso de los pacientes deshidratados, descompensados, infectados, con intolerancia alimentaria grave o en aquellos casos en donde exista una imposibilidad práctica de realizar un tratamiento ambulatorio por razones económicas, culturales o sociales.

La decisión de no internación, de un paciente desnutrido sin complicaciones, puede ser difícil tanto desde el punto de vista médico como ético. Por esta razón, su ingreso al hospital deberá ser decidido con un criterio flexible, razonable y acorde a cada situación en particular.

14.2 Etapas del tratamiento nutricional

En las formas graves de desnutrición la rehabilitación nutricional es compleja y se basa en un programa dividido en cuatro etapas o fases:

- **Fase I:** Tratamiento de emergencia o resucitación
- **Fase II:** Realimentación inicial
- **Fase III:** Recuperación nutricional propiamente dicha
- **Fase IV:** Etapa de seguimiento ambulatorio

14.2.1 Fase I: Tratamiento de emergencia o resucitación

El objetivo de esta etapa es salvar la vida, otorgando prioridad a la atención de la patología que, generalmente, motiva el ingreso del niño desnutrido al hospital. En consecuencia, ésta es una fase de tratamiento médico más que nutricional. Las afecciones que con frecuencia descompensan a estos pacientes son las infecciones intestinales, respiratorias, la sepsis y los trastornos hemodinámicos. Durante esta etapa pueden ocurrir complicaciones graves como deshidratación, hipoglucemia e hipotermia, razón por la que se requiere de una evaluación clínica minuciosa, monitoreo permanente y tratamientos eficaces.

La mayoría de las veces, el niño desnutrido padece infecciones agudas originadas por la inmunodeficiencia que la misma desnutrición produce. Aun en ausencia de síntomas, es necesario investigar infecciones intestinales, otorrinolaringológicas, urinarias y respiratorias y, una vez detectadas, tratarlas enérgicamente con las asociaciones antibióticas más apropiadas, recordando que la capacidad de detoxificación hepática, transporte y eliminación de drogas suelen encontrarse alteradas, haciendo necesario realizar ajustes en las dosificaciones.

En el momento del ingreso hospitalario, algunos niños pueden presentar anemias muy severas con cifras alarmantemente bajas de hemoglobina. A pesar de ello, es conveniente que en esta etapa, se transfundan sólo los pacientes con riesgo de descompensación hemodinámica sin la pretensión de elevar la hemoglobina a los valores normales. La desnutrición crónica disminuye la tasa metabólica basal y la masa celular activa que, a su vez, reducen el consumo de oxígeno. En tanto los pacientes se encuentren adaptados y libres de infección, pueden tolerar relativamente bien niveles muy bajos de hematocrito y hemoglobina.

Otra causa frecuente de internación es la diarrea aguda, por lo que resulta prioritaria la rehidratación por las vías oral o endovenosa. Respecto del diagnóstico y tratamiento de la deshidratación, se deben considerar dos aspectos:

1) La evaluación de la gravedad de la deshidratación puede ser dificultosa debido a que muchos de los signos, que se utilizan en los niños bien nutridos, ofrecen poca fiabilidad en los desnutridos. Estos pacientes pueden tener enoftalmos, pliegues cutáneos laxos, sequedad de mucosas y baja producción de sudor en ausencia de deshidratación debido a la pérdida de grasa subcutánea y atrofia de las glándulas sudoríparas, lagrimales y salivales. En el Cuadro 14.1 se muestran algunos de los signos con los que se debe iniciar la rehidratación.

2) Otro aspecto que se debe tener en cuenta, al rehidratar a estos pacientes, es que la composición de las sales orales de la OMS (SRO OMS), usadas eficazmente en los niños bien nutridos, puede no ser la más adecuada debido a que la desnutrición produce cambios en el volumen y distribución del agua, sodio y potasio corporales (capítulo 8). En el paciente desnutrido grave, la cantidad de agua y sodio corporal totales son muy elevadas a pesar de que la natremia suele ser muy baja. Por otra parte, en la desnutrición crónica el organismo está adaptado a la baja osmolaridad plasmática (245 a 265 mOsm/l), a punto tal que el volumen de sodio que ingresa con las SRO OMS puede originar hipernatremia e hiperosmolaridad en el líquido extracelular (LEC), capaces de deshidratar al compartimento intracelular (LIC) y dañar al sistema nervioso central. Por el contrario, una ingestión de agua libre (30 a 40 ml/kg de peso) en corto tiempo (aproximadamente una hora) es capaz de producir una intensa caída de la natremia y osmolaridad plasmáticas que causen tumefacción celular generalizada, sobre todo en las células del sistema nervioso central. Las hiponatremias graves (menores a 120 mEq/l) deben considerarse de riesgo y ser tratadas con la administración de potasio para forzar la bomba Na/K–ATPasa que redistribuye al sodio y lo regresa al compartimento intravascular.

En relación con el potasio, la desnutrición produce una severa depleción cuyas causas fueron analizadas oportunamente en el capítulo 8. La pérdida de este catión reduce el poder de contracción del miocardio contribuyendo a la disminución del gasto cardíaco, característica de la malnutrición grave.

En la medida de lo posible, se debe evitar la rehidratación por vía endovenosa a menos que la deshidratación sea grave y, de establecerse, se debe mantener el menor tiempo posible debido al peligro de sobrecarga cardíaca. En estos casos

Signo clínico	DH moderada	DH grave
Sed	Bebe con avidez	Bebe poco
Enoftalmos	Sí	Sí
Frecuencia cardíaca	Levemente aumentada	Muy aumentada
Amplitud del pulso	Normal	Débil o ausente
Temperatura distal	Normal	Frialdad de manos y pies
Diuresis	Disminuida	Muy disminuida
Estado mental	Irritabilidad	Somnolencia
Hipoglucemia	A veces	Frecuente

Cuadro 14.1: Signos fiables de deshidratación en un niño con malnutrición grave

Fuente: Organización Mundial de la Salud: *Tratamiento de la malnutrición grave: manual para médicos y otros profesionales sanitarios superiores.* Ginebra, 1999

se deben monitorear la frecuencia cardíaca y respiratoria ya que su aumento constituye uno de los primeros signos de claudicación.

Por lo antedicho, la rehidratación oral de los pacientes desnutridos supone la administración de sales especialmente diseñadas. La OMS aconseja utilizar una fórmula con menor aporte de sodio y mayor de potasio que las sales estándar con agregados de citrato, magnesio, cinc y cobre. La composición de esta fórmula, llamada ReSoMal se muestra en la Tabla 14.1.

Componente	Sales estándar	Sales ReSoMal
Glucosa	110	125
Sodio	90	45
Potasio	20	40
Cloruro	80	70
Bicarbonato	30	–
Citrato	–	7
Magnesio	–	3
Cinc	–	0,3
Cobre	–	0,045
Osmolaridad	330	300

Concentraciones expresadas en mmol/l

Tabla 14.1: Comparación de la composición de las sales de rehidratación oral estándar de la OMS y ReSoMal

Si no se dispone de ReSoMal, se puede preparar una solución artesanal diluyendo un paquete de sales de rehidratación de la OMS en dos litros de agua, agregando 50 g de azúcar común (sacarosa) y 40 ml (20 ml/l) de una solución mixta de minerales. (Tabla N° 3)

En la actualidad, es objeto de investigaciones la eficacia que produce la sustitución de la glucosa por hidrolizados de cereales como el maíz, mijo, sorgo y arroz (especialmente éste último), que habrían demostrado capacidad para acortar el período de diarrea y aumentar la ganancia ponderal luego de la rehidratación.

La administración de otros líquidos caseros, como soluciones de agua con azúcar y sal, agua de arroz, té verde o agua mineral, muy utilizadas en el tratamiento de la deshidratación de los niños bien nutridos, no tienen indicación en estos pacientes. Menos aún, soluciones hiperosmolares como jugos de fruta comerciales, bebidas gaseosas dietéticas, té edulcorado o preparaciones con hierbas con potencial efecto diurético.

Con el fin de evitar cambios bruscos en los compartimentos hídricos del organismo, la rehidratación se debe realizar en forma lenta, aproximadamente 12 horas. Dado que los niños con malnutrición grave suelen encontrarse demasiado débiles como para beber las sales de rehidratación, es conveniente utilizar sondas nasogástricas que aseguren su correcto ingreso al organismo. Los vómitos y la diarrea no son, por sí mismos, contraindicaciones para el tratamiento oral. Los ayunos innecesarios deben ser evitados, aún en presencia de diarrea o vómitos, administrando glucosa o una fórmula láctea convenientemente diluida que estimulan la regeneración del epitelio intestinal. El aporte de glutamina, aminoácido necesario para el mantenimiento y estructura del enterocito, podría ser útil; sin embargo, todavía no está bien consensuado su uso en estos pacientes debido a que su administración podría condicionar cierto riesgo de acidosis metabólica e hiperamoniemia.

Las hipoglucemias (valores menores a 0,54 g/l) son causa frecuente de muerte en los dos primeros días de tratamiento. Se pueden originar como consecuencia de una infección grave u ocurrir si el niño mal nutrido no recibe alimento durante 2 a 6 horas. Los signos de hipoglucemia son: disminución de la temperatura corporal (< 36 °C), letargo, flacidez y pérdida de conciencia. En los niños mal nutridos no suelen aparecer la sudoración y palidez como ocurre con los bien nutridos. A menudo el único signo antes del óbito es la somnolencia.

Si existiera sospecha de hipoglucemia se debe iniciar el tratamiento inmediatamente sin esperar su confirmación bioquímica. Si el paciente se encontrara consciente (o se lo puede despertar) y es capaz de beber, se le deben ofrecer 50 ml de glucosa en agua o una solución de sacarosa al 10%. Si hay pérdida de la conciencia o aparecen convulsiones, se deben administrar 5 ml/kg de glucosa al 10% por vía intravenosa seguido de 50 ml de glucosa o sacarosa al 10% por sonda nasogástrica. Si por alguna razón, la glucosa endovenosa no se puede administrar en forma inmediata, primero se dará la dosis por vía nasogástrica mientras se prepara el rescate parenteral. Para prevenir recaídas, se deben controlar periódicamente los síntomas y los valores de glucosa plasmáticos, así como investigar su causa de base.

La hipotermia es otro síntoma frecuente, sobre todo en los lactantes desnutridos, en niños mayores con grandes zonas de la piel dañada y en los pacientes sépticos o con infecciones graves. Si la temperatura rectal es menor a 35,5 °C, se debe calentar al niño utilizando la *técnica del canguro* (el paciente se apoya sobre el tórax o abdomen materno y se los cubre a ambos), o vistiéndolo completamente incluida su cabeza, tapándolo con mantas tibias, o colocándolo bajo una lámpara incandescente sin que ésta lo toque. Cualquiera fuera la causa de la hipotermia, se deben tratar la hipoglucemia y las infecciones que pudieron haberla producido.

14.2.2 Fase II: Realimentación inicial

Una vez resueltas las alteraciones hidroelectrolíticas y comenzado el tratamiento de las posibles infecciones, se inicia la fase de renutrición.

El objetivo de esta etapa es lograr la desaparición de los edemas y normalizar la composición de la masa corporal.

En este momento de la evolución, las necesidades nutricionales son elevadas. Sin embargo, la emaciación, la anorexia y las alteraciones de las funciones hepática e intestinal suelen dificultar el tratamiento. Se debe recordar que el paciente con desnutrición crónica ha sobrevivido merced a múltiples mecanismos de adaptación, en consecuencia, llevarlo a un plano de normalidad supone exponerlo a un riesgo de descompensación metabólica. El síndrome de realimentación (capítulo 16) está asociado a una renutrición inadecuadamente rápida que no tiene en cuenta esos mecanismos.

Si bien esta etapa se debe iniciar lo más precozmente posible, la progresión de nutrientes debe ser lenta y realizarse bajo una supervisión constante, pues en estos pacientes, la capacidad de readaptación a cada nueva situación es relativa.

14.2.2.1 Bases de la fase de realimentación inicial

La alimentación se debe hacer en forma prudente, cuidadosa y tan pronto como sea posible. La incorporación temprana de los alimentos, aún en presencia de diarrea, reduce el riesgo de atrofia de la mucosa intestinal inducida por la desnutrición, permite una rápida recuperación luego de la infección entérica, mejora las alteraciones de la permeabilidad intestinal y normaliza la flora bacteriana local.

Debido a que los niños malnutridos tienen alteraciones graves en el metabolismo, son incapaces de tolerar las cantidades de azúcar, proteínas, grasas y sodio que aporta la dieta normal. Por esta razón, se debe planear un tratamiento nutricional a partir del estado funcional, haciendo las modificaciones necesarias según la tolerancia y evolución que se observen.

Las calorías y proteínas para esta etapa deben ser las necesarias para el mantenimiento, es decir de 80 kcal y 0,8 gramos de proteínas por kilo de peso por día. Forzar la alimentación en este momento del tratamiento puede ser inconveniente porque estimula excesivamente la secreción de insulina y aumenta el riesgo de hipoglucemia. Por otra parte, en este período las necesidades energéticas son bajas debido a que todos los componentes del gasto calórico (metabolismo basal, actividad física y crecimiento) están disminuidos. Se calcula que el costo energético en esta fase es de 4,5 a 5 kilocalorías por cada gramo de peso que se recupera para una ganancia ponderal esperada de 5 a 6 g/k/día.

Se debe mantener el aporte de minerales, oligoelementos y vitaminas suficiente, para lo cual la OMS recomienda el uso de dos soluciones cuya composición se muestra en las Tablas 14.2 y 14.3.

Sustancia	Cantidad (*)
Cloruro potásico	89,5 g
Citrato tripotásico	32,4 g
Cloruro de magnesio	30,5 g
Acetato de cinc	3,3 g
Sulfato de cobre	0,56 g
Selenato sódico (*)	10 mg
Yoduro potásico (*)	5 mg
Agua csp	1000 ml

(*) Si no es posible pesar con precisión cantidades muy pequeñas, omitir esta sustancia.

Tabla 14.2: Composición de mezcla de minerales de la OMS

Sustancia	Cantidad
Ácido Ascórbico	100 mg
Ácido Fólico	0,35 mg
Ácido Nicotínico	10 mg
Ácido Pantoténico	3 mg
Alfa Tocoferol	22 mg
Biotina	0,1 mg
Calciferol	30 µg
Cianocobalamina	1 µg
Piridoxina	0,7 mg
Retinol	1,5 mg
Riboflavina	2,0 mg
Tiamina	0,7 mg
Vitamina K	40 µg
Agua csp	1000 ml

Tabla 14.3: Composición de mezcla de vitaminas de la OMS

Estas soluciones se conservan a temperatura ambiente y se pueden administrar directamente o añadir a un alimento líquido.

14.2.2.2 Tratamiento relacionado con la afección de los órganos

Hígado
El tratamiento nutricional debe asegurar un balance positivo de nitrógeno. Sin embargo la puesta en práctica de este objetivo puede resultar dificultosa.

En la desnutrición calórico-proteica el hígado pierde parte importante de su masa celular y contenido proteico. La atrofia hepática produce alteraciones funcionales de grado variable en la síntesis de proteínas, capacidad de detoxificación de sustancias, conjugación de sales biliares y aclaramiento de diversos fármacos. Se producen metabolitos anormales a partir de los aminoácidos y se reduce la capacidad de gluconeogénesis generando riesgo de hipoglucemias (capítulo 7). Algo similar ocurre en los pacientes con *kwashiorkor*, quienes suelen presentar falla hepática precoz por esteatosis.

El consumo frecuente y pequeño de proteínas previene los cambios abruptos en las concentraciones de aminoácidos séricos y permite al hígado una mejor asimilación que optimiza la síntesis proteica. La cantidad de proteínas de la dieta debe ser la suficiente para mantener un balance positivo de nitrógeno y síntesis de tejido nuevo, pero no debe superar la capacidad funcional del hígado y ser causa de retención.

Se debe administrar suficiente cantidad de carbohidratos con el objeto de frenar los procesos catabólicos y se debe controlar la cantidad y calidad de las grasas para evitar la esteatorrea y la mala absorción de vitaminas liposolubles y calcio.

Tubo digestivo
La secreción gástrica de ácido clorhídrico es baja y la motilidad del tubo digestivo es anormal. El páncreas y la mucosa intestinal se atrofian, lo que disminuye la digestión y absorción de los nutrientes, hecho más notable cuando se administran grandes volúmenes de alimento (capítulo 7). En virtud de estas alteraciones, se debe aportar una alimentación fraccionada, de poco volumen y fácil digestión. De existir una mala absorción de grasas, puede ser útil la administración de enzimas pancreáticas.

Aparato urinario
El filtrado glomerular y las capacidades del riñón para concentrar la orina y excretar ácidos, fosfato y sodio se encuentran disminuidas. Basándose en estos datos, no se debe forzar al riñón aumentando la carga de solutos con un aporte elevado de proteínas y sodio mayor al que se necesita para el mantenimiento de los tejidos.

Las infecciones asociadas requieren una terapéutica con antibióticos específicos, muchos de los cuales se eliminan por vía renal. En consecuencia, es conveniente evaluar la función excretora del riñón antes de iniciar el tratamiento y sobre esa base, realizar los ajustes necesarios de las dosis.

Sistema inmunológico
En el capítulo 7 se han tratado en forma detallada las alteraciones del sistema inmunológico en la desnutrición. En consecuencia, se debe procurar brindar al paciente una alimentación segura, controlando la manipulación de los alimentos con el fin de evitar las contaminaciones. Se deben preferir los alimentos cocidos por sobre los crudos y chequear las fechas de vencimiento de alimentos perecederos.

En los niños internados, el riesgo de transmisión de infecciones cruzadas con otros pacientes es elevado, por esta razón puede ser necesario mantenerlos aislados de forma transitoria hasta que se recuperen nutricionalmente o mejore su estado inmunológico.

14.2.3 Fase III: Recuperación nutricional propiamente dicha

Dos hechos caracterizan a la etapa de recuperación nutricional propiamente dicha: 1) el paciente recupera en forma acelerada el peso perdido como consecuencia de un mayor ingreso energético y 2) el niño recobra el deseo de jugar, la vitalidad y la conexión con el medio que lo rodea.

En esta fase, la ganancia de peso tiene un costo aproximado de 7 a 8 kcal por cada gramo que se recupera. La diferencia con las 4,5 a 5 kcal por gramo que se necesitaban en la etapa anterior, se explica por el hecho de que, en los comienzos de la recuperación, se repone masa predominantemente magra y en esta etapa se repone además, el tejido adiposo que tiene un costo de síntesis mayor.

A diferencia de la desnutrición calórico-proteica grave, en donde los pacientes son capaces de perder la totalidad de sus reservas energéticas movilizables (masa grasa movilizable 100%, masa proteica muscular movilizable 40-50% y masa proteica visceral movilizable 15%), en el *kwashiorkor* típico, debido a la ausencia de adaptación metabólica, la pérdida de masa celular es considerablemente menor. En consecuencia, en la etapa de recuperación nutricional, los requerimientos de energía serán mucho mayores en el primer tipo de desnutrición, que en el segundo.

El costo de proteínas es semejante para las dos fases de la renutrición, tanto para la desnutrición aguda como crónica y se calcula en 0,23 gramos por cada gramo de peso que se recupera. (Tabla 14.4)

	Etapa de inicio	Etapa de recuperación
Costo de energía*	4,5-5 kcal	7-8 kcal
Costo de proteínas*	0,23 g	0,23 g

(*) Valores expresados por cada gramo de peso ganado.

Tabla 14.4: Costo energético-proteico promedio en dos momentos de la renutrición
Fuente: Waterlow JC: *Publicación científica* Nº 555. OPS 1996; 202-29.

A pesar de que el costo de proteínas es similar, la diferencia radicaría en la eficacia con que las proteínas provenientes de los alimentos se utilizan para crecer. Mientras que en los niños bien nutridos, la eficacia promedio es del 75% los niños desnutridos parecen utilizarlas con una eficacia cercana al 100%, sobre todo, en las primeras etapas de la realimentación. En la Tabla 14.5 se muestran los porcentajes de absorción relativas y retención de nitrógeno de algunas proteínas vegetales en comparación con las de la caseína.

	% del valor de la caseína	
Fuente de proteínas	**Absorción**	**Retención de N**
Arroz	77	69
Porotos negros	75	28
Maíz	78	41
Sorgo	57	43
Maíz + amaranto	84	76

Tabla 14.5: Absorción relativa y retención de nitrógeno de algunas fuentes vegetales de proteínas comparadas con la caseína
Fuente: Waterlow JC: *Publicación científica* Nº 555. OPS 1996; 202-29.

Los signos que indican que el niño está preparado para entrar en la fase de recuperación nutricional son la aparición del apetito y el cambio de actitud para con el ambiente que lo rodea. Un niño que todavía recibe su alimentación a través de una sonda nasogástrica por una mala actitud alimentaria, no está preparado para incorporarse a la etapa de recuperación nutricional, independientemente del tiempo transcurrido o los aportes indicados.

Una vez que el niño ingresa a la fase de recuperación, comienza la ganancia del peso y la talla. En esta etapa se puede lograr un aumento de peso de 10 a 15 g/k/día, lo que significa entre 10 y 20 veces el ritmo normal de ganancia de peso (dependiendo de la densidad energética de los alimentos que se ingieran) y un aumento de la velocidad de talla, de 2 a 3 veces (dependiendo del aporte suficiente de vitaminas y minerales, sobre todo cinc, hierro y ácido fólico). Si la provisión de energía y nutrientes es adecuada, se puede alcanzar el objetivo de esta etapa que es restablecer la relación peso para la talla necesaria para indicar el egreso hospitalario.

Se ha observado que en este período la suplementación con cinc mejora la ganancia de talla, el gusto y el apetito y con esto se mejora la ingesta alimentaria y se promueve la ganancia ponderal. Por el contrario, cuando su aporte es bajo, la velocidad de crecimiento no sólo es menor sino que el tejido formado contiene una mayor proporción de grasa.

Otro logro es la recuperación de la vitalidad y del deseo de jugar con otros niños, razón por la que, la estimulación psicoafectiva resulta tan importante como el aporte nutricional que se indique. Los niños desnutridos suelen presentar retrasos madurativos y alteraciones de conducta atribuibles a la misma desnutrición, el medio ambiente y una deteriorada relación madre-hijo. En consecuencia, se les debe ofrecer un programa de estimulación acorde con su edad madurativa que incorpore a la madre con una participación activa. El objetivo es compensar las deficiencias emocionales y contrarrestar el efecto negativo de una internación prolongada en el hospital.

El juego y la actividad física tienen un efecto favorable en el período de rehabilitación nutricional, ya que con ellos se logra una recuperación antropométrica mucho más rápida. En esta etapa se recomiendan las actividades lúdicas que permitan el desarrollo de la masa muscular esquelética, como ser: subir escaleras, usar toboganes, empujar juguetes, andar en triciclos, caminar, etc. Se debe estimular el acercamiento a otros niños que no tengan infecciones, con el fin de mejorar su desarrollo psicosocial.

En este momento de la evolución, la demanda de hierro se eleva considerablemente debido a la recuperación de la masa muscular y a la necesidad de transportar oxígeno para las reacciones aeróbicas derivadas del crecimiento compensador. Un aporte insuficiente hierro en esta etapa, hará sintomática la anemia que hasta ese momento se mantenía compensada.

Mientras tanto se deben efectuar los preparativos que garanticen un regreso adecuado al medio familiar y a la comunidad después del alta. Se debe instruir y preparar minuciosamente a la madre con el objeto de prevenir las recaídas, hecho que requiere de un trabajo conjunto de los médicos con los servicios de nutrición, asistencia social y psicología.

Si bien la etapa de recuperación nutricional se considera finalizada cuando el niño logra el 100% de adecuación de peso para su talla, se podrá evaluar la continuación del tratamiento en forma ambulatoria cuando se haya alcanzado entre el 80 y 90% de la adecuación en tanto exista un buen apetito, se hayan superado las infecciones, tratado las deficiencias vitamínicas y minerales y, sobre todo, la madre tenga posibilidades de alimentarlo, esté motivada y comprenda las indicaciones del alta.

14.2.4 Fase IV: Etapa de Seguimiento Ambulatorio

14.2.4.1 Controles en el hospital

A pesar de que el paciente haya mejorado su estado nutricional durante la internación, en el momento del alta hospitalaria suele quedar con un déficit pondoestatural y alteraciones en el desarrollo neurológico de grado variable. Por ende, es conveniente establecer un plan de controles ambulatorios frecuentes para prevenir las recaídas y garantizar la buena evolución física, intelectual y emocional.

El momento de mayor riesgo de recaídas es inmediatamente después del alta, por esta razón en el primer mes, el niño debe ser controlado semanalmente, luego con intervalos mensuales hasta los 3 meses y trimestrales hasta el año. Después de este tiempo, si la evolución es favorable, en forma semestral hasta los 3 años.

En cada control se investigará el estado de salud, la tolerancia a la alimentación y la conducta psicosocial del niño. Se realizará un examen físico completo con antropometría registrando las mediciones en una planilla diseñada especialmente. Se aprovechará el control para reforzar los conceptos sobre alimentación y estimulación que se dieran durante la internación en el hospital y se controlará el plan de vacunación. También se proveerá a la madre de las vitaminas y medicación que pueda necesitar el niño hasta la próxima cita.

14.2.4.2 Visitas domiciliarias

El equipo de salud debe realizar visitas domiciliarias, sobre todo en las familias que durante la internación han sido identificadas como de mayor riesgo. En ellas se intentará identificar *in situ* y dar respuesta a los problemas más relevantes relacionados con la desnutrición, haciendo parte a la familia del tratamiento nutricional. Se deberá evaluar el consumo de alimentos por medio de recordatorios y observar las técnicas de preparación con el fin de detectar la exclusión o pérdida de nutrientes por formas inadecuadas de preparación, cocción y/o conservación.

Se aprovechará la visita domiciliaria para:

- Tratar patologías agregadas
- Realizar educación para la salud
- Reforzar conceptos sobre alimentación
- Estimular y restablecer el vínculo madre-hijo
- Intensificar las acciones destinadas a resolver los factores condicionantes

Bibliografía

- Ballabriga A, Carrascosa A. "Soporte Nutricional en la Infancia y Adolescencia". En: *Nutrición en la Infancia y Adolescencia.* Madrid, Ed. Ergón. 1998; 517-59.
- Caballero, B. "Nutrición en situaciones especiales". En: *Nutrición y Alimentación del Niño en los primeros años de vida.* Washington DC: OPS/OMS, Cesni, Fundación Cavendes, 1997; 335-356.
- Caddell JL, RE Olson. "An evaluation of the electrolyte status of malnourished Thai children". *Journal of Pediatrics* 1973; 83: 124-35.
- El Mougi M, El Akkad, Hendawi A. y cols. "Is a low osmolarity ORS solutions more efficacious than standard WHO ORS solution?" *J Pediatr Gastroenter Nutr* 1994; 19: 83-6.
- Fernández A. *Desnutrición grave.* PRONAP: Publicación de la Sociedad Argentina de Pediatría. 2003; 4: 68-91.
- Golden BE, MHN Golden. "Effect of zinc supplementation on the composition of newly synthesized tissue in children recovering from malnutrition". *Proceedings of the Nutrition Society.* 1985; 44: 110a.
- Jackoson AA, Picou D, Reeds PJ. "The energy cost of rpleting tussue deficits during recovery

form protein–energy malnutrition". *Am J Clin Nutr* 1977; 30: 1514-17.

- Kingston M. "Electrolyte disturbances in Liberian children with *kwashiorkor*". *Journal of Pediatrics* 1973; 83: 859-66.
- LeLeiko NS, MJ Walsh. "The role of glutamine, short chain fatty acids, and nucleotides in intestinal adaptation to gastrointestinal disease". *Ped Clin N Am* 1996; 43: 451-69.
- Morgan DB, TH Thomas. "Water balance and hyponatraemia". *Clinical Science* 1979; 56: 517-22.
- O'Donnell AM. "Tratamiento nutricional del niño desnutrido". *Boletín Cesni.* Abril 1989; (2).
- O'Donnell AM. "Desnutrición infantil". En: *Nutrición Infantil.* Buenos Aires: Editorial Celsius, 1986; 619-77.
- Organización Mundial de la Salud: *Tratamiento de la malnutrición grave: manual para médicos y otros profesionales sanitarios superiores.* Ginebra 1999.
- Piazza N. *Desnutrición primaria.* PRONAP: Publicación de la Sociedad Argentina de Pediatría. 2005; 2: 9-47.
- Radovan IM. "Papel de los almidones en las soluciones de hidratación oral y en la alimentación de niños con enfermedad diarreica". *Acta Ped Méx* 1998; 19 (S): 17-21.
- Report of an ESPGAN Working Group. "Recommendations for composition of oral rehydration solutions for the children of Europe". *J Pediatr Gastroenter Nutr* 1992; 14: 113-5.
- Santoham M, Fayad Abu Zikri M. y cols. "A double-blind clinical trial comparing World Healt Organization oral rehydration solution with a reduced osmolarity solution containing equal amounts of sodium and glucose". *J Pediatr* 1996; 128: 45-51.
- Sowba WW, Smith RJ, Wilmore DW. "Glutamine metabolism by the intestinal tract". *JPEN.* 1985; 9: 608-17.
- Torresani ME. *Cuidado nutricional en la desnutrición primaria.* En: *Cuidado nutricional pediátrico.* 1ª ed. Buenos Aires: Eudeba, marzo 2001; 249-63.
- Van de Hulst RRWJ, Van Krell BK. y cols. "Glutamine and the preservation of the gut integrity". *Lancet* 1993; 341: 1363-5.
- Walker SP, MH Golden. "Growth in length of children recovering from severe malnutrition". *European Journal of Clinical Nutrition.* 1988; 42: 395-404.
- Waterlow JC. "Tratamiento de la MPE grave". En: *Malnutrición Proteico-Energética.* Publicación científica N° 555. Organización Panamericana de la Salud, 1996; 202-29.

Tratamiento dietario de la desnutrición

15

Mónica A. Di Sanzo
Eduardo A. Roggiero

El tratamiento dietoterápico debe iniciarse una vez que hayan sido superadas las situaciones que amenazaban la vida del paciente, como la deshidratación, la hipoglucemia, las descompensaciones metabólicas, las infecciones, etc.

Realizar una prescripción dietética supone tener en cuenta tres elementos:

- El estado del paciente en el momento de iniciar la renutrición
- Sus necesidades nutricionales
- El volumen, tipo y composición de la dieta

15.1 Estado del paciente al ingreso

No todos los pacientes que requieren un tratamiento de renutrición se encuentran en estado critico, de hecho hay formas leves, moderadas y graves de desnutrición, siendo éstas últimas las que presentan más dificultad a la terapéutica.

En consecuencia, el estado del paciente en el momento del ingreso condiciona el tratamiento, como el lugar en que se llevará a cabo (hospital, CRN, domicilio), las vías de alimentación, las metas nutricionales, los tipos de dieta, los aportes iniciales y el ritmo de progresión de los alimentos.

El riesgo de fracaso y recidiva es considerablemente menor cuando el tratamiento se realiza de una manera sistemática, planificada y multidisciplinaria.

15.2 Necesidades nutricionales

En el capítulo 14 se mencionó que las necesidades nutricionales de los niños mal nutridos son elevadas y que existen situaciones limitantes que dificultan el cumplimiento de las metas fijadas, tales como la anorexia, el déficit de enzimas intestinales, la insuficiencia pancreática, el mal funcionamiento del hígado, las infecciones asociadas, etc.

Estas necesidades también dependen de la edad cronológica y biológica del paciente, su condición fisiopatológica, y no solo están referidas al aporte de calorías y proteínas sino también al aporte de vitaminas y minerales, esenciales para el óptimo aprovechamiento de los nutrientes que se administran.

Por ejemplo, durante la fase de recuperación el aumento de la masa muscular reactiva el metabolismo aeróbico, lo que implica una mayor demanda de oxígeno. Si en esta etapa no se aportan cantidades suficientes de hierro para la síntesis de mioglobina y hemoglobina, el aporte de calorías y proteínas resulta ineficaz. De igual manera, otros puntos del metabolismo pueden resultar igual de críticos si no se administran adecuadamente cinc, vitamina A, ácido fólico, cobre, magnesio, etc. En consecuencia, la renutrición debe contemplar todos los aspectos de la deficiencia y no sólo las de calorías y proteínas.

15.3 Características de la dieta en cuanto a volumen, tipo y composición

15.3.1 Fase de emergencia o resucitación

El objetivo de la fase de resucitación es priorizar el aporte de líquidos y sales de rehidratación, aportando al mismo tiempo fórmulas nutricionales de fácil asimilación que eviten el agravamiento de la atrofia intestinal.

El aporte de ReSoMal se debe hacer en forma fraccionada, por vía oral o sonda nasogástrica y en volúmenes de a 5-10 ml/k de peso cada 30-60 minutos. La cantidad total de líquido necesaria para rehidratar a los pacientes es variable y se debe basar en la desaparición de los signos y síntomas más que en los volúmenes prefijados de antemano. La humedad de las mucosas, la desaparición del signo del pliegue, la ausencia de sed y una diuresis igual o mayor a 1 ml/k/hora, son signos favorables que permiten pasar a la fase siguiente. Sólo a manera de guía se menciona que el volumen de sales que logra la rehidratación en la mayoría de los pacientes es de 70 a 100 ml/k de peso corporal en un tiempo aproximado de 12 horas.

Una vez lograda la normohidratación, se la deberá mantener administrando entre 50 y 100 ml de ReSoMal luego de cada deposición líquida hasta que desaparezca totalmente la diarrea.

Los aportes de alimento durante esta etapa están orientados a mantener el trofismo intestinal y no a recuperar la masa celular. Por esta razón, el aporte de pequeños volúmenes de leche diluida al 50% o fórmulas sin lactosa resulta suficiente. De aparecer intolerancia a esos alimentos, se deberán administrar fórmulas con una composición más elemental de azúcares, proteínas y grasas.

15.3.2 Etapa de realimentación inicial

Esta etapa corresponde al período de anorexia y en los pacientes marasmáticos dura entre una y dos semanas. En los niños con *kwashiorkor* o marasmo-*kwashiorkor* la etapa de realimentación inicial se extiende hasta la desaparición de los edemas.

La alimentación debe iniciarse cuidadosamente una vez que el paciente se normohidrató y recuperó de la etapa anterior evitando el exceso de líquidos, sodio y proteínas. En esta fase se recomienda utilizar fórmulas líquidas de base láctea que proporcionen proteínas de alto valor biológico y fácil digestión. En este sentido, la leche materna es el alimento ideal por su contenido en nutrientes, enzimas e inmunoglobulinas. Por otra parte, se ha comprobado que a pesar de la anorexia y aún rechazando otros alimentos, los niños desnutridos aceptan bien la alimentación a pecho; en consecuencia, se debe prolongar la lactancia el mayor tiempo posible. Tal vez por su contenido en enzimas, la intolerancia a la lactosa de la leche humana es rara en tanto no se administre demasiada cantidad de una sola vez. Los niños que no pueden ser amamantados, deben ser alimentados con fórmulas especialmente diseñadas (ver *Fórmulas de alimentación*). En forma lenta y progresiva, pero tan pronto como sea posible, al paciente se le irán ofreciendo otros alimentos incrementando el volumen y la densidad calórica en función de su tolerancia y aceptación.

15.3.2.1 Aporte nutricional

En la Tabla 15.1 se muestra la ingesta de nutrientes recomendada por la OMS para la etapa de inicio.

Nutriente	Cantidad
Agua	120 ml
Energía	80-100 kcal
Proteínas	0,8-1,2 g
Minerales	
Sodio	1 mmol (23 mg)
Potasio	4 mmol (160 mg)
Magnesio	0,6 mmol (10 mg)
Calcio	2 mmol (80 mg)
Fósforo	2 mmol (60 mg)
Oligoelementos	
Cinc	30 mmol (2 mg)
Cobre	4,5 mmol (0,3 mg)
Selenio	60 mmol (4,7 mg)
Yodo	0,1 mmol (12 mg)
Vitaminas hidrosolubles	
Tiamina	70 mg
Riboflavina	0,2 mg
Ácido nicotínico	1 mg
Piridoxina	70 mg
Cianocobalamina	0,1 mg
Ácido fólico	0,1 mg
Ácido ascórbico	10 mg
Ácido pantoténico	0,3 mg
Biotina	10 mg
Vitaminas liposolubles	
Retinol	0,15 mg
Calciferol	3 mg
Alfa tocoferol	2,2 mg
Vitamina K	4 mg

Tabla 15.1: Ingesta recomendada para la fase de inicio (expresada en k/día)

En los niños con desnutrición calórico-proteica grave que no reciben leche humana, la intolerancia a la lactosa es frecuente, por lo que se recomienda en estos pacientes, utilizar fórmulas bajas en este disacárido o directamente delactosadas 100%, a pesar de que su mayor costo pueda resultar un inconveniente en los programas comunitarios.

En relación con el aporte de proteínas, no debe superar el 8 al 10% del valor calórico total diario (VCT) y el aporte de grasas debe ser seleccionado de tal manera que proporcione una mayor ingesta de ácidos grasos poliinsaturados y triglicéridos de cadena corta y media.

La administración de la leche humana o fórmulas se debe hacer en pequeños volúmenes y en forma muy fraccionada para evitar fluctuaciones en las concentraciones de glucosa y aminoácidos plasmáticos (cada dos horas o en forma continua a través de una sonda nasogástrica).

El ritmo de progresión es determinado por la tolerancia digestiva, en consecuencia, la velocidad con la que se deben realizar los aumentos del volumen y densidad calórica de las fórmulas es muy individual. Una progresión en alícuotas de 25 kcal/k/día cada dos o tres días es bien aceptada por la mayoría de los pacientes. En los niños graves puede ser necesaria una progresión más lenta, aproximadamente cada siete días.

En cualquiera de los casos la meta nutricional de la etapa de realimentación inicial es de 100 kcal/k/día. Por razones que serán analizadas detalladamente en el capítulo 20 (Anemias nutricionales), no se debe administrar hierro, pero sí se deben aportar vitaminas, minerales y oligoelementos.

15.3.2.2 Fórmulas de alimentación

Existen dos fórmulas de alimentación de bajo costo y base láctea diseñadas por la OMS, llamadas F-75 y F-100 (en virtud de aportar 75 kcal y 100 kcal por cada 100 ml respectivamente). La primera se indica para la fase de realimentación inicial y la segunda para la de mantenimiento o recuperación nutricional propiamente dicha. Ambas fórmulas han demostrado buena tolerancia y gran eficacia en la renutrición de niños gravemente enfermos. Las F-75 y F-100 se preparan fácilmente con alimentos de uso cotidiano: leche descremada, azúcar, harina, aceite y soluciones de vitaminas y minerales.

La composición y aporte nutricional de estas fórmulas se muestran en las Tablas 15.2 y 15.3.

Para preparar la fórmula F-75, se mezclan la leche descremada en polvo, el azúcar, la harina de cereales, el aceite y una pequeña cantidad de agua. Se hierve durante 5 a 7 minutos, se deja enfriar y luego se añaden la mezcla de minerales y vitaminas haciendo una nueva mezcla. Se completa hasta 1000 ml con agua corriente previamente hervida.

Ingrediente	F-75	F-100
Leche descremada en polvo	25 g	80 g
Azúcar	70 g	50 g
Harina de cereal	35 g	–
Aceite vegetal	27 g	60 g
Mezcla de minerales	20 ml	20 ml
Mezcla de vitaminas	140 mg	140 mg
Agua esp	1000 ml	1000 ml

Tabla 15.2: Composición de las fórmulas F-75 y F-100 de la OMS

Ingrediente	F-75	F-100
Energía (kcal)	75	100
Proteínas (g)	0,9	2,9
P 100 (%)	5	12
G 100 (%)	32	53
Lactosa (g)	1,3	4,2
Potasio (mmol)	3,6	5,9
Sodio (mmol)	0,6	1,9
Magnesio (mmol)	0,43	0,73
Cinc (mg)	2,0	2,3
Cobre (mg)	0,25	1,25
Osmolaridad (mOsm/l)	333	419

Tabla 15.3: Aporte nutricional de las Fórmulas F-75 y F-100 de la OMS (por cada 100 ml)

La preparación de la F-100 es básicamente similar a la de la F-75.

Se recomienda comenzar la alimentación sobre la base de 80 kcal/k/día de F-75 y progresar hasta llegar a 100 kcal/k/día, administrándola en 12 tomas. Por ejemplo, para alimentar a un niño de 9,6 k:

kcal/k/día	kcla/día	ml/día de F-75 (75 kcal/100 ml)	Volumen c/2 horas
80	768	1024	85
90	864	1152	96
100	960	1280	106

Durante esta etapa, los pacientes edematosos inician la pérdida de los edemas con lo cual el peso disminuye en lugar de aumentar. Una vez alcanzado el *peso seco*, se logra una ganancia ponderal entre 5 y 6 g/k/día.

La duración del tratamiento con F-75 es variable ya que esta fase finaliza cuando el niño empieza a tener hambre y mejora su vitalidad, alrededor del séptimo día. Algunos niños con complicaciones tardan más tiempo pero otros tienen hambre desde el principio y pueden tomar enseguida la dieta F-

100. En ese momento, se sustituye el régimen F-75 por una cantidad equivalente en calorías de F-100 durante dos días antes de aumentar el volumen ofrecido en cada comida. Para el ejemplo anterior, 1280 ml de F-75 equivalen a 960 ml de F-100.

Es importante señalar que el apetito y el estado general del niño son los que determinan las fases de tratamiento y no los días transcurridos desde el ingreso hospitalario.

Calorías	75 kcal	100 kcal
Leche entera en polvo	55 g	· 110 g
Azúcar	70 g	50 g
Harina de cereal	35 g	–
Aceite vegetal	17 g	30 g
Mezcla de minerales	20 ml	20 ml
Mezcla de vitaminas	140 mg	140 mg
Agua esp	1000 ml	1000 ml

Tabla 15.4: Fórmulas artesanales alternativas de realimentación

Además de los regímenes F-75 y F-100 de la OMS, existen otras fórmulas de realimentación alternativas elaboradas con alimentos de uso cotidiano o preparados comerciales, con diferencias en los aportes de lactosa, proteínas, grasas, densidad calórica y costos.

En las Tablas 15.4 y 15.5 se muestran ejemplos de fórmulas de uso frecuente, y su correspondiente composición.

Cuando se elaboran las fórmulas de alimentación con preparados comerciales, se debe tener en cuenta que el agregado de módulos nutricionales disminuye el porcentaje de calorías aportadas por las proteínas (P 100) agregando calorías vacías. En la Tabla N° 6 se muestra el efecto de la dilución sobre la distribución del valor calórico (VCT) de las fórmulas.

15.3.3 Etapa de recuperación nutricional propiamente dicha

Durante este período surgen dos factores condicionantes de la ingesta alimentaria: el primero es la capacidad del estómago que establece un límite

Fórmula	Energía (kcal)	Proteína (g)	H. de C. (g)	Grasas (g)	Sodio (mg)
LK 15% (3 medidas/100 ml H_20)	70	2,7	8,4	2,73	70
LK 20% (4 medidas/100 ml H_20)	93	3,7	11,2	3,64	93
LK 25% (5 medidas/100 ml H_20)	116	4,6	14,1	4,55	117
LK 15% + Polimerosa 5%	89	2,7	13,2	2,73	70
LK 15% + Polimerosa 5% + TCM 3%	112	2,7	13,2	5,73	70
LK 15% + Polimerosa 5% + TCM 5%	129	2,7	13,2	7,73	70
Kas 1000 13,5% (3 medidas/100 ml H_20)	67	2,2	6,9	3,4	54
Kas 1000 18% (4 medidas/100 ml H_20)	89	2,9	9,2	4,5	72
Kas 1000 22,5% (5 medidas/100 ml H_20)	111	3,6	11,5	5,6	90
Kas 1000 13,5% + Polimerosa 5%	86	2,2	11,6	3,4	54
Kas 1000 13,5% + Polimerosa 5% + TCM 3%	112	2,2	11,6	6,4	54
Kas 1000 13,5% + Polimerosa 5% + TCM 5%	130	2,2	11,6	8,4	54

Valores por cada 100 ml

Información elaborada a partir del Vademecum Nutricia Bagó 2005.

Tabla 15.5: Fórmulas de alimentación alternativas para la fase de realimentación inicial elaboradas con preparados comerciales

en la frecuencia y el volumen de las comidas. Se calcula que la capacidad del estómago es aproximadamente el 3% del peso corporal, por lo que un niño de 6 kg y una capacidad gástrica de 180 ml, tendrá que alimentarse cada cuatro horas para recibir un litro diario de fórmula.

El segundo factor limitante es la densidad calórica de los alimentos, que impone el uso de aceites vegetales para cubrir las necesidades energéticas de estos pacientes.

En esta etapa, la ganancia de peso es proporcional al aporte de energía. Sin embargo en los comienzos, el paciente todavía sigue careciendo de proteínas y otros nutrientes, como potasio, magnesio, hierro y cinc, que deben ser aportados en cantidades progresivas.

Se sugiere iniciar la alimentación con el régimen F-100 fraccionado cada 4 horas, incluso durante la noche, incrementando gradualmente el volumen de las tomas hasta alcanzar la meta calórica. En los lactantes esto se puede lograr con la nutrición líquida, pero en los niños mayores es necesario incorporar alimentos semisólidos y sólidos.

Recién cuando el aumento de peso sea el esperado y no existan riesgos de hipotermia o hipoglucemia, se podrán omitir las tomas nocturnas.

15.3.3.1 Aporte calórico en la etapa de recuperación nutricional

En esta etapa, la meta calórica se puede calcular por tres métodos:

a) Según las kilocalorías necesarias para recuperar el peso
b) Según las kilocalorías necesarias para alcanzar el peso ideal
c) Según el costo calórico por gramo de peso ganado

a) Según las kilocalorías necesarias para recuperar el peso: Este método considera que, en la etapa de recuperación nutricional, el requerimiento energético es alrededor de 175 a 200 kcal/k/día. Ésta es una cifra estimativa que no siempre está de acuerdo con las reales necesidades de los pacientes ya que no aclara si los aportes se deben calcular sobre la base del peso actual, el esperable para la edad, el esperable para la talla o el *peso seco* en los casos en donde hay edema. Por estas razones, con este método existe la posibilidad de sobrevalorar las necesidades energéticas, aumentando el riesgo de producir obesidad una vez finalizada la recuperación nutricional.

b) Según las kilocalorías necesarias para alcanzar el peso ideal: Este método tiene la ventaja sobre el anterior de considerar un peso de referencia (el correspondiente al percentil 50 para la edad) y una recomendación energética (la correspondiente a la edad del paciente). Sin embargo, se debe observar que si se toma como referencia el percentil 50 de peso para la edad, también se asume que todos los pacientes deben alcanzar el mismo peso (el del P50) situación no del todo cierta ya que existe un importante número de niños que hace su crecimiento en forma normal por debajo de ese

Fórmula	Energía (kcal)	Prot. (%)	Grasas (%)
LK 15% (3 medidas/100 ml de agua)	70	15,4	35,1
LK 20% (4 medidas/100 ml de agua)	93	15,9	35,2
LK 25% (5 medidas/100 ml de agua)	116	15,9	35,3
LK 15% + Polimerosa 5%	89	12,1	27,6
LK 15% + Polimerosa 5% + TCM 3%	112	9,6	46,0
LK 15% + Polimerosa 5% + TCM 5%	129	8,4	53,9
Kas 1000 13,5% (3 medidas/100 ml de agua)	65	13,5	47,0
Kas 1000 18% (4 medidas/100 ml de agua)	87	13,3	46,5
Kas 1000 22,5% (5 medidas/100 ml de agua)	108	13,3	46,6
Kas 1000 13,5% + Polimerosa 5%	85	10,4	36,0
Kas 1000 13,5% + Polimerosa 5% + TCM 3%	108	7,8	51,1
Kas 1000 13,5% + Polimerosa 5% + TCM 5%	124	6,7	57,8

Valores por cada 100 ml
Información elaborada a partir del Vademecum Nutricia Bagó 2005

Tabla 15.6: Distribución del VCT en las fórmulas de alimentación alternativas

percentil con necesidades energéticas diferentes. En consecuencia, sería más razonable utilizar como parámetro de referencia al P50 de peso para la talla, sobre todo cuando los niños son mayores de 2 años. Si bien es más preciso que el método anterior, por las razones anotadas, la cantidad de kilocalorías calculadas sobre la base del peso ideal también debe ser considerada con precaución y tomada a manera de una guía.

Para calcular el VCT mediante este método, se aplica la siguiente fórmula:

(Recomendación energética para la edad* x Peso correspondiente al P50) / Peso actual

* en kcal/k/día

Por ejemplo: Para un niño de 7 meses y 6 k de peso, cuya recomendación calórica para la edad (según FAO/OMS 2004) es de 80 kcal/k/día y percentil 50 de peso es 8,5 k le corresponden 113 kcal/k/día, ya que:

$$\frac{80 \times 8{,}5}{6} = 113 \text{ kcal/k/día}$$

c) Según el costo energético por gramo de peso ganado: Este método considera que en los inicios de esta etapa el incremento de peso tiene un costo energético de 4,5 a 5 kilocalorías por gramo y luego de 7 a 8 kcal (capítulo 14). En consecuencia, la fórmula que se aplica es:

Gasto calórico normal para la edad + (Peso a aumentar por día x 5 kcal)

Por ejemplo: Para un niño de 2 años de edad en quien se espera un aumento de peso de 15 g/k/día, y cuya recomendación calórica, según FAO OMS 2004, es de 85 kcal/k/día, le corresponden 160 kcal/k/día, que surgen de:

$$85 \text{ kcal/k/día} + (15 \times 5) = 160 \text{ kcal/k/día}$$

15.3.3.2 Comparación de los tres métodos para calcular la meta calórica

Por tres métodos diferentes se calculan las necesidades calóricas de una paciente desnutrida de $4^{5}/12$ años, con 11 k de peso y 94 cm de talla. El P50 de peso para la edad es 16,940 k y el P50 de peso para la talla es 14,500 k. Las recomendaciones de energía según FAO/OMS (2004) para los $4\ ^{5}/12$ años son de 75 kcal/k/día. Basándose en estos datos se determina que:

Método	Recomendación (kcal/k/día)
Según las kilocalorías necesarias para recuperar el peso	175-200
Según las kilocalorías necesarias para alcanzar el peso ideal*	100
Según el costo energético por gramo de peso ganado**	150

* Peso ideal calculado como el P50 de peso para la talla
** Calculado para una ganancia de 15 g/k/día y un costo de 5 kcal/g

Se ha observado que aportando dietas con mayor energía, la recuperación del peso suele ser rápida pero el tejido depositado tiene una mayor proporción de grasa, por esta razón es conveniente calcular las necesidades energéticas basándose en las kilocalorías necesarias para alcanzar el peso ideal (peso para la edad en los menores de dos años y peso para la talla en los mayores) ya que el riesgo de sobrepeso y obesidad a largo plazo es menor.

15.3.3.3 Aporte proteico en la etapa de recuperación nutricional

Como se mencionó en el capítulo 11, en los pacientes desnutridos la actividad de las enzimas del ciclo de la urea es baja, de aquí la conveniencia de limitar su ingesta proteica en los dos o tres primeros días de la realimentación. Durante este tiempo, se sugiere no exceder las recomendaciones de proteínas según la edad, adicionando un 30 a 40% si existiera mala absorción por diarrea grave. En los pacientes con *kwashiorkor* esta ingesta alcanza para lograr la disminución de los edemas y en los niños con marasmo, mejorar su conexión con el medio que lo rodea. Superado ese momento, los requerimientos proteicos para la etapa de recuperación se pueden calcular de dos maneras diferentes:

a) Según el peso actual
b) Según el costo proteico por gramo de peso ganado

a) Según el peso actual:
Se estima que para lograr un balance positivo de nitrógeno, el organismo necesita entre 3 y 4,5 g/k/día de proteínas. Los aportes menores a 3 g/k/día pueden ser insuficientes y los mayores a

4,5 g/k/día inconvenientes porque: 1) el exceso se oxida para obtener energía, 2) aumenta innecesariamente la carga renal de solutos y 3) incrementa los costos de la alimentación.

b) Según el costo proteico por gramo de peso ganado:
De una manera similar al cálculo de calorías, este método considera que en la etapa de recuperación nutricional, el incremento de peso tiene un costo de 0,23 gramos de proteínas por cada gramo de peso que se gana (capítulo 14). En consecuencia, la fórmula que se aplica es:

Peso a aumentar por día x 0,23 g

Por ejemplo: Para un niño de 2 años de edad en quien se espera un aumento de peso de 15 g/k/día:

15 x 0,23 = 3,45 g/k/día de proteínas

Comparación de los dos métodos para calcular la meta proteica

Método	Recomendación (g/k/día)
Según el peso actual	3-4,5
Según el costo proteico por gramo de peso ganado*	3,4

* Calculado para una ganancia de 15 g/k/día

15.3.3.4 Progresión de los aportes calórico y proteico

Comenzada la realimentación y establecidas las metas nutricionales, se debe decidir la forma en que se realizará la progresión de los aportes. En la Tabla 15.7 se muestra un esquema orientativo de progresión:

Semana de tratamiento	Energía (kcal/k/día)	Proteínas (g/k/día)
Primera	100	1,0
Segunda	120	2,0
Tercera	200	4,0

Tabla 15.7: Esquema de progresión calórica y proteica para la etapa de recuperación nutricional

15.3.3.5 Distribución del VCT

La distribución porcentual de los nutrientes sobre el valor calórico total es:

Azúcares	50-60%
Grasas	30-35%
Proteínas	15-20%

15.3.3.6 Aporte de agua

En la etapa de recuperación nutricional propiamente dicha, los aportes de agua se calculan sobre la base de las necesidades basales:

- Niños con peso menor a 10 k: 100 ml/k/día
- Niños con un peso entre 10 y 20 k: 1000 ml + 50 ml por cada k de peso superior a 10
- Niños con un peso mayor a 20 k: 1500 ml + 20 ml por cada k de peso superior a 20

Si el paciente presenta diarrea, se deberán sumar las pérdidas concurrentes:

Diarrea leve:	20 a 40 ml/k/día
Diarrea moderada:	40 a 60 ml/k/día
Diarrea grave:	60 a 80 ml/k/día

Por ejemplo, las necesidades hídricas de un niño que pesa 15 k con diarrea moderada son, aproximadamente, 2000 ml (1250 ml/día de necesidades basales más 750 ml/día de pédidas concurrentes).

15.3.3.7 Aporte de vitaminas y minerales

Las dietas mixtas tienen tres inconvenientes: a) resulta mucho más difícil conocer exactamente lo que el niño ingiere, b) el aporte en vitaminas, minerales y micronutrientes suele ser menor al que necesita el niño y c) algunos de sus alimentos interfieren la biodisponibilidad de ciertos minerales, como calcio, hierro, cinc, magnesio, fósforo, etc. Por estas razones, se aconseja administrar la fórmula F-100 entre las tomas del régimen mixto con igual frecuencia diaria. Por ejemplo,

Nutriente	Cantidad
Hierro (sin anemia)	1-2 mg/k/día
Hierro (con anemia)	5 mg/k/día
Cinc	13 mg/día
Vitamina A	
0-6 meses	400 µg RE
7-12 meses	500 µg RE
1-3 años	300 µg RE
4-8 años	400 µg RE
9-13 años	600 µg RE
Vitamina C	50 mg/día

RE = Equivalentes de Retinol
1 µg de retinol = 1 RE

Tabla 15.8: Ingesta recomendada de nutrientes críticos para la fase de realimentación

si la dieta se administra tres veces al día, también habrá que ofrecer F-100 con esta pauta, haciendo seis comidas al día. En las etapas avanzadas de la realimentación, cuando la fórmula líquida ya ha sido reemplazada totalmente por la dieta mixta, se debe continuar con el aporte de minerales y vitaminas adicionando soluciones de la OMS a los alimentos después de ser cocinados (capitulo 14).

Con relación a los nutrientes críticos, se recomienda asegurar la ingesta que se muestra en la Tabla 15.8.

15.3.3.8 Características de la dieta mixta de recuperación

Durante el período de recuperación, se debe ofrecer una dieta normal, variada y enriquecida, elaborada con alimentos naturales. Durante su preparación se deben tener en cuenta algunos principios básicos como por ejemplo:

- Priorizar la preparación de alimentos de origen animal, portadores de proteínas de alto valor biológico, vitaminas y minerales de elevada biodisponibilidad
- Agregar leche en polvo para aumentar el contenido proteico de los alimentos
- Agregar aceites para aumentar la densidad energética y aportar ácidos grasos esenciales
- Adicionar a los alimentos la solución de vitaminas y minerales de la OMS luego de su cocción
- Seleccionar las preparaciones que permitan vehiculizar una mayor cantidad de grasas, como frituras, guisados, salteados y preparaciones con envolturas
- Aumentar la cantidad de comidas diarias mediante colaciones de alta densidad calórica
- Administrar dietas con densidad calórica mayor a 1
- Evitar el uso de caldos, gelatinas, leches diluidas, alimentos con alto contenido en fibras (granos enteros de cereales, vegetales crudos) y bebidas con azúcares concentrados y alta osmolaridad

15.3.3.6 Evaluación de los progresos

Cuando el niño ingresa en la etapa de renutrición, inicia la recuperación de la curva peso/edad. Un aumento de peso de 10 a 15 g/k/día es signo de buena respuesta al tratamiento y con este ritmo de ganancia, en dos a cuatro semanas se alcanza, en la mayoría de los casos, la relación peso para la talla necesaria para el egreso hospitalario. Una ganancia igual o menor a 5 g/k/día durante tres días seguidos es signo de una mala respuesta al tratamiento.

Durante la internación no se debe esperar la normalización de la curva talla/edad, ya que esto es un proceso muy lento, pudiendo a veces no llegarse nunca a la talla teórica, sobre todo si la desnutrición ocurrió en los dos primeros años de vida.

La rehabilitación nutricional se considera alcanzada cuando se logra la adecuación de la relación peso para la talla. Llegado ese momento los pacientes muestran una reducción voluntaria de la ingesta de alimentos y el aumento de peso tiende a estabilizarse.

Para evaluar la respuesta al tratamiento, se debe pesar y medir diariamente a los niños y registrar los valores en una planilla y gráfica diseñadas especialmente. Es útil señalar el punto equivalente al 90% de la relación peso para la talla, ya que con ese valor se dará el alta a los niños mayores de 2 años, en tanto la madre pueda cumplir con los cuidados necesarios. En los pacientes menores de 2 años la meta para alcanzar es el percentil 50 de peso para la edad.

15.3.3.7 Causas de falta de respuesta al tratamiento

Durante la recuperación nutricional pueden ocurrir algunas situaciones que deben ser asumidas como falta de respuesta al tratamiento y que obligan a replantear los aportes nutricionales indicados o buscar sus orígenes. Las causas más frecuentes y los momentos en que suelen ocurrir los fracasos al tratamiento se muestran en la Tabla 15.9.

Con mayor o menor dificultad, el 90% de los pacientes desnutridos responde al tratamiento indicado. El 10% restante se muestra refractario a pesar

Fracaso	Falta de Respuesta	Momento de aparición (días del ingreso)
Fracaso primario	Incapacidad para recuperar el apetito	Día 4
	Incapacidad para que disminuya el edema	Día 4
	Persistencia del edema	Día 10
	Incapacidad para ganar al menos 5 g/k/día	Día 10
Fracaso secundario	Incapacidad para ganar al menos 5 g/k/día durante 3 días seguidos	Durante la recuperación

Tabla 15.9: Fracasos primario y secundario a la renutrición

de tener una ingesta alimentaria suficiente y no tener pérdidas exageradas. Tal vez esto se deba a que estos pacientes suelen presentar respuestas insulínicas inadecuadamente bajas. Siendo la insulina una hormona anabólica por excelencia, los bajos niveles en sangre serían causa de una lenta ganancia de peso.

Otras causas que deben ser evaluadas en los casos en donde la ganancia ponderal es poco satisfactoria son:

- Lugar inapropiado para el tratamiento de niños desnutridos
- Personal de asistencia con una formación insuficiente o inadecuada
- Balanzas inexactas
- Envasado, preparación o administración incorrecta de las fórmulas de alimentación y comidas
- Presencia de procesos infecciosos como tuberculosis, otitis media, abscesos profundos, infecciones urinarias, diarreas, etc.
- Aporte insuficiente de vitaminas y/o minerales durante la fase de recuperación nutricional
- Pérdidas de nutrientes por síndromes de mala absorción
- Rumiación, sobre todo si el peso no se recupera a pesar de una buena ingesta alimentaria. La rumiación es una situación en donde los niños regurgitan los alimentos del estómago hacia la boca, vomitan una parte y tragan el resto. Se produce en el 10% de los pacientes gravemente desnutridos con carencias emocionales

15.3.3.8 Errores durante la realimentación

Los errores que con mayor frecuencia se cometen son:

- Iniciar tardíamente la realimentación
- Indicar dietas hipocalóricas
- Emplear fórmulas diluidas con bajo aporte proteico
- Realizar restricciones alimentarias innecesarias
- Seleccionar fórmulas de alto costo sin causa justificada
- Manejar una baja densidad calórica

Bibliografía

- Dickin K, Brown KH y cols. "Effect if diarrhea on dietary intake by infants and young children in rural villages of Kwara State, Nigeria". *European Journal of Clinical Nutrition.* 1990; 44: 307-18.
- Dirección de Salud Materno-Infantil. *Manual Metodológico de Capacitación del Equipo de Salud en Crecimiento y Nutrición de Madres y Niños.* República Argentina, realizado por el Ministerio de Salud y Acción Social, 1996.
- Dugdale A, Lovell S, Gibbs V y cols. "Refereeing after acute gastroenteritis: a controlled study". *Arch Dis Child* 1982; 57: 76-8.
- Fjeld CR, Schoeller DA, Brown KH. "Body composition of children recovering from severe protein energy malnutrition at two rates of cath up growth". *Am J Clin Nutr* 1989; 50: 1266-75.
- Greene HL, McCabe DR, Merenstein GB. "Protracted diarrhea and malnutrition in infancy: changes in intestinal morphology and disaccharides activities during treatment with total intravenous nutrition or oral elemental diets". *J Pediatr* 1975; 87: 695-704.
- Gabr M, Maraghi S, Morsi S. "Management of lactose intolerance secondary to protein calorie malnutrition with soy based lactose free formula". *Nutr Rep Int* 1983; 27: 51-58. Citado en Ballabriga A, A. Carrascosa: *Nutrición en la Infancia y Adolescencia.* Madrid. Ed. Ergón. 1998; 579.
- Golden BE, MHN Golden. "Effect of zinc supplementation on the composition of newly synthesized tissue in children recovering from malnutrition". *Proceedings of the Nutrition Society.* 1985; 44: 110 A
- Información Vademecum 2005. Nutricia Bagó.
- Lorenzo J, Guidoni M, Diaz M y cols. *Nutrición Pediátrica.* Corpus, Rosario, 2004.
- Nelson J, Moxness K, Jensen M, Gastineau C. "Retraso del desarrollo". En: *Dietética y Nutrición. Manual de la Clínica Mayo.* Parte III: Nutrición normal y dietas terapéuticas para niños. Madrid, Harcourt Brace. 1997.

- O'Donnell AM. "Tratamiento nutricional del niño desnutrido". *Boletín Cesni* Vol 2. Abril 1989.
- O'Donnell AM. "Desnutrición infantil". En: *Nutrición Infantil.* Buenos Aires, Celcius, 1986; 619-677.
- Dietary Reference Intakes for Energy, Carbohydrate, Fiber, Fat, Fatty acids, Cholesterol, Protein, and Amino acids. *Food and Nutrition Board.* Institute of Medicine of the National Academies Press. Washington, D.C, 2005.
- Organización Mundial de la Salud. *Tratamiento de la malnutrición grave: manual para médicos y otros profesionales sanitarios superiores.* Ginebra, 1999.
- Payne PR. "Safe protein calorie ratios in diets. The relative importance of protein and energy intake as causal factors in malnutrition". *Am Jour of Clin Nut* 1975; 28: 281-6.
- Piazza N. *Desnutrición primaria.* PRONAP: Publicación de la Sociedad Argentina de Pediatría, 2005; 2: 9-47.
- Rivera JA, Hotz C, González Cossio T y cols. "The effect of micronutrients deficiencies on child growth: A review of results from community based supplementation trials". *J Nutr* 2003; 133: 40105-205.
- Torresani ME. "Cuidado nutricional en la desnutrición primaria". En: *Cuidado nutricional pediátrico.* 1ª ed. Buenos Aires, Eudeba, marzo 2001; 249-263.
- Torun B, F Chew. "Practical approaches toward dietary management of acute diarrhea in developing communities". Citado en Waterlow JC: *Publicación científica* Nª 555. Organización Panamericana de la Salud, 1996; 373.
- Walker SP, Powell CA, Grantham SM. "Dietary intakes and activity levels on stunted and non–stunted children in Jamaica". *European Journal of Clinical Nutrition* 1990; 44: 527-34.
- Walker SP, MH Golden. "Growth in length of children recovering from severe malnutrition". *European Journal of Clinical Nutrition* 1988; 42: 395-404.
- Report of a Joint FAO/WHO/UNU Expert Consultation. FAO Food and Nutrition Technical Report Series N° 1. Rome: Food and Agriculture Organization, 2004.

Síndrome de realimentación

16

Eduardo A. Roggiero

La renutrición no es un procedimiento exento de riesgos, sobre todo cuando se realiza en pacientes desnutridos crónicos que han sobrevivido gracias a mecanismos de adaptación metabólica. Durante el transcurso de la primera semana de tratamiento los niños desnutridos pueden presentar síntomas digestivos, cardíacos, respiratorios, neuromusculares y un elevado riesgo de fallecer por insuficiencia cardíaca. Este cuadro clínico, conocido como síndrome de realimentación (SRA) se produce por la administración inadecuada o progresión excesivamente rápida de nutrientes durante la fase de recuperación nutricional. Además de los pacientes desnutridos, el SRA se puede observar en pacientes con anorexia nerviosa y obesidad mórbida que sufrieron rápida pérdida de peso con posterior rebrote por ingesta excesiva de alimentos; en pacientes con estrés agudo asociado a ayunos prolongados y en pacientes graves realimentados de un modo inadecuado.

16.1 Patogenia del Síndrome de realimentación

La realimentación de los pacientes que han sufrido ayunos prolongados o han padecido desnutriciones crónicas se debe hacer en forma lenta y progresiva, ya que el tratamiento supone provocar un abandono de la adaptación que se puso en marcha en el mismo momento de comenzar la carencia nutricional. Si la realimentación se realiza de un modo excesivamente enérgico, los pacientes corren serio riesgo de fallecer en la primera semana de tratamiento. En principio, esto se debe a una sobrecarga cardíaca provocada por dos mecanismos: a) la ingesta de sodio y el restablecimiento de la síntesis de albúmina aumentan el volumen del líquido extracelular (LEC) y expanden el compartimento intravascular y b) el aporte de energía reactiva la bomba de Na/K que extrae al primero del líquido intracelular (LIC) en donde estaba acumulado, llevándolo al LEC, hecho que agrava la expansión del compartimento intravascular. Como fuera explicado en el capítulo 9, en la desnutrición grave la fuerza de contracción cardíaca es menor, la presión arterial tiende a ser baja, el relleno capilar es lento y los pacientes suelen no tolerar rápidos cambios en el volumen plasmático.

Adicionalmente a la insuficiencia cardíaca, intervienen otros mecanismos fisiopatológicos tales como alteraciones en el metabolismo del fósforo, potasio, magnesio, glucosa y agua corporal total.

16.1.1 Alteraciones en el metabolismo del fósforo

El descenso de los niveles plasmáticos de fósforo es uno de los principales responsables del SRA, capaz de provocar alteraciones cardíacas, hepáticas, neuromusculares y hematológicas.

El fósforo es el anión más abundante del LIC, con importantes funciones en los procesos metabólicos; es necesario para la función de los eritrocitos, leucocitos y plaquetas, para la síntesis de ATP y 2-3 di-fosfoglicerato y es fundamental para las funciones enzimáticas del sistema nervioso central, periférico, músculos y corazón. Los pacientes desnutridos tienen bajos niveles de fósforo corporal total debido a alteraciones en su absorción intestinal, regulación hormonal y pérdidas urinarias excesivas.

Cuando se inicia la renutrición y los hidratos de carbono se convierten en la principal fuente de energía, aumenta la producción de insulina. El incremento de los niveles de glucosa e insulina aumenta la captación celular de fósforo que se necesita para la glucólisis. La combinación de la depleción del fósforo corporal total con el pasaje hacia la célula en esta fase anabólica agrava la hipofosforemia, provocando alteraciones en las funciones cardíaca, hepática, neuromuscular y respiratoria así como cambios hematológicos.

16.1.1.1 Alteraciones de la función cardíaca

La hipofosforemia produce disminución del umbral de arritmias, bajo gasto cardíaco e insuficiencia cardíaca congestiva. Esto sucede porque los bajos niveles de fósforo producen disminución del ATP miocárdico y daño celular directo por fragmentación miofibrilar. Tanto las alteraciones estructurales como las funcionales revierten con la administración de fósforo durante la renutrición.

16.1.1.2 Alteraciones hematológicas

En los glóbulos rojos, la hipofosforemia induce a una disminución de los niveles de 2-3 di-fosfoglicerato y ATP. Esto condiciona a una desviación de la curva de la hemoglobina hacia la izquierda con disminución de la liberación de oxígeno a los tejidos. Además, se producen cambios morfológicos en los eritrocitos, que tienden a la microesferocitosis. Los eritrocitos pequeños y rígidos se rompen con facilidad en la microcirculación, produciendo anemia hemolítica. En la serie blanca, los leucocitos presentan una disminución de la actividad quimiotáctica, fagocitaria y bactericida debido a la disminución del ATP leucocitario. Es probable que esta disfunción se asocie a una mayor incidencia y gravedad de infecciones durante el SRA.

16.1.1.3 Alteraciones neuromusculares

A nivel neuromuscular la hipofosforemia ha sido asociada con diversas alteraciones neurológicas como parálisis de pares craneales, estados de confusión, coma, letargia, parestesias, rabdomiolisis y convulsiones. La debilidad de los músculos respiratorios que presentan los pacientes con hipofosforemia grave puede desarrollar insuficiencia ventilatoria.

16.1.2 Alteraciones en el metabolismo del potasio

Los pacientes desnutridos tienen una severa depleción de la reserva corporal de potasio (capítulo 8). Durante la fase de realimentación, el ingreso de energía reactiva la bomba de sodio-potasio que introduce a éste último en el LIC agravando la depleción, y haciéndola sintomática.

Las manifestaciones clínicas de hipokaliemia se describen en el Cuadro 16.1.

16.1.3 Alteraciones en el metabolismo del magnesio

El magnesio se encuentra en pequeñas cantidades en el cuerpo, pero es esencial para la actividad de numerosas enzimas. También es necesario para la síntesis de ácidos nucleicos y muchas proteínas. En condiciones normales, las células captan en forma activa el magnesio, independientemente de sus concentraciones en el LEC. En la desnutrición, las reservas de magnesio son muy bajas debido a una absorción intestinal deficiente y alteraciones en el metabolismo de la parathormona.

Cuando la energía aportada con la realimentación activa los mecanismos necesarios para que el magnesio ingrese a la célula, los niveles plasmáticos descienden de una manera muy significativa provocando los síntomas que se describen en el Cuadro 16.2.

Cardíacas	Arritmias, paro cardíaco, sensibilidad aumentada a los digitálicos, hipotensión ortostática, alteraciones electrocardiográficas
Gastrointestinales	Constipación, íleo, exacerbación de encefalopatía hepática
Metabólicas	Intolerancia a la glucosa, alcalosis metabólica hipokaliémica
Neuromusculares	Arreflexia, hiporreflexia, parálisis, parestesias, depresión respiratoria, rabdomiólisis, debilidad muscular
Renales	Disminución de la capacidad de concentración, poliuria, polidipsia, nefropatía con disminución de la tasa de filtración glomerular, mioglobinuria (secundaria a rabdomiólisis)

Cuadro 16.1: Alteraciones producidas por la hipokaliemia

16.1.4 Alteraciones en el metabolismo de la glucosa

El aporte de altas dosis de glucosa durante la renutrición contribuye a muchas de las manifestaciones metabólicas del SRA. Las más importantes son: insuficiencia cardíaca congestiva por sobrecarga hídrica; hígado graso y deshidratación hiperosmolar.

Se debe recordar que la función pancreática en el niño desnutrido es deficiente, razón por la que una alimentación inadecuada puede provocar retención de glucosa en el LEC, por insuficiente producción de insulina, y esto ocasionar hiperglucemia, hiperosmolaridad plasmática y desequilibrios en el metabolismo hidrosalino.

16.1.5 Deficiencia de tiamina

La tiamina (vitamina B_1) es un importante cofactor enzimático del metabolismo intermedio de los hidratos de carbono. Debido a su corta vida media y a la inexistencia de una reserva corporal significativa, una baja ingesta sumada a pérdidas intestinales, rápidamente conduce a un estado de deficiencia.

Si la renutrición inicial se hace con una carga excesiva de glucosa, la deficiencia de tiamina se hace aún más evidente, provocando síntomas de insuficiencia cardíaca y signos de encefalopatía: ataxia, disfunción vestibular, oftalmoplejía, confusión y coma.

16.1.6 Metabolismo de agua y sodio

Una alimentación que en las etapas iniciales aporta una excesiva cantidad de agua, sodio o hidratos de carbono producirá indefectiblemente una insuficiencia cardíaca congestiva grave por aumento del volumen intravascular. El corazón del paciente desnutrido tiene una menor fuerza de contracción y, por las causas arriba mencionadas, existe predisposición para las arritmias cardíacas.

La desnutrición aumenta la labilidad hídrica, en especial en los niños pequeños, por lo tanto, un aporte inadecuado de agua en estos pacientes fácilmente producirá aumento de peso, hipervolemia y sobrehidratación.

16.2 Diagnóstico

Una vez conocida su patogénesis, el diagnóstico es relativamente sencillo. Este se basa en tener presente que todo paciente con desnutrición aguda o crónica, realimentado en forma agresiva, puede desarrollar un amplio espectro de signos, síntomas y alteraciones bioquímicas. Se considera que un paciente padece un SRA cuando en la primera semana de tratamiento nutricional presenta:

- Alteraciones electrolíticas: hipokaliemia, hipomagnesemia e hipofosforemia
- Insuficiencia cardíaca congestiva
- Retención de agua y sodio, con el desarrollo de edema e incremento de peso
- Deficiencia de tiamina y síntomas de encefalopatía
- Alteraciones en el metabolismo de la glucosa
- Anemia hemolítica
- Disfunción leucocitaria con incremento en la susceptibilidad a infecciones

16.3 Otras consecuencias de la realimentación

Si bien no incluidas en el SRA, existen otras alteraciones clínicas vinculadas con la renutrición de los pacientes que estaban adaptados al ayuno.

Por ejemplo, en trabajos de campo realizados en extensas zonas del África subsahariana, se observó que el acto de suplementar con hierro a los niños desnutridos, aumentó en forma muy significativa la incidencia de infecciones y con esto, la mortalidad asociada a la realimentación. Sucede que este nutriente es necesario para el metabolismo de las bacterias y parásitos por lo que se podría afirmar que –en cierta manera– su escasez en esos paciente proveía de un mecanismo *ecológico* de control frente a las agresiones del medio.

La conclusión de esta observación es que hasta la simple administración de un nutriente aislado es capaz de provocar desequilibrios en un organismo adaptado a la desnutrición. Por esta razón los pacientes desnutridos deben ser tratados de una manera cautelosa y bajo un riguroso control evolutivo.

Cardíacas	Arritmias, taquicardia
Gastrointestinales	Constipación, diarrea, anorexia, dolor abdominal
Metabólicas	Intolerancia a la glucosa, alcalosis metabólica hipokaliémica
Neuromusculares	Ataxia, confusión, fasciculaciones, hiporreflexia, irritabilidad, temblores musculares, parestesias dolorosas, cambios de personalidad, signo de Trousseau positivo, crisis convulsivas, tetania, vértigo, debilidad

Cuadro 16.2: Alteraciones producidas por la hipomagnesemia

También se deben considerar –aunque no incluir dentro del SRA– las potenciales complicaciones asociadas con la realimentación enteral, como vómitos, distensión abdominal, diarreas, dumping, etc., y a la nutrición parenteral, especialmente complicaciones metabólicas e infecciosas asociadas al uso de sondas y catéteres endovenosos.

16.4 Prevención y tratamiento

Lo esencial en el SRA es su prevención. Las recomendaciones para evitar el desarrollo del síndrome son las siguientes:

- Iniciar la realimentación con un aporte calórico bajo e incrementar en forma progresiva de acuerdo a la respuesta metabólica del enfermo (capítulo 15)
- Iniciar la reposición electrolítica (potasio, fósforo y magnesio) antes de iniciar el apoyo nutricional, a pesar de niveles séricos normales
- Evitar la sobrecarga hídrica, así como el aporte excesivo de sodio
- Suplementar con vitaminas, principalmente tiamina, antes de iniciar el aporte de glucosa
- Monitorear la respuesta metabólica con mediciones de electrolitos, glucosa, función renal, función hepática, niveles de proteínas, etc., sobre todo en la primera semana de realimentación
- Monitorear la función cardíaca

En caso de que se presente alguna manifestación de SRA, se deberá tratar de una manera sintomática (Cuadro 16.3).

Problema	Tratamiento
Deficiencia electrolítica	Reposición de agua y sales
Falla de bomba y sobrecarga de volumen	Diuréticos, inotrópicos, tiamina, magnesio y fósforo
Signos de encefalopatía	Tiamina y magnesio
Anemia y disfunción leucocitaria	Fósforo
Insuficiencia ventilatoria	Fósforo
Hiperglucemia	Disminuir la concentración de azúcares de la fórmula o aportarlos más lentamente

Cuadro 16.3: Tratamiento de los síntomas del SRA

Bibliografía

- Bloom WL. "Carbohydrates and water balance". *Am J Clin Nutr.* 1967; 20: 157-162.
- Cahill GF. "Starvation in man". *Clin Endocrin Metab* 1976; 5: 397-415.
- Carrillo Esper R. "Síndrome de realimentación". En: www.facmed.unam.mx/publica/revista/
- Coats KG, Morgan SL, Bartolucci AA, Weinsier RL. "Hospital-associated malnutrition: a reeevaluation 12 years later". *J Am Diet Assoc* 1989; 93: 27-33. 3.
- Craddock PR, Yawata Y, Van Santen. "Acquired phagocyte dysfunction: A complication of the hypophosphatemia of parenteral hyper alimentation". *N Engl J Med.* 1974; 290: 1403-7.
- Darsee JR, D Nutter. "Reversible severe congestive cardiomyopathy in three cases of hypophosphatemia". *Ann Intern Med* 1978; 89: 867-70.
- Fernández A. *Desnutrición grave.* Publicación PRONAP de la Sociedad Argentina de Pediatría, Buenos Aires. 2003;4:68-91.
- Fjeld CR, Schoeller DA, Brown KH. "Body composition of children recovering from severe protein energy malnutrition at two rates of catch up growth". *Am J Clin Nutr.* 1989; 50: 1266-75.

- Garnett ES, Barnard DL, Ford J. "Gross fragmentation of cardiac myofibrils after therapeutic starvation for obesity". *Lancet.* 1969; 1: 914-6.
- Hernandez Arondo, Gallo Chico B, Luna Cruz M *et al.* "Malnutrition on total parenteral nutrition: A cohort study to determine the incidence of refereeing syndrome". *Rev Gastroenterol Mex.* 1997; 62:260-5.
- Jacob HS, T Amsden. "Acute hemolytic anemia with rigid cells in hypophosphatemia". *N Engl J Med.* 1971; 285: 1446-50.
- Knochel JP, Barcenas C, Cotton Jr. "Hypophosphatemia and rhabdomyolisis". *J Clin Invest.* 1978; 62: 1240-6.
- Koretz RL. "Nutritional supplementation in the ICU". *Am J Respir Crit Care Med.* 1995; 151: 570-3.
- Lichtman MA, Miller DR, Cohen J. "Reduced red cell glycoysis, 2,3-diphosphoglycerate and adenosine triphosphate contentration, and increased hemoglobin-oxygen affinity caused by hypophosphatemia". *Ann Intern Med.* 1971; 74: 562-8.
- Newman JH, Neff TA, Ziporsin P. "Acute respiratory failure associated with hypophosphatemia". *N Engl J Med.* 1977; 296: 1101-3.
- O'Connor LR, Wheeler WS, Bethune JE. "Effect of hypohosphatemia on myocardial performance". *N Engl J Med.* 1977;297:901-3.
- Reuler JB, Girard DE, Cooney TG. "Wernicke's encephalopathy". *N Engl J Med.* 1985; 312: 1035-9.
- Stephen E, P Paragas. "Paresthesias, weakness, seizures, and hypophosphatemia in patients receiving hyperalimentation". *Gastroenterology.* 1972; 62: 513-20.
- Wharton BA, Howells GR, McCance RA. "Cardiac failure in *kwashiorkor*". *Lancet.* 1967; 2: 384-7.
- Weinsier RL, CL Krundieck. "Death from overzealous total parenteral nutrition: the refeeding syndrome revisited". *Am J clin Nutr.* 1981; 34: 393-9.

Valoración del alta y prescripción de dietas para el hogar

17

Mónica A. Di Sanzo
Eduardo A. Roggiero

Prescribir el alta hospitalaria no significa considerar la curación total, sino haber decidido continuar el tratamiento en el hogar del paciente. Para que esto sea posible, es necesario haber implementado, durante la internación, medidas que permitan un regreso normal y disminuyan el riesgo de recidivas. La decisión de otorgar el egreso hospitalario supone considerar no sólo los aspectos nutricionales del niño sino también la situación socioeconómica y psicológica de la familia, el tipo de agua que consume, la capacidad de cumplimiento de las indicaciones por parte de la madre y la factibilidad de realizar controles en su domicilio, hospital o centro de rehabilitación nutricional (CRN) (capítulo 14). La mayoría de las veces, los fracasos del tratamiento ambulatorio se deben a la falta de inclusión de todos estos aspectos y al desconocimiento de la cultura y características familiares.

17.1 Preparación para el alta

En forma simultánea al tratamiento nutricional, se debe trabajar con la familia del niño durante la internación con el fin de garantizar un normal regreso a su hogar y disminuir el riesgo de recaídas. En la medida de lo posible, una asistente social o personal entrenado en nutrición debe visitar la casa del paciente para asegurarse que después del alta se podrán realizar todos los cuidados necesarios. Si las condiciones del hogar fueran inadecuadas, se deben arbitrar las medidas tendentes a implementar una ayuda transitoria para la familia y si el niño se encontrara abandonado, se debe notificar a la Asesoría de Menores con el fin de encontrarle un hogar adoptivo.

Tomada la decisión de continuar de forma ambulatoria el tratamiento nutricional, se debe preparar una dieta de alta adaptada a los hábitos familiares y calculada de tal manera que cubra adecuadamente las necesidades del niño. Se debe instruir a la madre en la optimización de los recursos del hogar y priorizar, dentro de los miembros de la familia, a los niños pequeños en aquellos casos en donde la disponibilidad de alimentos sea muy limitada.

Es un hecho frecuente que, a medida que el niño adecua el peso para su talla, disminuyan el apetito, la ingesta alimentaria y la velocidad de ganancia ponderal. Esto es algo normal que puede producir una transitoria disminución de peso que si es leve, aislada y no se acompaña de otro signo, no es motivo suficiente para retrasar el alta. El criterio antropométrico para indicar el alta en los niños mayores de dos años es la adecuación del peso para la talla, a pesar de que ésta continúe alterada respecto de la edad, y en los niños menores de dos años, cuando se alcanza el peso correspondiente al percentil 50. No obstante, se puede decidir continuar ambulatoriamente el tratamiento con el 90% (– 1DE) de la adecuación en tanto los pacientes:

- Hayan recuperado el apetito y ganen peso con un ritmo normal o mayor.

- Ingieran una cantidad y calidad de alimento acorde a sus necesidades nutricionales.
- Hayan restablecido el vínculo afectivo con la madre.
- Se encuentren libres de infección.
- Hayan sido tratados o se encuentren en tratamiento de otras enfermedades asociadas como anemia, diarrea, parasitosis, etcétera.
- Hayan recibido las vacunas correspondientes.

Asimismo, se debe verificar que la madre:
- Sea capaz y desee cuidar al niño.
- Sepa cómo preparar las comidas adecuadas y alimentarlo.
- Sepa cómo hacer juguetes adecuados y tenga voluntad de participar en el juego con él.
- Sepa cómo manejar en su hogar la diarrea, fiebre e infecciones respiratorias agudas, así como reconocer los signos de alarma por los que debe consultar al médico.

Otro elemento a tener en cuenta en el momento de otorgar el alta hospitalaria es el índice creatinina/talla (capítulo 3). A diferencia de los niveles plasmáticos de albúmina, proteína transportadora de retinol, prealbúmina y transferrina que reflejan la ingesta proteica, este índice expresa la recuperación de la masa magra. Se considera que un índice creatinina/talla igual o mayor a 0,95 asociado a una relación peso/talla del 90% es un criterio razonable para diagnosticar la recuperación nutricional y decidir el egreso del hospital.

17.2 Instrucciones a los padres para prevenir las recaídas de la malnutrición

Tan importante como recuperar a un niño desnutrido es evitar que se vuelva a desnutrir después de una internación. Para esto se debe estimular a la madre durante la estadía hospitalaria reforzando el vínculo afectivo con su hijo. Cuando la madre recibe una educación adecuada en la institución, el porcentaje de recaídas es bajo.

Previo el alta hospitalaria, se debe asegurar que los padres o cuidadores conozcan las causas de la desnutrición y sepan prevenir las recaídas. Para ello se les debe enseñar:

- A estimular el desarrollo mental y emocional del niño
- A reconocer la importancia de una alimentación adecuada
- A reconocer los alimentos más apropiados
- A suministrar una cantidad suficiente de alimentos de alta densidad calórica
- A prevenir las deficiencias de vitaminas y minerales, mediante el consumo de frutas, vegetales y soluciones medicamentosas
- Las técnicas de preparación y conservación de los alimentos para evitar las posibles contaminaciones
- La manera de tratar y/o buscar tratamiento para la diarrea y otras infecciones frecuentes
- La importancia de un tratamiento regular de las parasitosis intestinales

17.3 Regímenes de alimentación

Antes del alta, la madre, o cuidador del niño debe practicar la preparación de las comidas y su técnica de administración. Es importante que la madre se sienta capaz, desee realizar las tareas y comprenda la importancia de una alimentación adecuada.

Los regímenes mixtos son básicamente similares a los recomendados para los niños sanos: deben aportar un mínimo de 110 kcal/k/día y cantidades suficientes de vitaminas y minerales como para favorecer un crecimiento óptimo. Los alimentos sólidos deben incluir carne, huevos, pescado, frutas, cereales, hortalizas, verduras y legumbres bien cocidas y enriquecidas con aceite a razón de 5 a 10 ml por cada 100 g. Conviene ofrecer alimentos adicionales o colaciones entre las comidas principales y, en este sentido, la leche de vaca es un alimento accesible, bien tolerado y fuente importante de proteínas y energía. Siempre que sea posible, en los niños menores de un año se indicará leche humana para lo que se debe estimular la lactancia natural durante la internación.

17.3.1 Cantidades diarias de alimentos sugeridas para cada edad

En las Tablas 17.1 y 17.2 se sugieren las cantidades diarias de alimentos para niños de primera y segunda infancia.

17.3.2 Alimentos según grupos

Respecto de los alimentos que se incorporan en una dieta mixta, se deben tener en cuenta algunas consideraciones:

Lácteos: Son alimentos ideales para dar en desayunos, meriendas y colaciones. La leche de vaca entera se puede ofrecer fluida o en polvo; sola o incorporada a otros alimentos como purés, postres y helados. Puede ser reemplazada por igual cantidad de yogur o por quesos, teniendo

Alimento	Cantidad diaria	Equivalencia
Leche	600 ml	3 tazas ó 4 vasos
Carnes o huevo	30 g	2 fetas finas de carne. 1 pata de pollo ¼ de filet de pescado 1 huevo (máximo 3 veces/semana)
Cereales o legumbres	30 g	3 cucharadas soperas en crudo
Hortalizas verdes o amarillas		1 taza
Papa, batata, choclo	150 g	1 unidad pequeña
Frutas	100 g	1 unidad pequeña
Pan o galletitas	30 g	2 rebanadas finas ½ pan pequeño 6 galletitas chicas
Azúcar o dulces	50 g	10 cucharaditas chicas
Grasas o aceites	30 g	3 cucharadas soperas

Tabla 17.1: Cantidad sugerida de alimentos para niños de primera infancia

Alimento	Cantidad diaria	Equivalencia
Leche	500 ml	2 tazas ó 3 vasos
Carnes o huevo	100 g	1 bife chico 1 muslo de pollo 1 filet de pescado 2 huevos (máximo 3 veces/semana
Cereales o legumbres	60 g	6 cucharadas soperas en crudo
Hortalizas verdes o amarillas		2 tazas (1 cocida y 1 cruda)
Papa, batata, choclo	200 g	1 unidad grande ó 2 pequeñas
Frutas	200 g	1 unidad mediana ó 2 pequeñas
Pan o galletitas	60 g	4 rebanadas finas 1 pan pequeño 12 galletitas chicas
Azúcar o dulces	75 g	15 cucharaditas chicas
Grasas o aceites	60 g	6 cucharadas soperas

Tabla 17.2: Cantidad sugerida de alimentos para niños de segunda infancia

en cuenta que un vaso equivale a una porción del tamaño de una cajita de fósforos. Al yogur se le puede adicionar leche en polvo para aumentar su valor nutricional.

Carnes: Es importante ofrecer pequeñas porciones de carne en forma diaria o bien porciones medianas día por medio. Las vísceras tienen un valor nutritivo similar al de otros cortes más caros, por lo que se pueden dar en su reemplazo una o dos veces por semana. Las carnes se pueden incluir en guisos, salpicones, albóndigas o hamburguesas caseras, sólo una vez al día, es decir, en el almuerzo o en la cena. Un huevo cocido, sólo o formando parte de un revuelto, tortilla, croqueta o adicionado a purés, cereales, etc., equivale a una porción de carne.

Hortalizas: Las hortalizas verdes (acelga, espinaca, hojas de remolacha, etc.) y amarillas (zapallo, zanahoria, etc.) se pueden incluir en sopas, guisos, purés, tortillas, croquetas y budines. Cuando se ofrecen crudos, se debe tener la precaución de lavarlas bien con agua segura. Se debe recordar que los vegetales crudos conservan mejor las vitaminas y minerales y que su combinación con las carnes y vitamina C mejora la absorción del hierro que contienen (capítulo 20).

Frutas: El niño debe ingerir frutas en forma diaria, en la medida de lo posible crudas, con cáscara y bien lavadas con agua segura. Se las puede ofrecer solas, en forma de jugos, purés o en ensalada de frutas.

Cereales y legumbres: Por sí solos los cereales y legumbres tienen proteínas de bajo valor biológico porque algunos de los aminoácidos necesarios para el metabolismo del niño se encuentran en bajas concentraciones. Sin embargo, al combinarlos entre sí o con alimentos de origen animal se mejora su calidad nutricional, por ejemplo, lentejas con arroz o polenta con leche. Asociados de esta forma pueden reemplazar a las carnes una o dos veces por semana. También pueden ser enriquecidos con aceite, manteca, crema, quesos o salsa blanca. Con el fin de manejar la saciedad del niño, conviene ofrecerlos en el tiempo de comida que no lleva carne y, para aumentar la biodisponibilidad del hierro, se los puede combinar con tomate o administrarlos simultáneamente con jugo de frutas cítricas.

Aceites y grasas: Los aceites y grasas se utilizan para aumentar el valor calórico de las preparaciones y vehiculizar vitaminas A, D, E y K. Los aceites, además, son una buena fuente de ácidos grasos esenciales.

17.3.3 Selección de los alimentos

Antes de seleccionar los alimentos que formarán parte de la dieta familiar, la madre debe saber que:

- Para organizar mejor las compras, es conveniente planificar las comidas con anticipación.
- En el momento de elegir un alimento, no sólo se debe tener en cuenta su costo sino también su valor nutritivo, por ejemplo, las gaseosas, golosinas, aderezos y productos de panificación son económicos pero tienen un valor nutritivo muy escaso.
- Los cortes de carne son nutritivos pero si tienen hueso no son convenientes porque tienen mucho desecho.
- Los embutidos y fiambres son caros y tienen menor valor nutritivo que la carne fresca.
- Las verduras y frutas de estación son más económicas que las que son de fuera de temporada.
- Los quesos son caros, pero es posible fabricarlos en el hogar, lo mismo que el yogur.
- En la medida de lo posible y si el costo lo permite, es preferible seleccionar alimentos fortificados sobre todo lácteos y cereales.

17.3.4 Sugerencias para enriquecer el valor nutritivo de los alimentos y preparaciones

Algunas medidas útiles para enriquecer el valor nutritivo de los alimentos de consumo:

- Los purés se pueden enriquecer con un huevo, leche, aceite, queso fresco o untable, manteca, margarina, crema o levadura de cerveza en polvo.
- Los cereales se pueden preparar directamente en leche y servirlos con salsa blanca, queso rallado, manteca, aceite o crema.
- Las verduras se pueden preparar en budines o suflés con salsa blanca y queso fresco.
- A las sopas se les puede adicionar un huevo cocido, leche en polvo o levadura de cerveza en polvo.
- Los jugos de frutas o licuados se pueden preparar con leche, crema, azúcar o yogur natural.
- Los copos de maíz se pueden mezclar con leche y azúcar o yogur.
- Los panqueques se pueden rellenar con frutas, dulce de leche o crema.
- A las gelatinas se les puede adicionar trozos de frutas y yogur.
- Las frutas se pueden servir con merengue, crema o mermelada.
- El pan o las galletitas de agua solo hay que utilizarlos como vehículo de manteca, quesos o dulces.

17.3.5 Sugerencias para el momento de la alimentación

- Se debe acostumbrar al niño a consumir los alimentos de mayor valor nutritivo.
- La variación en el sabor y presentación de las comidas estimula su ingesta.
- Se deben tratar de establecer horarios fijos para las comidas.
- Cuando el niño tiene hambre entre las comidas, es conveniente ofrecerle alimentos nutritivos de fácil digestión como ser una fruta, un vaso de leche o un yogur.
- Se debe evitar el consumo de golosinas, dulces, gaseosas y *snacks* entre las comidas.
- Los líquidos tienen mucha importancia en la alimentación infantil. Las bebidas más convenientes son los jugos naturales de frutas y verduras, el agua y la leche.
- Las infusiones como té, el mate cocido y café no son aconsejables por ser estimulantes del sistema nervioso central e interferir con la absorción del hierro no hemínico. Sin embargo, pueden ser administradas en desayunos y meriendas si se les agrega leche y azúcar.

- Los reemplazos de alimentos nutricionalmente similares (como la leche y el yogur) se pueden hacer en cualquier momento, en cambio los reemplazos de las carnes por otros alimentos se pueden hacer solo una o dos veces por semana.
- Es importante lavar muy bien los alimentos y asegurar su correcta conservación.
- Se debe instruir a la persona que cocina en el hogar para asegurar una correcta higiene de las manos en el momento de la preparación de los alimentos.

17.3.6 Sugerencias para los niños inapetentes

Las principales causas de anorexia son la administración de comidas monótonas; la incorporación demasiado tardía o precoz de la alimentación complementaria; la deficiencia de micronutrientes especialmente hierro, vitamina A y cinc; la infestación parasitaria, las conductas negligentes de la madre frente al rechazo de los alimentos; la ingesta de bebidas azucaradas durante las comidas y la suspensión o disminución de la calidad de los alimentos durante las enfermedades intercurrentes.

Las recomendaciones para los niños con inapetencia crónica son:

- Vigilar su crecimiento
- Fraccionar la ingesta alimentaria en un mayor número de comidas de menor volumen, por ejemplo en seis comidas diarias
- Ofrecer comidas enriquecidas con huevo, leche en polvo, carne picada, etc.
- Ofrecer el líquido al finalizar la comida
- No ofrecer vegetales o frutas crudas con cáscara porque producen una mayor saciedad
- No ofrecer pan antes y durante las comidas

17.4 Planificación del seguimiento

Durante el primer mes después del alta hospitalaria, el niño debe ser controlado en forma semanal, en lo posible en un consultorio especializado en desnutrición, no en un consultorio de pediatría general. Una vez alcanzada la adecuación peso para la talla, los controles pueden realizarse de forma mensual durante tres meses y luego en forma trimestral hasta el año del alta. Después de este tiempo, si la evolución es favorable, de modo semestral hasta los 3 años.

Bibliografía

- Carmuega, E. "La calidad de la dieta de los dos primeros años de vida. Hoy y Mañana". *Salud y Calidad de Vida de la Niñez Argentina.* CESNI. 1999.
- Dirección de Salud Materno-Infantil. *Manual Metodológico de Capacitación del Equipo de Salud en Crecimiento y Nutrición de Madres y Niños.* República Argentina. 1996.
- O'Donnell, A.M. "Tratamiento nutricional del niño desnutrido". *Boletín Cesni* Volumen 2. Abril 1989; 3-7.
- O'Donnell, A.M. "Desnutrición infantil". En: *Nutrición Infantil.* Buenos Aires: Celsius, 1986; 619-77.
- Organización Mundial de la Salud: *Tratamiento de la malnutrición grave: manual para médicos y otros profesionales sanitarios superiores.* Ginebra 1999.
- Piazza, N. "Desnutrición primaria". PRONAP, Publicación de la Sociedad Argentina de Pediatría. 2005; 2: 9-47.
- Torresani, M.E. "Cuidado nutricional en la desnutrición primaria". En: *Cuidado nutricional pediátrico.* 1ª ed. Buenos Aires: Eudeba, 2001; 249-63.

Vías de renutrición

18

Mónica A. Di Sanzo
Eduardo A. Roggiero

En el momento de ingresar al hospital, los niños mal nutridos tienen muy poco apetito, de manera que hace falta mucha paciencia y capacidad de persuasión para animarlos a comer, especialmente en las primeras semanas del tratamiento. No obstante, la ingesta alimentaria suele resultar insuficiente para alcanzar las metas nutricionales obligando a complementar la alimentación oral con soporte nutricional enteral y/o parenteral.

18.1 Nutrición enteral

La administración de nutrientes en el tubo digestivo es conocida como nutrición enteral (NE). Este tipo de nutrición se realiza por vía oral o por medio de sondas colocadas en estómago, duodeno o yeyuno proximal. (Cuadro 18.1) En la NE se aprovecha la función intestinal al mismo tiempo que se estimula la regeneración del epitelio atrofiado por el ayuno y las reiteradas infecciones intestinales. La NE es más fisiológica, segura, eficaz y económica que la nutrición parenteral (NP), en la que los nutrientes son directamente administrados en la circulación. Por estas razones, siempre debe ser la primera elección de tratamiento en los pacientes desnutridos.

La elección del tipo más apropiado de NE depende de:

- El estado funcional del tubo digestivo
- La severidad de la desnutrición
- Las complicaciones asociadas
- El apetito del paciente y la tolerancia alimentaria
- El tiempo estimado de tratamiento
- Los recursos disponibles

18.1.1 Alimentación oral

A través de la alimentación oral se pueden administrar alimentos con distinta presentación, sabor, consistencia, temperatura, densidad calórica y osmolaridad. La principal dificultad es que, la mayoría de las veces, por esta vía no se alcanzan las metas necesarias para restablecer el estado nutricional. Por esta razón, es necesario complementarla con una nutrición por sonda,

Alimentación oral			
Nutrición por sonda	Intubación no quirúrgica	SPP	Sonda nasogástrica
		STP	Sonda nasoduodenal Sonda nasoyeyunal
	Intubación quirúrgica	Gastronomía Yeyunostomía	

SPP: Sonda pre-pilórica; STP: Sonda transpilórica

Cuadro 18.1: Tipos de nutrición enteral

sobre todo cuando se trata de pacientes desnutridos graves. De cualquier forma, la vía oral siempre se debe mantener, aunque sea en pequeñas cantidades para que los lactantes conserven el reflejo de succión y los niños mayores recuperen progresivamente el sentido del gusto.

18.1.1.1 Características de los alimentos que se ofrecen por vía oral

a. Consistencia

La consistencia de los alimentos que se administran por vía oral puede ser líquida, semilíquida o sólida.

De los alimentos líquidos, la leche humana y las fórmulas de base láctea son las que se usan con mayor frecuencia por sus propiedades nutritivas y buena tolerancia digestiva. Las fórmulas de alimentación se seleccionan sobre la base del estado clínico y edad de los pacientes ya que su composición varía conforme a sus distintas necesidades nutricionales. En los niños menores de un año que abandonaron el amamantamiento, se deben aplicar todas las medidas que fomenten la relactación ya que la leche humana es el alimento ideal por sus componentes inmunológicos y nutritivos.

En los niños mayores se pueden ofrecer alimentos con otra consistencia, textura, composición y sabor diferentes a los de la leche. Las dietas orales se pueden elaborar con alimentos de uso cotidiano, adaptadas especialmente a la edad, gravedad y estado funcional del tubo digestivo.

b. Densidad calórica

La densidad calórica de los alimentos tiene importancia en función del apetito que tenga el niño, su edad y la meta nutricional estimada. Si se presentan dificultades para cubrir la meta calórica, es preferible elevar la densidad energética de las preparaciones a 1,3 kcal/gramo de alimento, antes que aumentar el volumen de cada comida. Esto se puede hacer fácilmente incorporando a las preparaciones azúcar, miel, dulces, aceites, mantecas, cremas o nutrientes modulares como glucosa, maltodextrinas y TCM.

En los casos en donde la única fuente de alimento es una fórmula láctea, se debe proceder de una manera ordenada: la primera medida es aumentar la concentración hasta el 18 ó 20%; luego adicionar maltodextrinas y como última opción agregar aceites o triglicéridos de cadena media (capítulo 15).

c. Osmolaridad

La osmolaridad es una propiedad de las soluciones determinada básicamente por su contenido en solutos (especialmente sodio y azúcares de bajo peso molecular). La importancia de controlar la osmolaridad de los preparados que se administran por vía enteral radica en la capacidad que éstos tienen de generar un gradiente osmótico entre la luz del intestino y el LEC, a través del cual se atrae agua, produciendo diarrea.

En condiciones normales, el estómago actúa como un reservorio que diluye con sus jugos a los alimentos y sustancias hipertónicas antes de que pasen al intestino delgado. En la desnutrición esta capacidad se encuentra alterada, razón por la que, las dietas con elevada carga osmolar pueden ser mal toleradas. Otras consecuencias de la hiperosmolaridad son el retardo del vaciamiento gástrico, el mayor riesgo de presentar vómitos y una disminución del apetito por sensación de plenitud postprandial.

d. Sabor

Una de las ventajas que tiene la alimentación oral respecto de otras formas de alimentación es que es más fisiológica, en tanto el niño puede percibir los sabores y texturas de los alimentos que se le ofrecen. Una selección de comidas que contemple las preferencias y hábitos del paciente suele ser bien aceptada, mejorando el ánimo y acelerando la evolución durante la internación.

e. Temperatura, volumen y contenido bacteriano de las preparaciones

La temperatura de los alimentos que se ofrecen por vía oral no debe ser excesivamente fría ni caliente, a fin de que sea bien aceptada por el niño. En relación con el volumen de cada toma, está condicionado a la capacidad gástrica, aproximadamente el 3% del peso corporal (capítulo 15) y, con respecto al contenido bacteriano, es conveniente cocinar muy bien los alimentos para disminuir la carga de gérmenes que ingresa al tubo digestivo, pero no es necesario que estén estériles ya que en condiciones normales, el ácido clorhídrico destruye la mayor parte de las bacterias que puedan contener.

18.1.2 Nutrición por sondas

En este tipo de nutrición, los nutrientes llegan al estómago, duodeno o yeyuno proximal a través de una sonda colocada en forma incruenta desde la nariz o a través de una abertura quirúrgica llamada ostomía. Es una vía alternativa de tratamiento que no cumple con las etapas de degustación, ingestión, masticación, salivación y deglución como ocurre con la alimentación oral. La nutrición a través de una sonda está indicada en aquellos casos en que las necesidades nutricionales superan a la ingesta alimentaria, ya sea en forma de alimentación única o complementando la vía oral.

De todos los tipos, las más utilizadas en la práctica cotidiana son las intubaciones nasogástricas con sondas de polivinilo, siliconas o poliuretano de 2,0; 2,3 ó 2,8 mm de calibre interno. Estas sondas son bien toleradas, seguras, económicas, efectivas y su uso no requiere de entrenamientos sofisticados o servicios de alta complejidad. Las sondas colocadas quirúrgicamente a través de gastro y yeyunostomías requieren cierta complejidad técnica, son más costosas y no están indicadas para el tratamiento de las desnutriciones carenciales sino para tratamientos más prolongados, como las desnutriciones secundarias a enfermedades crónicas o procesos hipermetabólicos.

Los preparados que se administran a través de las sondas pueden ser comerciales o de elaboración artesanal y en ambos casos deben cumplir ciertos requisitos en cuanto a consistencia, osmolaridad, temperatura, volumen y contenido bacteriano.

18.1.2.1 Características de las fórmulas enterales

a. Consistencia

Las preparaciones deben tener una consistencia líquida que permita su pasaje a través de las sondas. La mayoría de las fórmulas de base láctea fluye satisfactoriamente a través de cualquier sonda, sobre todo si se las administra con una bomba de nutrición. Cuando se adicionan módulos proteicos, hidrocarbonatados o lipídicos se debe controlar la viscosidad del preparado ya que éstos suelen espesarse provocando obstrucciones mecánicas.

b. Densidad calórica

Las fórmulas más utilizadas por su eficacia y buena tolerancia digestiva son las que aportan entre 0,7 y 1,0 kcal por ml.

Aunque se puede incrementar el valor calórico de los preparados concentrándolos o adicionando caseinatos, TCM, glucosa o maltodextrinas para lograr una densidad entre 1,3 y 1,5 kcal por ml, las fórmulas hipercalóricas exigen un esfuerzo metabólico que el niño desnutrido no siempre puede poner en marcha, especialmente cuando se inicia el tratamiento. Adicionalmente, la administración de fórmulas hipercalóricas requiere de una buena función renal al mismo tiempo que se aumenta la oferta de agua libre.

c. Osmolaridad

La mayoría de las fórmulas artesanales y comerciales que se utilizan en la práctica diaria tiene osmolaridades que van de los 270 (isotónicas) a los 500 mOsm/l (hipertónicas). Las secreciones intestinales de un niño bien nutrido tienen –en promedio– una osmolaridad de 285 mOsm/l y de un niño desnutrido crónico de 265 a 270 mOsm/l.

En condiciones normales es raro que las fórmulas isotónicas provoquen diarrea porque tienen una osmolaridad similar a las de las secreciones intestinales, pero en un niño desnutrido –que tiene secreciones con menor osmolaridad– una fórmula isotónica es capaz de establecer un gradiente osmolar entre el lumen intestinal y el LEC provocando diarrea, sobre todo si ésta no es administrada en el estómago sino en el duodeno o yeyuno. Cuando el estado nutricional del niño mejora y se normaliza su medio interno (sobre todo los niveles de sodio en el LEC), las fórmulas se toleran mejor y el riesgo de diarrea osmótica disminuye.

d. Sabor

Por tratarse de una alimentación que saltea la etapa bucal, el sabor de las preparaciones pierde importancia, de manera que por esta vía se pueden adicionar nutrientes –como aceites y caseinatos– que administrados por vía oral, podrían no ser bien aceptados.

e. Temperatura, volumen y contenido bacteriano de las preparaciones

Las fórmulas enterales son susceptibles de sufrir contaminación microbiana durante su preparación, conservación y manipulación. Si bien existen fórmulas comerciales, listas para usar, estériles que –conectadas a un sistema de infusión cerrado– previenen muchos de estos tipos de contaminación, su costo es elevado y esto puede ser un obstáculo cuando el tratamiento de renutrición se prolonga. Si las fórmulas se elaboran de modo artesanal, se debe contar con un lugar de uso exclusivo especialmente diseñado y capacitar al personal en las técnicas de preparación y asepsia. Las preparaciones artesanales deben ser refrigeradas entre 4 y 8 °C por un período no mayor a 12 horas y administradas a una temperatura no mayor de 8 °C. Las soluciones demasiado frías o calientes suelen provocar cólicos, vómitos y diarrea por espasmo de la musculatura intestinal, sobre todo si son infundidas en el duodeno o yeyuno. Para disminuir el riesgo de contaminación durante la infusión, es conveniente fraccionarlas de tal manera que el tiempo de colgado junto al enfermo no supere las cuatro horas.

El volumen que se debe administrar en cada toma depende de la edad, peso corporal, osmolaridad de la fórmula y tipo de alimentación (gástrica, duodenal o yeyunal) ya que el estómago tiene capacidad para dilatarse y recibir un volumen líquido de hasta 30 ml/k, no así otros sectores del tubo digestivo que requieren una infusión más continua y de menor volumen.

La presencia de la fórmula en el estómago origina una sensación de plenitud postprandial que puede interferir la alimentación oral en las horas que siguen a la infusión. Esto no ocurre con la alimentación transpilórica en donde el estómago se mantiene relajado.

En el Cuadro 18.2 se resumen algunas características de las fórmulas pre y post-pilóricas.

f. Formas de administración

Las fórmulas enterales se pueden administrar por gavage, gastroclisis nocturna o infusión continua.

- *Gavage:* Es una forma de administrar el alimento de manera intermitente, en donde un determinado volumen de alimento se administra en el estómago con jeringa o por goteo, de una manera relativamente rápida. Esta forma de alimentación está indicada en los pacientes que no presentan vómitos y que tienen una buena función intestinal, siendo de elección en aquellos casos en donde se consumen alimentos por vía oral pero éstos no son suficientes para cubrir las necesidades calórico-proteicas. La administración de fórmulas por gavage se puede hacer en los intervalos entre las comidas, horas de siesta y sueño nocturno. No es recomendable utilizar este método en las alimentaciones post-pilóricas.
- *Infusión continua:* Esta técnica continua utiliza bombas de infusión a través de las que se administran lenta pero continuamente volúmenes mayores de fórmula en el estómago, duodeno o yeyuno. La infusión continua está indicada en aquellos casos en donde la ingesta alimentaria es muy deficiente y es necesario que la mayor parte del valor calórico sea provisto por una fórmula. El uso de las bombas de infusión disminuye el riesgo de complicaciones como cólicos, diarrea, vómitos y broncoaspiración.
- *Gastroclisis nocturna:* Esta forma de administrar el alimento es una combinación de las dos técnicas anteriores ya que las fórmulas se infunden por goteo lento en el estómago aprovechando las horas de sueño nocturno. La gastroclisis está indicada en pacientes leve o moderadamente enfermos, que presentan una aceptable ingesta alimentaria durante el día, pero que no alcanza para cubrir toda la meta nutricional.

18.1.3 Insumos para la alimentación por sondas

- *Fórmulas enterales:* son aquellos productos constituidos por una mezcla definida de macro y micronutrientes que se administran por vía digestiva. Con carácter general se entiende que se trata de fórmulas nutricionalmente completas, por lo que resulta habitual utilizarlas como única fuente nutricional.
- *Fórmula nutricionalmente completa:* es aquella que contiene la cantidad suficiente de todos y cada

	Alimentación	
	Pre-pilórica	Post-pilórica
Interferencia con la alimentación oral	Sí	No
Temperatura	SC: ambiente; SA: refrigerada	SC: ambiente; SA: refrigerada
Osmolaridad	≤ a 500 mOsm/l	≤ a 300 mOsm/l
Ritmo de infusión	Gavage o continua	Flujo continuo
Necesidad de bomba de infusión	Preferente	Obligatorio
Esterilidad	Preferente	Obligatoria
Riesgo de infección	Menor	Mayor
Complejidad de la fórmula	Polimérica	Oligomérica o monomérica
Elaboración	Artesanal o Comercial	Artesanal o Comercial
Costo	Menor	Mayor
Complicaciones más frecuentes	Vómitos, distensión abdominal	*Dumping*, contaminación, diarrea osmótica

SC: sistema cerrado; SA: sistema abierto

Cuadro 18.2: Características de las fórmulas enterales

uno de los nutrientes requeridos para cubrir la totalidad de las necesidades de la persona a la que se prescribe con la dosis indicada.

- *Complementos (Suplementos)* son aquellos productos que se utilizan en el tratamiento de situaciones metabólicas especiales, diseñados para complementar los alimentos de consumo ordinario cuando éstos son insuficientes para cubrir las necesidades de un paciente. Son fórmulas no necesariamente completas ni necesariamente equilibradas, por lo que en ese caso no deben constituir una fuente exclusiva de alimentación.
- *Módulos* son preparados enterales constituidos en general por un solo nutriente. La combinación de varios módulos puede utilizarse para llevar a cabo una nutrición enteral completa. Se utilizan para pacientes con requerimientos especiales de energía y/o nutrientes.

18.1.4 Tipos de fórmulas enterales

Las fórmulas enterales se dividen en dos grupos principales: a) completas, que contienen todos los nutrientes necesarios para el tratamiento nutricional y b) modulares, que contienen solo un nutriente y que son empleadas para suplementar una dieta o constituir una fórmula completa de elaboración artesanal.

18.1.4.1 Fórmulas artesanales y listas para usar

Las fórmulas enterales comerciales listas para usar han sido diseñadas para reemplazar en ciertos casos a las dietas elaboradas en los servicios de nutrición. Tienen algunas ventajas como por ejemplo la composición definida de los nutrientes que contienen, la facilidad de administración, almacenamiento y esterilidad (sistema cerrado). Su mayor inconveniente es el elevado costo, derivado del hecho de que la mayoría de ellas se producen en el extranjero.

Las fórmulas artesanales se elaboran a partir de la combinación de alimentos de uso cotidiano y/o productos enterales en polvo o módulos (sistema abierto).

18.1.4.2 Fórmulas F-75 y F-100

Las F-75 y F-100 recomendadas por la OMS para la renutrición de los pacientes desnutridos son dos fórmulas poliméricas que aportan 0,75 y 1 kcal por ml, respectivamente (capítulo 15). Por tratarse de preparados elaborados artesanalmente con alimentos de uso cotidiano, no es recomendable utilizarlos por vía transpilórica, en razón de la complejidad de sus nutrientes y la carga bacteriana que puedan contener.

En comparación con la F-100, la fórmula F-75 tiene una osmolaridad, concentración de lactosa y proteínas menores, que la hacen más adecuada para el período inicial de la realimentación.

18.1.4.3 Fórmulas especiales

a. Fórmulas sin lactosa

Dentro de las fórmulas especiales existen muchos preparados que no contienen lactosa, como fórmulas con proteínas de soja, hidrolizados, etc., pero se entiende como fórmulas sin lactosa aquellas en donde este disacárido ha sido sustituido por maltodextrinas y/o polímeros de glucosa, siendo el resto su composición similar al de una fórmula de inicio. Las maltodextrinas y polímeros de glucosa son utilizados en virtud de la baja osmolaridad que producen y su mejor digestión y absorción a través de las glucoamilasa y maltasa de ribete (capítulo 7). Las fórmulas sin lactosa son bien toleradas y poseen un elevado porcentaje de grasas como TCM. Su indicación precisa es la diarrea persistente secundaria a una deficiente actividad de la lactasa intestinal. Tienen el inconveniente de elevar el costo del tratamiento, hecho importante cuando éste se hace en forma ambulatoria. De cualquier forma, la utilización de estas fórmulas debe ser temporal, hasta que se regenere la mucosa y recupere la actividad enzimática, por lo que el tiempo de restricción variará según cada paciente. Para aumentar la densidad calórica de las fórmulas sin lactosa, se les puede adicionar módulos calóricos o llevarlas hasta una concentración del 20%; esta última opción es de preferencia (capítulo 15).

Es conveniente que previo a iniciar el tratamiento domiciliario se haga una prueba terapéutica bajo supervisión médica, reintroduciendo la lactosa en forma modificada, por ejemplo en yogur, ligada en postres de leche, flanes o salsa blanca o formando parte de infusiones. Esto promueve la recuperación de la enzima, lo que reduce su tiempo de restricción.

b. Fórmulas oligoméricas o semielementales

Estas fórmulas no contienen lactosa y utilizan como fuente de azúcar a la glucosa y maltodextrinas. La fuente de proteínas es una mezcla de caseína con otras proteínas animales y vegetales parcialmente hidrolizadas y la de lípidos es una combinación de ácidos grasos de cadena corta, larga y especialmente TCM. La osmolaridad varía entre los 450 y 650 mOsm/l y el contenido en residuo es menor que en las fórmulas poliméricas.

Las fórmulas semielementales están indicadas en los pacientes desnutridos graves con malaabsorción por atrofia intestinal, y en la intolerancia a la lactosa asociada a una alergia a las proteínas de la leche de vaca.

Entre sus desventajas se encuentran su elevado costo y el mal sabor que tienen debido el contenido de aminoácidos azufrados, que es proporcional al grado de hidrólisis.

c. Fórmulas monoméricas o elementales

Las fórmulas monoméricas son preparados sintéticos elaborados con oligopéptidos de dos y tres aminoácidos, maltodextrinas, polímeros de glucosa y una elevada proporción de sus grasas en forma de TCM (aproximadamente el 40%).

Estas fórmulas han sido diseñadas para que sean digeridas y absorbidas de una manera sencilla, aun en presencia de una atrofia importante de la mucosa intestinal.

Las fórmulas monoméricas se utilizan en niños con desnutrición grave asociada a diarrea crónica en los que han fracasado otros tipos de fórmulas. Igual que las anteriores, tienen la desventaja de su mal sabor y alto costo, además de poseer una elevada osmolaridad, alrededor de 800 mOsm/l.

d. Fórmulas de continuación

Muchas veces el costo de las fórmulas dificulta el tratamiento de los pacientes desnutridos. En estos casos, se pueden emplear fórmulas de continuación con las que se alimenta a los niños sanos a partir de los 6 meses. En promedio, estas fórmulas aportan de 65 a 80 kcal y de 2,1 a 2,8 g de proteínas por cada 100 ml cuando se las diluye al 15% pudiendo aumentarse su densidad calórico-proteica, si se las concentra al 20%.

Las fórmulas de continuación pueden ser indicadas en pacientes sin síntomas gastrointestinales y con deterioro leve o moderado de su estado nutricional.

18.1.4.4 Elección de la fórmula enteral

La elección de la fórmula de alimentación enteral se debe basar en la condición clínica del paciente, sus necesidades nutricionales y el estado funcional del intestino previo al inicio del tratamiento, los recursos económicos disponibles, la factibilidad de utilizar distintas sondas, elaborar preparaciones y el tiempo estimado de tratamiento.

Los vómitos, cólicos, distensión abdominal, deshidratación, diarrea y falta de progresión de peso son signos de intolerancia que obligan a vigilar la temperatura de los preparados, el ritmo de infusión, el aporte osmolar, la densidad calórica y la complejidad de la fórmula de alimentación. La intolerancia persistente puede ser signo de complicaciones asociadas como intolerancia a la lactosa, hipoalbuminemia severa, parasitosis, infecciones bacterianas y sepsis que deben ser convenientemente tratadas.

18.1.4.5 Conservación de las fórmulas enterales

Si bien las fórmulas comerciales tienen indicaciones de conservación propias y dadas por el fabricante, en líneas generales se administran y conservan de una manera similar a la que se muestra en el Cuadro 18.3.

18.2 Nutrición parenteral

La nutrición parenteral es un procedimiento de excepción en el tratamiento de la desnutrición que administra los nutrientes directamente en circulación a través de catéteres colocados en venas de grueso calibre. Se la utiliza en forma transitoria, por cortos períodos de tiempo y como última alternativa en pacientes con diarrea intratable,

	Sistema Abierto	Sistema Cerrado
Temperatura de conservación una vez preparada y envasada	4 a 8 °C (hasta 15 minutos antes de colgar)	Temperatura ambiente (22 a 24 °C)
Tiempo de conservación luego de la elaboración	Hasta 12 horas	Depende de la empresa
Tiempo de colgado	Hasta 4 horas	24 horas los LPU. No más de 8 hs. Los LPU que deben ser trasvasados (en lata o tetrapack®) debiéndose utilizar dentro de las 12 hs. de abierto
Refrigeración durante la administración	Conveniente	No es necesario
Temperatura de administración	No > 8 °C	Temperatura ambiente (no > a 24 °C)

Cuadro 18.3: Administración y conservación de las fórmulas enterales

mala absorción severa o fracaso comprobado de la alimentación enteral.

Sus mayores desventajas derivan de la elevada incidencia de complicaciones metabólicas e infecciosas y su elevado costo.

La nutrición parenteral se puede indicar en forma exclusiva o en combinación con la nutrición enteral hasta tanto mejore el paciente y restablezca su función digestiva.

Bibliografía

- Normas de buena práctica para la preparación y administración de terapia nutricional enteral. Normas AANEP, 2005.
- Bastow MD. "Complications of enteral nutrition". *Gut.* 1986; 27: 51-5.
- Gabr M, Maraghi S, Morsi S. "Management of lactose intolerance secondary to protein calorie malnutrition with soy based lactose free formula". *Nutr Rep Int* 1983; 27:51-58. Citado en Ballabriga A., Carrascosa A.: *Nutrición en la Infancia y Adolescencia.* Madrid: Ed. Ergón. 1998; 579-82.
- Greene HL, McCabe DR, Merenstein GB. "Protracted diarrhea and malnutrition in infancy: changes in intestinal morphology and disaccharidase activities during treatment with total intravenous nutrition or oral elemental diets". *Journal of Pediatrics.* 1975; 87:695-701.
- Guidlines for the use of parenteral and enteral nutrition in adult and pediatric patients. *JPEN.* 2002; (26):130-8.
- Kagawa Busby, Heitkemper M, Hansen B *et al.* "Effects off diet temperature on tolerance of enteral feedings". *Nurs. Res.* 1980; 29: 276-80.
- Kirby DF, Delegge MH, Fleming CR. "American Gastroenterological Association technical review on tube feeding for enteral nutrition". *Gastroenterology.* 1995; 104 (8): 1282-301.
- Isely MB. "Fórmulas infantiles". En: Lorenzo J, Guidoni ME, Díaz M y cols. *Nutrición Pediátrica.* Rosario: Corpus. 1ª edic. 2004; 99-106.
- O'Donnell AM. "Tratamiento nutricional del niño desnutrido". *Boletín Cesni* Volumen 2. Abril 1989.
- O'Donnell AM. "Desnutrición infantil". En: *Nutrición Infantil.* O'Donnell, A.M. Buenos Aires: Celsius, 1986; 619-77.
- Orenstein SR. "Enteral versus parenteral therapy for protacted diarrhoea of infancy. A prospective randomised trial". *Journal of Pediatrics.* 1986; 109:277-86.
- Organización Mundial de la Salud: *Tratamiento de la malnutrición grave: manual para médicos y otros profesionales sanitarios superiores.* Ginebra 1999.
- Payne PR. "Safe protein calorie ratios in diets. The relative importance of protein and energy intake as causal factors in malnutrition". *Am Jour of Clin Nut.* 1975; 28: 281-6.
- Ponsky JL, Gauderer MW, Stellato TA. "Percutanoeus approaches to enteral nutrition". *Am J of Surgery.* 1985; 149: 102-5.
- Ros L, Membrado J, Ubalde E. "Fórmulas especiales en la alimentación del niño". En: Bueno Lozano M, Sarría A, Pérez González JM: *Nutrición en pediatría.* Madrid: Ergón. 2003. 169-81.
- Schor I, Grenada L. "Alimentación enteral". En: Montemerlo H, Menéndez AM, Slobodianik NH: *Nutrición enteral y parenteral.* Buenos Aires. Abbott Laboratories 1999; 125-36.
- Torresani ME. "Cuidado nutricional en la desnutrición primaria". En: *Cuidado nutricional pediátrico.* 2ª ed. Torresani ME y col. Buenos Aires: Eudeba, abril de 2006; 349-64.
- Trujillo EB, Robinson MK, Jacobs DO. "Nutritional assessment in the critically ill". *Crit Care Nurse.* 1999; 19 (1):67-78.

Desnutrición oculta en la infancia

19

Silvana A. López Martínez

En la Argentina, en los últimos años, se han producido cambios en el perfil nutricional de su población infantil, observándose una elevada prevalencia de baja talla, sobrepeso, obesidad y carencias nutricionales específicas en niños aparentemente sanos. Probablemente esta situación sea debida a la creciente incorporación en la dieta habitual de alimentos ricos en grasas y azúcares que hace que se cubran las necesidades de energía y de proteínas, pero no así las de vitaminas y minerales. Estos cambios en los hábitos alimentarios de la población han determinado un mayor riesgo de carencias nutricionales, hecho conocido como *desnutrición oculta.*

A pesar de no provocar el impacto social de las desnutriciones aguda y crónica, este tipo de desnutrición es muy frecuente en la Argentina y América Latina. Debido a su universalidad geográfica y de estratos sociales, representa un problema sanitario importante que requiere una instrumentación adecuada para su diagnóstico y un abordaje médico apropiado.

19.1 Concepto de desnutrición oculta

La desnutrición oculta es definida por la OMS y la UNICEF como el *conjunto de carencias de micronutrientes que no comprometen mayormente el peso ni la talla.*

A diferencia de las desnutriciones aguda y crónica que se diagnostican de una manera relativamente sencilla por medio de la antropometría, la desnutrición oculta puede inferirse a través de indicadores alimentarios (encuestas alimentarias) los que permiten determinar ingestas deficientes, sin embargo, el diagnóstico certero requiere de indicadores bioquímicos específicos para cada nutriente, hecho que dificulta la realización de estudios poblacionales.

19.1.1 Deficiencia de micronutrientes

La deficiencia de micronutrientes evoluciona en tres etapas: la primera corresponde a la disminución de los depósitos corporales, la segunda comprende las alteraciones metabólicas sin síntomas y la tercera a la enfermedad carencial propiamente dicha (capítulo 6). De esta manera, puede entenderse que la aparición de síntomas expresa de una manera tardía deficiencias nutricionales de mayor tiempo de evolución. En este momento, la deficiencia deja de ser *oculta* y es por eso que los indicadores clínicos no resultan útiles para la detección temprana de este tipo de desnutrición.

Basándose en esto, se infiere que la prevalencia de desnutrición oculta es elevada, sobre todo en algunos grupos etáreos en quienes, por su condición biológica, necesidades y hábitos alimentarios existe una gran vulnerabilidad, como son los niños de primera infancia y los adolescentes. Estos pacientes son vulnerables en virtud de: a) el momento biológico de crecimiento físico e intelectual; b) los elevados requerimientos nutricionales con respecto a los adultos y c) los hábitos alimentarios inadecuados, con ingestas deficientes de micronutrientes y excesivas en calorías vacías.

Es difícil conocer con exactitud la prevalencia de desnutrición oculta en la población porque la información que brindan las encuestas alimentarias debe ser confirmada con un examen físico minucioso y estudios bioquímicos a veces complejos. Existen nutrientes como el hierro, que pueden ser medidos en cualquier momento de su deficiencia, pero otros como cinc, magnesio, calcio, etc., requieren de varias determinaciones que, en conjunto, sólo ofrecen indicios de deficiencia de una manera poco precisa.

Ante estas dificultades, resulta una buena medida sospechar de desnutrición oculta en todo niño con apariencia sana –incluso obeso–, con ingesta deficiente de uno o más nutrientes detectada por la anamnesis, cualquiera fuera su edad, actividad física o clase social.

La evaluación alimentaria cuidadosamente realizada es fundamental y brinda información acerca del riesgo de carencias nutricionales; es muy útil para la interpretación de los hallazgos más sutiles de la clínica o para la selección del plan de estudios complementarios.

19.2 Desnutrición oculta en la Argentina

Como muchos países de América Latina, la Argentina es un país que se encuentra en un proceso de transición demográfica, epidemiológica y nutricional. La situación actual de la población infantil muestra una prevalencia creciente de sobrepeso, obesidad y desnutrición oculta, a la vez que disminuyen lentamente los índices de desnutrición aguda y crónica. Mientras que éstas dos últimas afectan a los sectores sociales más carecientes, el sobrepeso, la obesidad y las carencias específicas aparecen en todo el espectro social, incluso en sectores de alto poder adquisitivo. De hecho, pueden coexistir distintos estados nutricionales en una misma región geográfica, nivel social, y aún en diferentes momentos de un mismo individuo.

La coexistencia de ambas condiciones –déficit y exceso– al nivel individual, familiar o poblacional, implica situaciones y relaciones complejas para su abordaje. La complejidad de estas situaciones y la dificultad para diagnosticar de una manera precoz y certera las deficiencias apenas se producen, representa un desafío importante en términos de delinear acciones tendientes a mejorar las condiciones de salud y nutrición de una población.

19.2.1 Deficiencias nutricionales más prevalentes

Las deficiencias nutricionales más frecuentes comprobadas en la Argentina son las de hierro, calcio y vitamina A. En algunas zonas del país, debido a condiciones particulares del agua, clima o incidencia de rayos solares, también son frecuentes las carencias de yodo, cinc y vitamina D. En niveles sociales de mayor poder adquisitivo, el consumo de vitaminas B_1, B_2, B_6 y C tiende a ser marginalmente insuficiente debido a los hábitos alimentarios poco saludables y a la alta elaboración de los alimentos que consumen. A pesar de que no comprometen el tamaño corporal, todas estas deficiencias pueden afectar la capacidad intelectual, el estado inmunológico, la visión, la actividad física, la calcificación ósea y otras funciones vinculadas con el metabolismo.

Como el diagnóstico poblacional de una deficiencia de micronutrientes es complejo y costoso, debido a que la información de las encuestas alimentarias debe ser confirmada con estudios bioquímicos, los trabajos realizados en muestras representativas de población no son numerosos. Las principales investigaciones se han encaminado hacia el estudio del hierro y vitaminas A y D. Otros nutrientes fueron investigados solamente con encuestas, estimándose como marginales o deficientes cuando se detectaron ingestas por debajo de las recomendaciones. A través de este método la información disponible es mayor, pero también menos confiable.

En el año 1998, un estudio encabezado por la Dra. Elvira Calvo y el Centro de Estudios sobre Nutrición Infantil (CESNI) investigó la ingesta de calcio, hierro y vitaminas A y C en niños del conurbano bonaerense, provincia de Misiones y Tierra del Fuego, mostrando los siguientes resultados (Tabla N° 1):

	GBA	Misiones	Tierra del Fuego
Calcio	49,2%	47,3%	46,3%
Hierro	89,4%	95,7%	87,1%
Vitamina C	60%	75%	56,4%
Vitamina A	–	–	47%

Tabla 19.1: Prevalencia de niños con ingestas por debajo de la recomendación de calcio, hierro y vitaminas A y C. Encuestas del Gran Buenos Aires, Misiones y Tierra del Fuego

Fuente: O'Donell A, E. Carmuega. "La transición epidemiológica y la situación nutricional de nuestros niños". *Boletín CESNI*. Volumen 6. CESNI. Argentina. 1998.

En 1991, otro estudio realizado en la ciudad de Azul, provincia de Buenos Aires, que evaluó al 80% de la población entre 6 y 18 años por medio de encuestas dietéticas, mostró una ingesta deficitaria del 30 al 60% con respecto a las RDA de vitaminas A, C, ácido fólico y calcio.

Estos trabajos demuestran que la prevalencia de deficiencias específicas en la Argentina es elevada, sobre todo para algunos nutrientes, lo que constituye un problema sanitario importante a resolver.

19.2.2 Deficiencia de hierro

La deficiencia de hierro es la carencia nutricional comprobada más importante del mundo, así como la causa más frecuente de anemia en niños y mujeres en edad reproductiva. Su incidencia es mayor en los países en vías de desarrollo, siendo los grupos más vulnerables los menores de 2 años, adolescentes, embarazadas y mujeres en edad fértil.

El diagnóstico de la carencia subclínica se hace con recordatorios, encuestas e historia alimentarias que incluyan preguntas sobre la duración de la lactancia natural, alimentación complementaria, suplementación con hierro, frecuencia de consumo de carnes, etc., y la confirmación bioquímica a través de indicadores sensibles como la ferritina sérica, protoporfirina cinc eritrocitaria, receptores de transferrina, porcentaje de saturación de transferrina y dosaje de hierro libre circulante (ferremia). La deficiencia instalada se diagnostica por medio del recuento eritrocitario, volumen corpuscular y determinación de la hemoglobina bajos (capítulo 20).

19.2.3 Deficiencia de calcio

La ingesta deficiente de calcio aparece sin excepción en los niños mayores y adolescentes en todas las encuestas alimentarias y su causa es el bajo consumo de leche y derivados, principales fuentes de este mineral. Se calcula que en la actualidad, los niños consumen un 16% menos de leche que los niños de la década del 70.

A pesar de que su deficiencia no influye en el crecimiento longitudinal, compromete la densidad y estructura óseas. En general, las consecuencias del déficit se evidencian a largo plazo (como en el caso de las mujeres en edad posmenopáusica con la aparición de osteoporosis). En este sentido, una de las medidas que se reconocen como más efectivas es asegurar una ingesta adecuada de calcio en la niñez, sobre todo en la etapa prepuberal y puberal, que son los momentos en donde se produce la mayor aposición de calcio en los huesos, y el instrumento para lograrlo es la educación alimentaria.

Como el 98% del calcio corporal total se localiza en los huesos y dientes y sólo el 2% circula por el plasma, la calcemia no es un buen reflejo de su estado en el organismo. Por esta razón, su estudio requiere de técnicas más específicas y complejas como radiografías, densitometría ósea, resonancia magnética nuclear, tomografía computada, electrocardiogramas, etc., que dificultan los estudios poblacionales.

19.2.4 Deficiencia de vitamina A

Estudios realizados en la ciudad de Buenos Aires y en Tierra del Fuego, a través de encuestas dietéticas y determinaciones de retinol plasmático, muestran una elevada prevalencia de baja ingesta de vitamina A y precursores, que justifica la puesta en marcha de programas masivos de fortificación alimentaria. En algunas regiones de América Latina, la deficiencia de vitamina A es un problema que contribuye al pobre desarrollo físico y mental de grandes sectores de la población. En comunidades en donde esta deficiencia es endémica y grave, los niños suelen tener una baja talla, aunque no se puede determinar fehacientemente si esto se debe de forma exclusiva a la deficiencia de retinol o a las condiciones generales de alimentación, salud y medio ambiente. Otros signos de deficiencia grave son: xeroftalmia, alteraciones en la visión nocturna, lesiones en la piel y aumento de la susceptibilidad a infecciones, sobre todo virales.

El mejor método de diagnóstico es su determinación en el tejido hepático. Otros métodos posibles son las mediciones de retinol en plasma y las pruebas de respuesta a dosis relativas (capítulo 3).

La suplementación y fortificación de alimentos tiene un efecto positivo sobre la morbimortalidad por diarreas e infecciones respiratorias lo que, probablemente, repercuta de forma positiva sobre el crecimiento de los niños. A la inversa, después de una diarrea o infección respiratoria, existe un mayor riesgo de deficiencia.

Los alimentos de origen animal fuentes de vitamina A son la manteca, la leche entera, los pescados grasos, el hígado, los huevos, los quesos y la yema de huevo. Los vegetales fuente de carótenos son la acelga, el berro, la zanahoria, el tomate, los espárragos, la calabaza, el zapallo, las hortalizas de hoja verde, la batata, las frutas amarillas, naranjas y algunas rojas, el mango y el melón. Cabe destacar que la vitamina A y los carotenoides son sensibles a la oxidación, razón por la que, la cantidad de vitamina presente en los alimentos depende del tiempo de almacenamiento y su forma de conservación.

19.2.5 Deficiencia de vitamina C

Otro nutriente deficitario en la alimentación es la vitamina C. Se estima que entre el 60 y 80% de los niños argentinos no alcanza la ingesta recomendada de ácido ascórbico, aún en lugares como la provincia de Misiones, en donde los frutos cítricos son abundantes. Adicionalmente, se ha demostrado que la exposición pasiva al humo del tabaco reduce sus concentraciones en el plasma.

A pesar de que en la actualidad su enfermedad carencial (el escorbuto) es infrecuente, es probable que el déficit de ácido ascórbico influya en la prevalencia de anemia ferropénica por su efecto facilitador sobre la absorción de hierro. Asimismo, la vitamina C tiene funciones antioxidantes, modula respuestas inmunes, interviene en la formación de colágeno, síntesis de serotonina y conversión de dopamina a noradrenalina, las que pueden ser afectadas con la deficiencia.

La determinación de ácido ascórbico se hace en suero o en leucocitos. Otros estudios, como la excreción urinaria y prueba de fragilidad capilar, son útiles pero poco utilizados en la práctica cotidiana (capítulo 3).

19.2.6 Deficiencia de vitamina D

La vitamina D que se produce en la piel por influencia de la radiación ultravioleta es una fuente más importante que la proveniente de los alimentos. Por esta razón, la carencia se convierte en un problema en las zonas geográficas que reciben escasa luz solar, como la región patagónica argentina en donde, además, los niños son arropados excesivamente para protegerse del frío.

La vitamina D regula el depósito de calcio y fósforo en los huesos y es indispensable para mantener normales sus concentraciones en los líquidos orgánicos. Su déficit en el niño produce raquitismo y en el adulto osteomalacia. La diferencia entre ambos cuadros se debe esencialmente a la desaparición, en éste último, de los cartílagos de crecimiento.

En virtud de sus elevados requerimientos, las poblaciones más susceptibles de padecer deficiencia son los niños pequeños y mujeres gestantes, por esta razón resulta necesario fortificar algunos de sus alimentos de consumo, por ejemplo, leches y margarinas.

Los alimentos vegetales, en general, contienen poca vitamina D salvo que hayan recibido radiación ultravioleta. Los alimentos más ricos son los grasos de origen animal: huevos, manteca, hígado, pescados grasos y, sobre todo, aceites extraídos de algunos peces como el bacalao y el rodaballo.

Actualmente, la vitamina D no puede ser determinada de una manera cómoda y precisa, pero existen métodos para dosar sus metabolitos. Así, la determinación por radio-inmunoensayo de la 25 hidroxi-vitamina D en plasma, brinda excelente información sobre su disponibilidad en el organismo. Los niveles sanguíneos de calcio, fósforo y fosfatasa alcalina son indicadores indirectos poco sensibles y específicos, lo mismo que las lesiones metafisiarias de los huesos largos, que se producen en el raquitismo.

19.2.7 Deficiencia de cinc

Son escasos los estudios sobre la deficiencia de cinc en niños, realizados en la República Argentina. Sin embargo, aparece como una posibilidad bastante cierta que su deficiencia sea elevada, sobre todo en aquellas poblaciones en donde la alimentación es monótona y/o inadecuada o donde la mayor parte del requerimiento energético, proviene de la leche de vaca sin fortificar o pan, cuyos consumos en los niños pequeños suelen ser altos.

El cinc tiene influencia sobre el crecimiento corporal. En este sentido, los estudios confirman un efecto beneficioso sobre la talla cuando los niños son suplementados, más evidente en los varones que en las mujeres, tal vez por su mayor potencial de crecimiento.

Los principales efectos de la deficiencia son la pérdida del apetito y el retraso del crecimiento. Otras alteraciones descritas son las del desarrollo sexual, déficits inmunológicos, trastornos en la piel y diarreas prolongadas. Algunas publicaciones refieren una disminución de la actividad física y explorativa, lo que puede influir negativamente en el desarrollo de la función intelectual.

No existen estudios bioquímicos específicos y a la vez sensibles para diagnosticar el estado de deficiencia. La concentración plasmática de cinc refleja el grado de adecuación de los aportes en relación con las demandas, sin embargo, no es un estudio útil para los estados de deficiencia marginal. En este sentido, la concentración en los leucocitos es más sensible pero también más difícil de realizar. Otros estudios, como el contenido de cinc en los cabellos o la determinación de la proteína metalotioneína en los eritrocitos, pueden ser útiles, pero aún no están lo suficientemente desarrollados como para ser usados al nivel poblacional.

La deficiencia de cinc debe ser sospechada en aquellas poblaciones en donde la baja talla sea prevalente, la ingesta de alimentos ricos en cinc, como carnes y frutos de mar, sea marginal y, sobre todo, donde la prevalencia de enfermedad diarreica sea elevada.

19.2.8 Otras deficiencias

Poco o nada se sabe de deficiencias de otros nutrientes que estén afectando a la población infantil argentina. Sin embargo, no se puede dudar que la alimentación de gran parte de ellos es de mala calidad nutricional. Se debe estar alerta ante cuadros clínicos confusos e ingestas inadecuadas, pues pueden encubrir deficiencias de micronutrientes o vitaminas.

19.2.9 Fortificación de alimentos. Legislación vigente

La fortificación de alimentos de consumo masivo es la estrategia más eficaz para prevenir carencias de micronutrientes. Llega a todos los estratos sociales, respeta la cultura alimentaria y permite proveer aportes bajos pero constantes de los nutrientes incorporados.

En nuestro país la sal iodada se encuadra dentro del tipo de fortificación obligatoria desde 1967 y la mayoría de las leches comerciales, tanto enteras como descremadas, están enriquecidas con vitamina A y ácido ascórbico. Existe además la fortificación focalizada de diferentes alimentos que forman parte de programas sociales, y la fortificación voluntaria por parte de diversas empresas de alimentos procesados.

A partir de Noviembre de 2003 entró en vigencia la Ley 25.630 sobre *fortificación de harina.* Dicha ley determina que toda harina de trigo utilizada para panificación y la que se vende en forma directa deberá estar enriquecida con hierro, ácido fólico y vitaminas del complejo B. Hasta entonces, la Argentina junto con Brasil y Uruguay eran los únicos países de América Latina que no contaban con harina fortificada de manera obligatoria.

Bibliografía

- Blasi S. "Deficiencia de hierro en el lactante y niño pequeño". *Nestlé Nutrition.* Año 3 N° 4. Marzo 2001.
- Blum M. "Micronutrients and Health". *Nutriview.* Julio 1997; 1-2.
- Calvo EB, Longo EN, Aguirre P, Britos S. *Prevención de anemia en niños y embarazadas en la Argentina. Actualización para equipos de salud.* Ministerio de Salud de la Nación. Junio de 2001.
- Carmuega E, P Duran. "Valoración del Estado Nutricional en Niños y Adolescentes". *Bol. Cesni* Jun. 2000; 3-24.
- Carmuega E, AM O'Donnell. "Calidad de la dieta infantil en la salud de los niños hoy y mañana". *Publicación CESNI*, Mayo 1999; 18: 11-13.
- Carmuega E. "Deficiencias alimentarias en la Argentina. El rol de la alimentación en el desarrollo físico y mental de los niños". *Boletín Danone. Actualidad Nutricional* N° 3. Año 2000.
- Delgado H, L Mejía. "Taller transición nutricional en América Latina". Actas del Congreso Latinoamericano de Nutrición; Caracas (Venezuela) Octubre 2001; 16-19.
- Delgado H, L Mejía. "Taller: Transición nutricional en América Latina". Congreso Latinoamericano de Nutrición. Venezuela, 2001.
- Duce N, Franchella J, Lentini N. "Proyecto ND. Dossier General", Laboratorios Roche.
- Duran P. "Transición nutricional epidemiológica o *efecto mariposa*". *Arch. Arg. Ped.* 2005; 103 (3): 195-7.
- Ferreira PA, NR Vallejos. "Desnutrición Oculta: Una nueva forma de desnutrición". En: http://www.med.unne.edu.ar/revista/revista124/desnutricion_oculta.htm
- O'Donnell A, E Carmuega. "La transición epidemiológica y la situación nutricional de nuestros niños". *Bol. CESNI.* Abril 1998; (6) 10: 3-10.
- O'Donnell A, S Britos. "CESNI, la crisis, el hambre y el mañana". *Bol. CESNI.* 2002; (12).
- O'Donnell A. "Desnutrición a expensas de micronutrientes". *Vitamin Nutrition Research Newsletter* Sept. 1996; 36-38.
- O'Donnell A. "Una visión de la problemática nutricional de los niños argentinos. Hoy y Mañana. Salud y Calidad de vida de la niñez argentina". *Bol. CESNI.* 1999; (18).
- O'Donnell A. "Evaluación del estado nutricional en pediatría". Programa Nacional de Actualización Pediátrica. Sociedad Argentina de Pediatría. 2000; 3: 7-32.

- Orden A, Torres MF, Luis MA. "Evaluación del estado nutricional en escolares de bajos recursos socioeconómicos en el contexto de la transición nutricional". *Arch. Arg. Ped.* 2005; 103 (3): 205-11.
- Scrimshaw N. "The consequences of hidden hunger for individuals and societies". *Food Nutr. Bull.* 1994; 15: 33-24.
- Slobodianik N. "Evaluación del estado nutricional con respecto a minerales y vitaminas". Curso Evaluación del Estado Nutricional. Asociación Bioquímica Argentina. Octubre 1999.
- Sommer A, Katz J, Tarwotjo I, Katz J. "Increased risk of xerophthalmia following diarrhea and respiratory disease". *Am. Journal of Clinical Nutrition.* 1987; 45:977-80.
- Sommer A, Katz J, Tarwotjo I. "Increased risk f respiratory disease and diarrhea in children with pre-existing mild vitamin A deficiency". *Am. Journal of Clinical Nutrition.* 1984; 40:1090-5.
- Tomkins A, Hussey G. "Vitamin A, immunity and infection". *Nutrition Research Reviews.* 1989; 2:17-28.
- Treble DL. "Reduced plasma ascorbic acid concentrations in nonsmokers regularly exposed to environmental tobacco smoke". *Am J Clin Nutr.* 1993; 58:886-890.
- Van der Beek EJ. "Combinations of low Thamin, Riboflavin, vitamin B6 and vitamin C intake among Dutch adults". *J Am Coll Nutr* 1994; 13:383-391.
- Waterlow JC. "Malnutrición proteico-energética". *Publicación Científica* N° 555. Organización Panamericana de la Salud. 1996.
- Mannar V. 1991. *Fortification of foods to combat micronutrient deficiencies. Proceeding of Ending Hidden Hunger.* OMS-UNICEF-Word Bank-Canadian International Developmental Agency. FAO-UNDP.
- Reunión regional de la OPS/OMS, el CDC, March of Dimes (MOD) y UNICEF: "Fortificación de las harinas con hierro, ácido fólico y vitamina B12 en las Américas". INTA, Universidad de Chile. 9 y 10 de octubre de 2003.

Anemias nutricionales 20

Alejandra Guzmán
Eduardo A. Roggiero
Silvana A. López Martínez

La anemia nutricional es aquella en la que se cumplen dos hechos básicos: 1) la deficiencia de un factor nutricional específico ocasiona la anemia y 2) la administración de ese factor nutricional la corrige totalmente. Responden a esta definición las producidas por las deficiencias dietéticas de hierro, ácido fólico, cobre y vitamina B_{12}. Es discutido si la anemia del recién nacido pretérmino por deficiencia de vitamina E puede ser incluida dentro de este grupo.

La importancia de las anemias nutricionales radica en su elevada frecuencia en la población (incluso la que se encuentra bajo control directo del pediatra) independientemente de su sexo, edad, estado de nutrición o nivel social y en el hecho de que, como toda enfermedad carencial, es una expresión tardía de deficiencias nutricionales de mayor tiempo de evolución.

Los síntomas de las anemias son consecuencia, en su mayor parte, de la hipoxemia y de los mecanismos de adaptación que desencadenan. Ocasionalmente, los síntomas pueden superponerse a los de alguna enfermedad subyacente o a una carencia nutricional simultánea, lo que puede interferir con el diagnóstico y retrasar su tratamiento. Se atribuyen al síndrome anémico alteraciones en el desarrollo psicomotor, retardo del crecimiento físico, menor rendimiento escolar, disminución de la capacidad motora y aumento de la susceptibilidad a infecciones, entre otros.

Por su mayor prevalencia e importancia clínica, en este capítulo sólo se describirán las producidas por las deficiencias dietéticas de hierro y ácido fólico.

20.1 Anemia por deficiencia dietética de hierro

Ésta es una de las enfermedades más diagnosticadas en la práctica diaria y constituye la principal causa de anemia en todas las edades. Los niños con mayor riesgo de padecerla son aquellos que se encuentran cursando períodos de crecimiento acelerado como, por ejemplo, lactantes, niños de primera infancia, adolescentes y pacientes desnutridos en período de recuperación. La máxima incidencia se produce entre los seis meses y dos años, con un pico en el segundo semestre de vida.

Se estima que en el Gran Buenos Aires, el 47% de los niños de 9 a 24 meses padece anemia y el 60% deficiencia de hierro. Es probable que esto se deba a un patrón de lactancia exclusiva de corta duración y a un bajo contenido de hierro en la dieta de estos niños. De hecho, en esta zona geográfica el contenido promedio de hierro en la dieta de los lactantes es de 4,5 mg/1000 kcal contra 7 mg/1000 kcal que tienen en Estados Unidos. Se estima que la fortificación de la leche y harinas –alimentos de mayor consumo en este grupo etáreo– aumentaría notablemente la ingesta de este mineral disminuyendo el riesgo de deficiencia.

20.1.1 Definición

Se define como anemia por deficiencia dietética de hierro al descenso de la concentración de hemoglobina, producido por una disminución del hierro del organismo, secundario a un aporte dietario insuficiente.

20.1.2 Metabolismo y funciones del hierro

El hierro es el metal más abundante del universo y el cuarto más abundante de la corteza terrestre, ampliamente distribuido en los suelos, aguas y organismos vivos. Es un elemento indispensable para la vida humana que participa en la síntesis de hemo y mioglobina, transporte de electrones para el metabolismo celular, síntesis de DNA y reacciones enzimáticas vitales.

En el organismo, el hierro se distribuye en un compartimento de depósito (5 a 30%) representado por la ferritina y hemosiderina y otro funcional (70 a 95%) en donde se encuentra formando parte de la hemoglobina, mioglobina, transferrina, enzimas hemínicas (citocromos, peroxidasas, catalasas, aconitasa) y otras no hemínicas (flavo-proteínas, NADH, xantino-oxidasa, etc.). (Tabla 20.1)

En los alimentos, el hierro existe en forma *heme* (hierro orgánico) y *no heme* (hierro inorgánico). El primero se encuentra unido a la mioglobina y hemoglobina de las carnes y el segundo se encuentra en los vegetales y huevo en forma de ion férrico (Fe^{+++}).

Su absorción tiene lugar en el duodeno y yeyuno proximal, está muy relacionada con el estado de los depósitos y es diferente según la forma en la que se encuentre en los alimentos.

El hierro inorgánico (Fe^{+++}) se reduce por acción del ácido clorhídrico del estómago a una forma ferrosa (Fe^{++}). Algunas sustancias, como el ácido ascórbico, ciertos aminoácidos y azúcares, facilitan este proceso de reducción y otras, como los fitatos, fosfatos, oxalatos y taninos, la interfieren. (Cuadro 20.1) En forma reducida pasa al duodeno y yeyuno en donde un receptor específico de la membrana celular lo capta. La desaturación de la transferrina aumenta la velocidad y eficiencia de este mecanismo de captación. En el interior del citosol, un sistema enzimático oxida al Fe^{++} convirtiéndolo nuevamente en Fe^{+++}. De esta manera es captado por la transferrina desaturada (apotransferrina) que se transforma en transferrina saturada. El hierro que excede la capacidad de incorporación a la transferrina se deposita en forma de ferritina intracelular, quedando atrapado dentro del enterocito, hasta que éste se descama de la mucosa luego de tres o cuatro días de vida media.

Factores facilitadores	Factores inhibidores
Acidez gástrica	Fosfatos
Ácido ascórbico	Fitatos
Lactosa	Taninos
Aminoazúcares	Lignina
Lactoferrina	Ácidos grasos
Factor cárneo	Polifenoles
Ácidos málico y láctico	Sales de Cinc
Apotransferrina	Café, té

Cuadro 20.1: Factores facilitadores e inhibidores de la absorción de hierro inorgánico

La absorción del hierro hemínico es sustancialmente diferente. Este hierro atraviesa la membrana celular unido a la hemoglobina o mioglobina. Dentro del enterocito, la molécula proteica se desprende del hierro, liberándose al citosol. A partir de aquí sigue el mismo camino que la forma no hemínica. Por ingresar al enterocito unido a una proteína, el hierro orgánico no es afectado por factores facilitadores o inhibidores como ocurre con la forma inorgánica.

En el plasma, el hierro es transportado por la transferrina, proteína de síntesis hepática y vida media de 7 a 9 días (capítulo 3). Esta proteína toma el hierro liberado a partir de la destrucción de los glóbulos rojos viejos o de la mucosa intestinal y lo

Compuesto	Función	% del Fe total
Hemoglobina	Transporte de oxígeno	65
Mioglobina	Almacenamiento de oxígeno en el músculo	10
Ferrina y Hemosiderina	Almacenamiento de hierro en hígado y bazo	5-30
Transferrina	Transporte de hierro	1
Enzimas Oxidasas	Reacciones de oxidación	0,5
Citocromos	Reacciones de oxidación	
Enzimas Hidroxilasas	Reacciones de hidroxilación	1-3
Enzimas Catalasas	Protección oxidativa	0,55
Enzimas Peroxidasas	Protección oxidativa	

Tabla 20.1: Distribución y funciones de los compuestos de hierro en el ser humano

transporta a todos los tejidos. La transferrina tiene dos sitios de unión disponibles para fijar hierro en forma férrica. Cuando todos sus sitios están ocupados se habla de transferrina saturada. En condiciones normales, la transferrina está saturada sólo en un 25 a 30% debido a una rápida transferencia del hierro hacia los tejidos periféricos.

Aproximadamente del 70 a 90% del hierro circulante es captado por las células eritropoyéticas para la síntesis de hemoglobina y el 10 a 30%, por otros tejidos para la síntesis de citocromos, mioglobina, peroxidasas y demás enzimas. La transferrina ingresa a las células periféricas por medio de receptores de membrana. Dentro de ellas, el hierro se separa de la molécula de transferrina (que regresa a la sangre ahora desaturada) quedando libre en forma férrica. Si el hierro va a ser utilizado por la célula es reducido a la forma ferrosa, caso contrario queda en forma férrica para unirse a las proteínas de depósito: ferritina y hemosiderina. Todas las enzimas que reducen y oxidan al hierro son cobre, vitamina C y vitamina A dependientes. En consecuencia, se puede producir una anemia ferropénica refractaria al tratamiento con hierro por deficiencia de uno o más de estos nutrientes.

20.1.3 Requerimientos de hierro

Una de las diferencias entre el metabolismo del hierro de los adultos y niños pequeños es el grado de dependencia que éstos tienen respecto de su ingreso dietario. En el adulto, del total de hierro que se necesita para sintetizar hemoglobina, el 95% proviene de los glóbulos rojos destruidos y el 5% proviene de la dieta; en cambio, en el lactante la recirculación aporta sólo el 70% y la alimentación, el 30% restante.

Además, el requerimiento de hierro que tienen los niños pequeños es sustancialmente mayor en virtud de su crecimiento, síntesis de masa muscular y metabolismo casi dos veces más activo que el de los adultos. (Tabla 20.2) Por estas razones, si la dieta no satisface las necesidades de hierro, el niño rápidamente entra en un estado de deficiencia.

Aún en el mejor de los casos (nacimiento en término con peso adecuado, ligadura de cordón tardía, estado de nutrición materno bueno durante el embarazo y amamantamiento exclusivo), el lactante consume totalmente sus depósitos entre los 4 y 6 meses de edad; a partir aquí depende de manera exclusiva de la alimentación para mantener un balance positivo de hierro. Si se considera que después de los 6 meses la leche de madre no alcanza para cubrir el 100% de las necesidades del niño, será necesario realizar una suplementación y ofrecer alimentos complementarios con hierro de alta biodisponibilidad.

Categoría	Edad (años)	RDA hierro (mg/día)	RDA hierro (mg/k/día)
Lactantes	0 a 0,5	6	1,2
	0,5 a 1	10	1,2
Niños	1 a 3	10	0,8
	4 a 6	10	0,5
	7 a 10	10	0,35
	11 a 14	12	0,27
Hombres	15 a 18	12	0,22
	19 y más	10	0,13
Mujeres	15 a 18	15	0,21
	19 y más	15	0,21

Tabla 20.2: Ingesta diaria recomendada (RDA) de hierro para distintas edades

20.1.4 Disponibilidad del hierro en los alimentos

El hierro de los alimentos animales (carnes y pescado) se absorbe en promedio, del 15 al 20% en tanto que el de los alimentos vegetales sólo del 2 al 8%. En las leches, el porcentaje de absorción varía según se trate de leche humana, de vaca, fórmula o leche fortificada. Esta diferencia de biodisponibilidad se relaciona con la forma química, el pH del alimento y la presencia de factores que faciliten o interfieran con la absorción del hierro. En las Tablas 20.3 y 20.4 se muestran las concentraciones promedio y porcentajes de absorción de hierro en las leches y otros alimentos.

En virtud de la biodisponibilidad del hierro que ofrecen, las dietas se clasifican en tres categorías: de baja, media y alta biodisponibilidad, con una absorción promedio de hierro del 5, 10 y 15%, respectivamente.

- *Dietas de baja biodisponibilidad:* Son dietas monótonas, compuestas por cereales enteros sin fortificar, raíces, tubérculos, legumbres y cantidades insignificantes de carne, pescado o alimentos ricos en ácido ascórbico.
- *Dietas de biodisponibilidad intermedia:* Están constituidas por cereales, raíces, tubérculos y cantidades moderadas de ácido ascórbico, carne o pescado. Una dieta de biodisponibilidad baja se puede convertir en *intermedia* si se aumenta la ingesta de alimentos facilitadores de la absorción. Por el contrario, se puede convertir en de *baja biodisponibilidad* si se consumen regularmente, en una misma comida, cantidades mayores de inhibidores de la absorción del hierro, como el té o el café.

Tipo de leche	Contenido de Fe (mg por 100 ml)	Porcentaje de absorción
Leche humana	0,045	50%
Leche de vaca	0,05	10%
Fórmula de inicio	1,1	5%
Leche fortificada	1,5	4%

Tabla 20.3: Contenido promedio y porcentaje de absorción del hierro en distintas leches

Alimentos	Contenido de Fe (mg por 100 g)	Porcentaje de absorción
Carne vacuna	3,6	20%
Carne de cerdo	1,3	20%
Hígado	7,5	15%
Pollo	2,3	12%
Pescado	1,8	10%
Soja (semilla seca)	7,6	7%
Huevo entero	1,1	5%
Cereales	2,3	3%
Espinaca hervida	1,0	2%
Acelga hervida	2,3	2%
Arroz	0,6	1%

Tabla 20.4: Contenido promedio y porcentaje de absorción del hierro en distintos alimentos

- *Dietas de alta biodisponibilidad:* Son dietas diversificadas que contienen cantidades amplias de carne, aves, pescado y alimentos ricos en ácido ascórbico.

20.1.5 Deficiencia de hierro y anemia ferropénica

La anemia es una expresión tardía de una carencia de hierro asintomática mucho más prolongada. En ocasión de producirse un balance negativo de hierro, la médula ósea utiliza las reservas del sistema retículo-endotelial para realizar la eritropoyesis. Cuando los depósitos se agotan, disminuye la producción de hemoglobina y aparece la anemia. Desde lo hematológico, las tres etapas de la deficiencia de hierro son 1) ferropenia latente, 2) eritropoyesis ferropénica sin anemia y 3) anemia ferropénica. Mientras que las dos primeras son clínicamente silenciosas y sólo detectables a través de pruebas bioquímicas específicas, ésta última tiene síntomas propios y secundarios a los mecanismos de compensación que desencadena.

En la desnutrición grave, la deficiencia de hierro obedece a varias razones. (Cuadro 20.2)

Con relación a las infecciones, se debe considerar que los procesos febriles disminuyen la ingesta y absorción del hierro. Por ende, las infecciones

Escaso aporte dietario
Excesiva ingesta de inhibidores de la absorción
Deficiente reducción por escasa secreción gástrica de ácido clorhídrico
Escasa absorción por atrofia de la mucosa intestinal
Baja capacidad de transporte por baja síntesis hepática de transferrina
Deficiente síntesis de receptores de membrana para la transferrina
Deficiencia de cobre y vitaminas A y C necesarias para la oxirreducción
Pérdidas hemáticas por intestino por lesiones provocadas por parásitos
Fiebre e infecciones reiteradas

Cuadro 20.2: Causas de ferropenia en el niño desnutrido grave

reiteradas pueden provocan una ferropenia que, a su vez, altera la inmunidad celular y perpetúa el ciclo. (Cuadro 20.3)

20.1.5.1 Ferropenia latente

Cuando las reservas de hierro en médula ósea se agotan, aumentan la absorción intestinal y el número de receptores periféricos para la transferrina y disminuye la concentración de ferritina sérica. La ferremia, hemoglobina, volumen corpuscular y saturación de transferrina permanecen normales, así como el tamaño, número y forma de los eritrocitos.

- *Ferritina sérica:* Permite valorar el estado de los depósitos de hierro ya que su concentración plasmática está directamente relacionada con la hemosiderina medular. Si bien los valores inferiores a 10 ng/dl siempre indican deficiencia de hierro, cifras mayores pueden ser consecuencia de infecciones agudas, enfermedades crónicas o hepatopatías, independientemente del estado de los depósitos de hierro (reactante de fase aguda).
- *Concentración sérica de receptores de transferrina:* Los receptores de transferrina son proteínas de membrana que intervienen en la captación del hierro y que están presentes en la superficie de la todas las células. La mayor parte se encuentra en la médula ósea y su concentración plasmática guarda una directa relación con la cantidad total de receptores. En la deficiencia de hierro, la cantidad de receptores en las células aumenta y por ende, su concentración en la sangre. Este aumento es muy sensible y específico de la

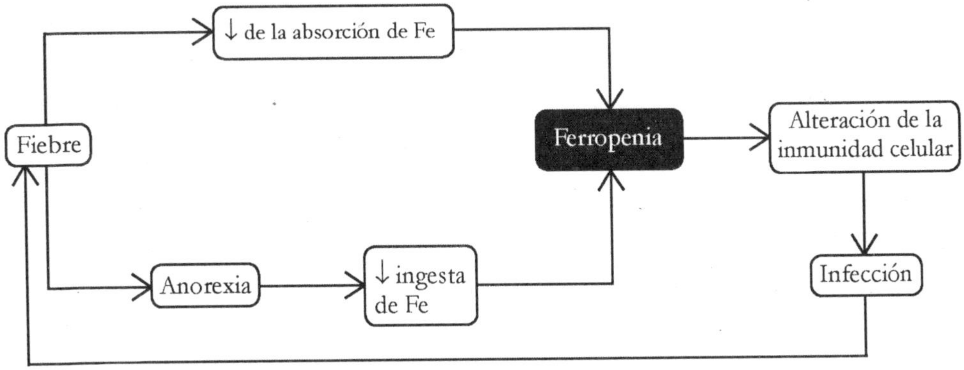

Cuadro 20.3: Ferropenia asociada a la fiebre e infección

deficiencia de hierro. Los valores de referencia dependen del calibrador utilizado y varían según los distintos laboratorios.

- *Determinación de la concentración de hemoglobina en los reticulocitos:* Detecta en forma muy precoz la deficiencia de hierro así como la respuesta a la ferroterapia. Sin embargo, todavía se necesitan más estudios para determinar su utilidad en los niños.

20.1.5.2 Eritropoyesis ferropénica sin anemia

Al agotarse totalmente las reservas de hierro, descienden la ferremia y el porcentaje de saturación de la transferrina a la vez que se acentúan las alteraciones de la etapa anterior y aumenta la concentración de protoporfirina libre eritrocitaria. Sin embargo la concentración de hemoglobina, transferrina, número y tamaño de los glóbulos rojos aún se mantiene en el límite inferior del rango normal.

- *Hierro sérico:* Su valor promedio oscila entre los 70 y 80 mg/dl considerándose 30 mg/dl como el límite inferior de normalidad. Esta gran variabilidad se debe a fluctuaciones de la ferremia a lo largo del día (los valores suelen ser más altos por la mañana) y de un día a otro en una misma persona. Adicionalmente, la ferremia puede elevarse si el paciente ha ingerido hierro unas horas antes de la determinación.
- *Capacidad total de fijación del hierro (CTFH):* Expresa la capacidad de fijación del hierro por parte de la transferrina. Si bien presenta menos fluctuaciones que la ferremia, sus valores pueden alterarse en los procesos infecciosos, inflamatorios y tumorales, lo que diminuye su especificidad como indicador. La capacidad para fijar el hierro aumenta en los estados de deficiencia, siendo su valor normal de 220 a 400 mg/dl.
- *Saturación de la transferrina:* Es un cociente que resulta de relacionar la ferremia con la capacidad total de fijación de hierro, siendo su valor normal mayor al 20%. Cifras menores al 10% son significativas de ferropenia.
- *Protoporfirina libre eritrocitaria (PE):* La PE se acumula en los eritrocitos cuando no hay suficiente hierro disponible para combinarse con la protoporfirina y formar heme. El valor superior de la normalidad es de 30 a 35 mg/dl en la sangre o de 70 a 100 mg/dl en los hematíes. La PE también puede aumentar en la intoxicación por plomo, en las infecciones y en las enfermedades inflamatorias, pero en la deficiencia de hierro rara vez aumenta por encima del doble de su valor normal. La ventaja de este indicador es que no se modifica con la ingesta reciente de hierro.
- *Relación PE/hemoglobina:* Una relación entre la protoporfirina libre eritrocitaria y la concentración de hemoglobina superior a 2,8 mg/gr de Hb es sugestiva de ferropenia.

En la Tabla 20.5 se muestran los valores normales de los principales indicadores bioquímicos de ferropenia.

20.1.5.3 Anemia ferropénica

La anemia ferropénica se caracteriza por la presencia de hematíes microcíticos e hipocrómicos, descenso del volumen corpuscular medio (VCM), concentración hemoglobínica corpuscular media (CHCM) y hemoglobina corpuscular media (HCM), aumento del índice de distribución eritrocitaria (IDE) y agravamiento de las determinaciones hematimétricas de la etapa anterior.

- *Volumen corpuscular medio (VCM):* El VCM es una forma de expresar el tamaño promedio de los eritrocitos y surge de relacionar el valor del hematocrito con el recuento de glóbulos rojos.

Indicador	Edad en años				
	1-2	3-5	6-11	12-15 Varones	12-15 Mujeres
Saturación Transferrina (%)	9	13	14	14	14
Ferrina Sérica (mcg/l)	10	10	12	12	12
Protoporfirina Eritrocitaria (mcg/dl)	70	70	70	70	70
Hemoglobina (g/dl)	12	12,3	13	14,1	13,3
Límite inferior de hemoglobina (g/dl)	10,7	10,9	11,5	12	11,5

Tabla 20.5: Valores normales de los indicadores de ferropenia según edades

Su valor normal depende de la edad (Tabla 20.6) y su disminución hace diagnóstico de microcitosis, característica de la anemia ferropénica.

- *Hemoglobina Corpuscular Media (HCM):* Expresa el contenido de hemoglobina de cada eritrocito y se calcula relacionando la concentración de hemoglobina con el número de hematíes. En la deficiencia de hierro y anemia ferropénica sus valores sufren cambios semejantes al VCM. Los valores normales para la edad pediátrica oscilan entre 24 y 33 µg.
- *Concentración de hemoglobina corpuscular media (CHCM):* Este indicador surge de relacionar la concentración de hemoglobina eritrocitaria con el hematocrito. Expresa de mejor manera la hipocromía, ya que puede alterarse aún cuando el VCM y HCM todavía se encuentren dentro de los límites normales. (Tabla 8)

Edad	VCM (μ^3)	CHCM (g/100 mmol)
0 a 1 mes	85	28
1 a 3 meses	77	26
3 a 6 meses	74	25
6 meses a 2 años	77	23
2 a 6 años	79	24
6 a 12 años	80	25
12 a 18 años	82	25

Tabla 20.6: Valores normales de VCM y CHCM en niños y adolescentes

- *Índice de distribución eritrocitaria (IDE):* El IDE informa el rango sobre el que varía el tamaño de los eritrocitos, lo que permite detectar grados sutiles de anisocitosis. Sus valores normales van de 11,5 a 14,5% y su aumento es la manifestación hematológica más precoz del déficit de hierro.

Síntomas clínicos:

Los síntomas de esta clase de anemia son en su mayoría, tardíos e inespecíficos. Su lenta instalación permite desarrollar mecanismos de adaptación que protegen al organismo del fallo cardiocirculatorio incluso en etapas muy avanzadas de la enfermedad. Inicialmente los signos y síntomas son poco específicos y pueden superponerse a los de otras deficiencias nutricionales que ocurran en el mismo momento. Los pacientes suelen presentar cansancio, fatiga muscular y anorexia y, en etapas avanzadas, disnea, taquicardia, soplos cardíacos, manifestaciones cutáneo-mucosas como palidez de las conjuntivas, lóbulo de la oreja, lecho subungueal y palma de la mano, deformidades de las uñas en cuchara (coiloniquia) y alteraciones en el desarrollo intelectual, rendimiento escolar, actividad física e inmunidad celular.

Otras alteraciones frecuentes son los cambios en la conducta y comportamiento, a veces irreversibles si la anemia no se trata oportunamente. Dentro de estas alteraciones se destaca un trastorno particular del apetito denominado *pica*, consistente en la ingesta de cuerpos extraños como: granos de café, almidón, zanahorias, tierra (geofagia), hielo (pagofagia), piedras pequeñas, pintura o revoque de las paredes. A diferencia de otras alteraciones, la *pica* suele mejorar con la administración de hierro.

El origen de los síntomas es, en la mayoría de los casos, el bajo nivel de hemoglobina en la sangre, el aporte insuficiente de oxígeno a los tejidos y los mecanismos de compensación que la hipoxia desencadena.

En la desnutrición grave, la ferropenia es relativamente bien tolerada porque disminuyen las reacciones aeróbicas derivadas de la síntesis de mioglobina, crecimiento y actividad física (capítulo 9). La baja demanda de oxígeno por parte de los tejidos disminuye el requerimiento de hierro, permitiendo a los pacientes tolerar cifras de hematocrito y hemoglobina alarmantes por lo bajas. Los síntomas de deficiencia se hacen evidentes durante el período de recuperación nutricional, en ocasión de reiniciar el crecimiento, síntesis de músculo esquelético y actividad física. En esta etapa, los requerimientos de hierro superan de tres a seis veces lo normal.

Diagnóstico:
Los pacientes desnutridos deben ser asumidos como anémicos hasta demostrarse lo contrario. En ellos no se debe esperar la aparición de signos clínicos, en su mayoría tardíos e inespecíficos. La confirmación se puede hacer a través de estudios bioquímicos sencillos como: hematocrito, recuento globular, dosaje de hemoglobina, concentración de transferrina y porcentaje de saturación. Para diagnosticar los estadios de deficiencia sin anemia se requieren estudios más sensibles y específicos como dosaje de ferritina sérica, receptores de transferrina e índices como IDE, CHCM, HCM y VCM.

Tratamiento:
El tratamiento de la anemia ferropénica se basa en la administración de una dieta de alta biodisponibilidad, tratamiento de las infecciones, parasitosis y en la indicación de hierro por vía oral a razón de 3 a 6 mg/k/día. El preparado de elección es el sulfato ferroso que debe ser ingerido entre dos y tres veces por día lejos de las comidas para evitar interferencias con la absorción. Al comenzar la ferroterapia la disponibilidad de este hierro es del 13,5%, disminuyendo al 5% después de 20 a 30 días de tratamiento. El porcentaje de absorción varía con la gravedad de la anemia, la coexistencia de otras enfermedades, la sal utilizada y la presencia de factores facilitadores o inhibidores. La duración de la ferroterapia es variable: como mínimo se recomienda que, para reponer los depósitos, se continúe con el tratamiento por un tiempo igual al que se necesitó para normalizar la concentración de hemoglobina en la sangre. A partir de este momento, se debe indicar una dosis profiláctica de 1 a 3 mg/k/día una sola vez al día.

En algunos pacientes, la administración oral de hierro puede ser causa de intolerancia digestiva o coloración negruzca de dientes, que muy rara vez obliga a suspender el tratamiento o utilizar la vía parenteral. La respuesta clínica y hematológica esperada con la ferroterapia, se muestra en la Cuadro 20.4.

Los pacientes desnutridos con valores de hemoglobina inferiores a 5 g/dl, o entre 5 y 7 asociados a insuficiencia respiratoria, infección o diarrea prolongada, deben ser transfundidos con 10 ml/k de sangre entera ó 5 ml/k de glóbulos rojos desplasmatizados; esta última opción es de preferencia.

20.2 Anemia por deficiencia dietética de ácido fólico

En la actualidad, la anemia por deficiencia de ácido fólico ocupa el segundo lugar en frecuencia e importancia dentro de las anemias nutricionales de la infancia. A pesar de que los datos epidemiológicos son escasos, se considera que este nutriente es frecuentemente deficitario en la población infantil debido a que el organismo tiene una limitada capacidad para almacenar folatos y a que los niños tienen requerimientos muy elevados, sobre todo en los períodos de crecimiento rápido.

El ácido fólico junto con la vitamina B_{12} desempeña un importante papel en la síntesis de purinas, ácidos nucleicos y aminoácidos (glicina, metionina y ácido glutámico); interviene en la formación y maduración de eritrocitos y leucocitos en la médula ósea y participa en el transporte de metilos y formación del hem.

Su deficiencia afecta la eritropoyesis, provoca alteraciones en el crecimiento fetal y posnatal durante el primer año de vida, deprime la inmunidad mediada por células y probablemente produzca

Tiempo desde la administración de Fe	Respuesta
12 a 24 hs.	Sustitución de las enzimas intracelulares hierro-dependientes Mejoría subjetiva Disminución de la irritabilidad Aumento del apetito
36 a 48 hs.	Respuesta inicial de la médula ósea Hiperplasia eritroide
48 a 72 hs.	Inicio de la reticulocitosis
4 a 30 días	Máxima reticulocitosis (5-7 días) Aumenta la Hb
1 a 3 meses	Repleción de las reservas de Fe

Cuadro 20.4: Respuesta clínica y hematológica esperada post-tratamiento con hierro

parto prematuro, toxemia en el embarazo, desprendimiento prematuro de placenta y defectos en el cierre del tubo neural.

20.2.1 Definición

La deficiencia de ácido fólico produce una anemia muy característica, llamada megaloblástica en virtud de la morfología y tamaño de sus formas circulantes: los eritrocitos son grandes, macrocíticos y con VCM y HCM elevados. La macrocitosis es debida a una alteración y enlentecimiento de la síntesis de ADN, con una síntesis relativamente normal de ARN en la médula ósea y otros tejidos de rápido recambio celular.

20.2.2 Metabolismo del ácido fólico

La molécula del ácido fólico (ácido pteroilgutámico) está formada por tres unidades características: 1) un anillo de pteridina, 2) una molécula de ácido para-amino benzoico y 3) uno o más residuos de ácido glutámico unidos por enlaces peptídicos (mono y poliglutamatos). El anillo de pteridina puede encontrarse en forma no reducida, parcialmente reducida (ácido dehidrofólico o ADHF) o totalmente reducida (ácido tetrahidrofólico o ATHF); ésta última es la forma biológicamente activa.

En la mayor parte de los alimentos, el ácido fólico se encuentra en estado de poliglutamato pero, la absorción en el tercio superior del intestino delgado se hace en forma de monoglutamato. La conversión de una forma a otra es mediada por una enzima zinc-dependiente en el borde luminal del enterocito; por esta razón, la deficiencia de este mineral puede alterar su absorción.

El ingreso a la célula intestinal se hace a través un proceso activo. Ocasionalmente, se puede hacer por difusión simple si las concentraciones en el lumen son elevadas. Se desconoce la cantidad exacta que se absorbe, pero se asume que en condiciones normales la biodisponibilidad de los poliglutamatos es elevada. La absorción disminuye de forma significativa en diarreas crónicas, enfermedad celíaca o atrofia de la mucosa intestinal por desnutrición.

En la sangre, la mayor parte del ácido fólico circula libre y una menor proporción unida a la albúmina y otras proteínas plasmáticas. En el interior de las células periféricas, el anillo de pteridina se reduce a ATHF, lo que garantiza su permanencia en forma activa en el interior de éstas.

20.2.3 Funciones

El ATHF interviene como coenzima en reacciones bioquímicas de transferencia y utilización de grupos metilos en la síntesis de purinas, tejido hematopoyético y reproducción celular. Participa en la síntesis de las bases esenciales para formar los ácidos nucleicos y en el metabolismo de ciertos aminoácidos como la serina, glicina, fenilalanina, tirosina, histidina, homocisteína y metionina.

Las coenzimas de los folatos cumplen un rol importante en el crecimiento y reproducción celular ya que participan en las reacciones que dan origen a las purinas y timina, componentes del ADN.

El ácido fólico también es esencial para la formación y maduración de eritrocitos y leucocitos en la médula ósea. Junto con la vitamina B_{12} interviene en la metilación de la homocisteína en metionina; por esta razón, su deficiencia produce aumento de los niveles de homocisteína en la sangre (hiper-homocisteinemia) que representa un factor de riesgo para la aterosclerosis y la aterotrombosis.

La carencia de ácido fólico produce la detención de la hematopoyesis en el estadio megaloblástico por incapacidad de una maduración normal de los eritroblastos primordiales en ausencia de un aporte adecuado de ácidos nucleicos.

La macrocitosis no es exclusiva de la médula ósea; puede aparecer en tejidos de rápido recambio como los epitelios de revestimiento, epitelio vaginal, tracto urinario y mucosa intestinal. En ésta última se producen alteraciones degenerativas como atrofia de papilas gustativas, pérdida del sentido del gusto, coloración rojiza de la lengua, atrofia de vellosidades intestinales y diarrea. Las alteraciones de los epitelios revierten con el tratamiento.

20.2.4 Alimentos

Los folatos son sintetizados solamente por las bacterias y las plantas, por lo que el hombre necesita la dieta para cubrir sus necesidades diarias. Si bien la microflora intestinal produce ácido fólico, la magnitud de este proceso no es bien conocida.

En los alimentos, el ácido fólico se encuentra de forma mayoritaria como poliglutamato, pero también se puede encontrar en forma de folato libre, mono y diglutamatos, que se absorben directamente.

Las mejores fuentes son el hígado y el riñón (ahí la mayor parte se encuentra en estado libre) y los vegetales de hoja frescos de color verde oscuro especialmente la espinaca, brócoli y espárragos, naranjas, germen de trigo, cereales fortificados y lentejas. El contenido es bajo en las carnes, leche, huevos, tubérculos y frutas no cítricas.

Es destacable que los folatos son fácilmente oxidables, hidrosolubles y muy termolábiles. Por estas razones, los tiempos de cocción prolongados y/o el uso de grandes cantidades de agua posteriormente desechables disminuyen su contenido en los alimentos, lo mismo que el almacenamiento de los vegetales a temperatura ambiente y su posterior procesamiento a temperaturas elevadas.

20.2.5 Ingestas dietéticas de referencia y Unidades DFE

Para expresar las recomendaciones de ácido fólico, desde el año 1998 se utiliza la unidad *Dietary Folate Equivalent* (DFE), que equivale a 1 ug de folato aportado naturalmente por los alimentos.

Esta nueva unidad se introdujo para evaluar de una manera más precisa la ingesta dietética ya que, debido a su diferente biodisponibilidad y absorción, no es lo mismo 1µg de ácido fólico de un alimento no fortificado que 1µg de un alimento fortificado o 1µg de un suplemento de ácido fólico.

La biodisponibilidad del folato sintético consumido como suplemento, es de alrededor del 100% ya que se encuentra en forma de monoglutamato, en cambio, la del folato de los alimentos no fortificados y fortificados es del 50 y 85%, respectivamente.

En consecuencia, 1 µg DFE equivale a:

- 1 µg de folato de alimentos no fortificados
- 0,6 µg de folato de alimentos fortificados
- 0,5 µg de folato sintético (medicinal)

Haciendo la conversión inversa:

- 1 µg de ácido fólico de alimentos no fortificados = 1 µg DFE
- 1 µg de ácido fólico de alimentos fortificados = 1,7 µg DFE
- 1 µg de ácido fólico sintético (suplemento) = 2 µg DFE

En consecuencia:

- Un alimento que aporta 100 µg de ácido fólico tiene 100 µg DFE.
- Un alimento fortificado con 100 µg de ácido fólico tiene 170 µg DFE.
- 100 µg de folato sintético equivalen a 200 µg DFE.

De esta forma, los requerimientos y recomendaciones de ácido fólico expresadas como DFE sortean las diferencias en la absorción que existen en las diferentes formas de aporte alimentario. Si el ácido fólico proviene de alimentos sin fortificar, no se debe hacer ningún ajuste, pero si proviene de alimentos fortificados o de suplementos habrá que convertir a µg DFE, caso contrario la ingesta dietética puede ser subestimada.

De este análisis se desprende la importancia de incluir en la dieta alimentos fortificados con ácido fólico. Su inclusión es imprescindible para alcanzar las nuevas recomendaciones. Se recomienda fortificar los alimentos de consumo masivo como harina y pan, además de los cereales del desayuno ya existentes. En muchos países, la fortificación está legislada. En la Tabla 20.7 se muestran las ingestas dietéticas de referencia.

Grupo biológico	RDA (µg DFE)
0-6 meses	65
7-12 meses	80
1-3 años	150
4-8 años	200
9-13 años	300
14 y más años	400
Embarazo (*)	600

(*) En vista de la evidencia que vincula a la deficiencia de folato con defectos en el cierre del tubo neural del feto, se recomienda a todas las mujeres en edad fértil el consumo de 400 µg DFE de ácido fólico sintético.

Tabla 20.7: Ingestas Dietéticas de Referencia

20.2.6 Diagnóstico de deficiencia

Las encuestas y recordatorios alimentarios permiten conocer la alimentación que recibe el niño y orientar acerca de una posible deficiencia. En este sentido, es necesario orientar la anamnesis en la frecuencia de consumo y cantidad de alimentos fuente de ácido fólico como hígado, legumbres, vegetales fuente, jugo de naranja y cereales fortificados.

La confirmación diagnóstica se realiza a través de indicadores bioquímicos:

- Folato plasmático: Estudio de elevada especificidad que mide el nivel sérico de ácido fólico. Disminuye aproximadamente a las tres semanas de iniciada la deficiencia.
- Folatos en eritrocitos.
- Ácido formino-glutámico urinario (FIGLU) con sobrecarga de histidina: En la deficiencia de ácido fólico se elimina por la orina una cantidad anormalmente elevada de FIGLU, proveniente del catabolismo normal de la histidina.

20.2.7 Deficiencia de acido fólico y situación en el contexto de la desnutrición oculta

Hay poca información disponible sobre la prevalencia de deficiencia e ingesta de ácido fólico en la población infantil, sobre todo en escolares y adolescentes. La mayoría de los estudios se centran en mujeres embarazadas y revelan (como el realizado en Tierra del Fuego por CESNI, en 1995) una elevada prevalencia de deficiencia (23% según dosaje de folatos en plasma) y baja ingesta.

Otro estudio realizado en niños y adolescentes en la ciudad de Azul, en el año 1991, mostró al ácido fólico entre los nutrientes de *alto riesgo* (junto con vitamina A, D y calcio) por la muy baja relación ingesta/RDA observada.

Las elevadas necesidades de este grupo etario hacen que sea difícil, igual que en las mujeres embarazadas, alcanzar las recomendaciones sin la utilización de alimentos fortificados. En la Argentina, la fortificación de alimentos de consumo masivo está en vías de ser implementada.

Bibliografía

- Barron BA, Hoyer JD, Tefferi A. "A bone marrow report of absent stainable iron is not diagnostic of iron deficiency". *Ann Hematol.* 2001; 80: 166-9.
- Beutler A, J Hoffbrand. "Iron Deficiency and Overload". *E. Hematology* 2003.
- Brugnara C, Zurakowsky D, Di Canzio J, Boyd T, Platt O. "Reticulocyte hemoglobin content to diagnose iron deficiency in children". *JAMA.* 1999; 281, 23: 2225-30.
- Calvo EB, Longo EN, Aguirre P, Britos S. *Prevención de anemia en niños y embarazadas en la Argentina. Actualización para equipos de salud.* Ministerio de Salud de la Nación. Junio de 2001.
- Carmuega E, P Duran. "Evaluación del Estado Nutricional en Pediatría". *Boletín CESNI.* CESNI. Argentina. Junio 2000; (9)
- Comité de Nutrición de la Sociedad Argentina de Pediatría: *Guía de Alimentación para Niños Sanos de 0 a 2 años.* Ediciones SAP. 2001; 28-31.
- Comité Nacional de Hematología. Sociedad Argentina de Pediatría. "Anemia ferropénica. Normas de Diagnóstico y tratamiento". *Arch. Argent. Pediatr.* 2001; 99 (2): 162-7.
- Cook JD, Flowers CH, Skikne BS. "The quantitative assessment of body iron". *Blood.* 2003; 101: 3359-63.
- Dallman P, M Siimes. "Iron deficiency in infancy and childhood". Report of the International Nutritional Anemia Consultative Group (INACG). Library of Congress. 1985.
- Dallman PR. "Iron deficiency and related nutritional anemias". En Oski: *Hematology of Infancy and Childhood.* Ed.1993.
- De Andraca I, Castillo M, Walter T. "Desarrollo psicomotor y conducta en lactantes anémicos por deficiencia de hierro". En: O'Donnell AM, Viteri FE, Carmuega E, eds. *Desnutrición Oculta en América Latina: Deficiencia de hierro.* Buenos Aires: Cesni, 1997.
- Duce N, Franchella J, Lentini N. "Proyecto ND". Dossier General, Laboratorios Roche. 1998.
- Forrellat Barrios M, Gautier du Defaix Gómez H. "Papel del ácido fólico en la etiología de las anemias megaloblásticas". *Rev Cubana Hematol Inmunol Hemoter* 1997; 13 (2): 77-89.
- Fuentes Bonmati MJ, Señer Timoner R, Toral Perez T, Navarro C. "Anemia ferropénica". *JAMA* 2002.
- Guyatt GH, Oxman AD, Ali M, Willan y col. "Laboratory diagnosis of iron-deficiency anemia: Hematology 2003 61 an overview". *J Gen Intern Med.* 1992; 7: 145-153.
- Mahan K, S Escott-Stump. *Nutrición y Dietoterapia de Krause.* 9ª ed. México: McGraw-Hill Interamericana. 2000; 103-6.
- Malope BI, MacPhail AP, Alberts M, Hiss DC. "The ratio of serum transferrin receptor and serum ferritin in the diagnosis of iron status". *Br J Haematol.* 2001; 115: 84-8.
- Mast AE, Binder MA, Lu Q, Flax S y col. "Clinical utility of the reticulocyte hemoglobin content in the diagnosis of iron deficiency". *Blood.* 2002; 99: 1489-91.
- Mast AE, Blinder MA, Gronowsky AM, Chumley C y col. "Clinical utility of the soluble transferrin receptor and comparison with serum ferritin in several populations". *Clin Chem* 1998; 44, N°1: 45-51.

- Moraso MC. "Actualización en Nutrición". *Órgano de difusión de la Sociedad Argentina de Nutrición.* Volumen 4. Número 3. Año 2003.
- O'Donell A, E Carmuega. "La transición epidemiológica y la situación nutricional de nuestros niños". *Boletín CESNI.* Argentina. 1998; (6).
- O'Donnell A, S Britos. "CESNI, la crisis, el hambre y el mañana". *Boletín CESNI.* Diciembre 2002; (12).
- O'Donnell A. "Una visión de la problemática nutricional de los niños argentinos. Hoy y Mañana. Salud y Calidad de vida de la niñez argentina". *Publicación CESNI* 18. Bs. As. 1999; 119-56.
- Osky FA, Stockman JA. "Anemia por fuentes insuficientes o utilización mala de hierro". *Clínicas Pediátricas de Norteamérica.* 1980; (2): 243-58.
- PM de Portela ML. *Vitaminas y Minerales en Nutrición.* Buenos Aires: López Libreros Ed. 1993; 87-95.
- Sánchez-Ruiz Cabello. "Prevención primaria y detección precoz de la ferropenia". *Prev Infad* 1. Octubre 2002.
- Thomas C, L Thomas. "Biochemical markers and hematologic indices in the diagnosis of functional iron deficiency". *Clin Chem.* 2002; 48: 1066-76.

Anexo 1

Datos numéricos del centilo 50 y desvío estándar de la altura de niñas argentinas según edad, desde el nacimiento hasta la madurez

Fuente: Lejarraga H, Orfila G. "Estándares de peso y estatura para niñas y niños argentinos desde el nacimiento hasta la madurez". *Arch Arg Pediatr* 1987; 85: 209-22.

Edad	P50	DS
0 m	50.00	1.80
1 m	53.00	1.86
2 m	56.07	1.93
3 m	59.10	2.00
4 m	61.23	2.07
5 m	63.37	2.13
6 m	65.50	2.20
7 m	67.00	2.25
8 m	68.50	2.30
9 m	70.00	2.35
10 m	71.37	2.41
11 m	72.73	2.48
1 a 0 m	74.10	2.54
1 a 1 m	75.12	2.58
1 a 2 m	76.13	2.62
1 a 3 m	77.15	2.67
1 a 4 m	78.17	2.71
1 a 5 m	79.18	2.76
1 a 6 m	80.20	2.80
1 a 7 m	81.08	2.85
1 a 8 m	81.97	2.91
1 a 9 m	82.85	2.96
1 a 10 m	83.73	3.01
1 a 11 m	84.62	3.07
2 a 0 m	85.50	3.12
2 a 1 m	86.19	3.18
2 a 2 m	86.88	3.23
2 a 3 m	87.58	3.29
2 a 4 m	88.27	3.35
2 a 5 m	88.96	3.40
2 a 6 m	89.65	3.46

Edad	P50	DS
2 a 7 m	90.34	3.52
2 a 8 m	91.03	3.57
2 a 9 m	91.73	3.63
2 a 10 m	92.42	3.68
2 a 11 m	93.11	3.74
3 a 0 m	93.80	3.80
3 a 1 m	94.40	3.84
3 a 2m	95.00	3.88
3 a 3 m	95.60	3.93
3 a 4 m	96.20	3.97
3 a 5 m	96.80	4.01
3 a 6 m	97.40	4.05
3 a 7 m	98.00	4.09
3 a 8 m	98.60	4.13
3 a 9 m	99.20	4.18
3 a 10 m	99.80	4.22
3 a 11 m	100.40	4.26
4 a 0 m	101.00	4.56
4 a 1 m	100.28	4.58
4 a 2 m	100.87	4.60
4 a 3 m	101.45	4.62
4 a 4 m	102.03	4.64
4 a 5 m	102.62	4.66
4 a 6 m	103.20	4.68
4 a 7 m	103.78	4.70
4 a 8 m	104.37	4.72
4 a 9 m	104.95	4.74
4 a 10 m	105.53	4.76
4 a 11 m	106.12	4.78
5 a 0 m	106.70	4.80
5 a 1 m	107.78	4.83

Edad	P50	DS
5 a 2 m	108.33	4.85
5 a 3 m	108.87	4.88
5 a 4 m	108.80	4.90
5 a 5 m	109.41	4.92
5 a 6 m	109.95	4.96
5 a 7 m	110.49	4.98
5 a 8 m	111.03	5.01
5 a 9 m	111.58	5.03
5 a 10 m	112.12	5.06
5 a 11 m	112.66	5.08
6 a 0 m	113.20	5.11
6 a 1 m	113.67	5.13
6 a 2 m	114.13	5.15
6 a 3 m	114.60	5.18
6 a 4 m	115.07	5.20
6 a 5 m	115.53	5.22
6 a 6 m	116.00	5.24
6 a 7 m	116.47	5.26
6 a 8 m	116.93	5.28
6 a 9 m	117.40	5.31
6 a 10 m	117.87	5.33
6 a 11 m	118.33	5.35
7 a 0 m	118.80	5.37
7 a 1 m	119.24	5.40
7 a 2 m	119.60	5.42
7 a 3 m	120.13	5.45
7 a 4 m	120.57	5.47
7 a 5 m	121.01	5.50
7 a 6 m	121.45	5.53
7 a 7 m	121.89	5.55
7 a 8 m	122.33	5.58
7 a 9 m	122.78	5.60
7 a 10 m	123.22	5.63
7 a 11 m	123.66	5.65
8 a 0 m	124.10	5.68
8 a 1 m	124.53	5.73
8 a 2 m	124.97	5.78
8 a 3 m	125.40	5.83
8 a 4 m	125.83	5.88
8 a 5 m	126.27	5.93
8 a 6 m	126.70	5.98
8 a 7 m	127.13	6.02
8 a 8 m	127.57	6.07
8 a 9 m	128.00	6.12
8 a 10 m	128.43	6.17
8 a 11 m	128.87	6.22
9 a 0 m	129.30	6.27

Edad	P50	DS
9 a 1 m	129.73	6.31
9 a 2 m	130.15	6.36
9 a 3 m	130.58	6.40
9 a 4 m	131.00	6.45
9 a 5 m	131.43	6.49
9 a 6 m	131.85	6.54
9 a 7 m	132.28	6.58
9 a 8 m	132.70	6.62
9 a 9 m	133.13	6.67
9 a 10 m	133.55	6.71
9 a 11 m	133.98	6.76
10 a 0 m	134.40	6.80
10 a 1 m	134.90	6.88
10 a 2 m	135.40	6.97
10 a 3 m	135.90	7.05
10 a 4 m	136.40	7.14
10 a 5 m	136.90	7.22
10 a 6 m	137.40	7.31
10 a 7 m	137.90	7.39
10 a 8 m	138.40	7.47
10 a 9 m	138.90	7.56
10a10 m	139.40	7.64
10a11 m	139.90	7.73
11 a 0 m	140.40	7.81
11 a 1 m	140.96	7.87
11 a 2m	141.52	7.93
11 a 3 m	142.08	8.00
11 a 4 m	142.63	8.06
11 a 5 m	143.19	8.12
11 a 6 m	143.75	8.18
11 a 7 m	144.31	8.24
11 a 8 m	144.87	8.30
11 a 9 m	145.43	8.37
11a10 m	154.98	8.43
11a11 m	146.54	8.49
12 a 0 m	147.10	8.55
12 a 1 m	147.60	8.46
12 a 2 m	148.10	8.38
12 a 3 m	148.60	8.29
12 a 4 m	149.10	8.20
12 a 5 m	149.60	8.11
12 a 6 m	150.10	8.03
12 a 7 m	150.60	7.94
12 a 8 m	151.10	7.85
12 a 9 m	151.60	7.76
12a10 m	152.10	7.68
12a11 m	152.60	7.59

Edad	P50	DS
13 a 0 m	153.10	7.50
13 a 1 m	153.45	7.42
13 a 2 m	153.80	7.33
13 a 3 m	154.15	7.25
13 a 4 m	154.50	7.17
13 a 5 m	154.85	7.08
13 a 6 m	155.20	7.00
13 a 7 m	155.55	6.92
13 a 8 m	155.90	6.83
13 a 9 m	156.25	6.75
13a10 m	156.60	6.67
13a11 m	156.95	6.58
14 a 0 m	157.30	6.50
14 a 1 m	157.49	6.49
14 a 2 m	157.68	6.47

Edad	P50	DS
14 a 3 m	157.88	6.46
14 a 4 m	158.07	6.44
14 a 5 m	158.26	6.43
14 a 6 m	158.45	6.41
14 a 7 m	158.64	6.40
14 a 8 m	158.83	6.38
14 a 9 m	159.03	6.37
14a10 m	159.22	6.35
14a11 m	159.41	6.34
15 a 0 m	159.60	6.32
16 a 0 m	160.50	6.15
17 a 0 m	160.60	6.10
18 a 0 m	160.70	6.10
19 a 0 m	160.70	6.10

P50: Percentilo 50
DS: Desvío *standard*

Datos numéricos del centilo 50 y desvío estándar de la altura de varones argentinos según edad, desde el nacimiento hasta la madurez

Fuente: Lejarraga H, Orfila G. "Estándares de peso y estatura para niñas y niños argentinos desde el nacimiento hasta la madurez". *Arch Arg Pediatr* 1987; 85: 209-22.

Edad	P50	DS
0 m	50.60	1.80
1 m	54.50	2.00
2 m	58.40	2.19
3 m	62.30	2.39
4 m	63.97	2.45
5 m	65.63	2.51
6 m	67.30	2.57
7 m	68.73	2.64
8 m	70.17	2.70
9 m	71.60	2.77
10 m	73.55	2.84
11 m	74.20	2.90
1 a 0 m	75.50	2.97
1 a 1 m	76.42	3.01

Edad	P50	DS
1 a 2 m	77.33	3.05
1 a 3 m	78.25	3.10
1 a 4 m	79.17	3.14
1 a 5 m	80.08	3.18
1 a 6 m	81.00	3.22
1 a 7 m	81.92	3.26
1 a 8 m	82.83	3.30
1 a 9 m	83.75	3.35
1 a 10 m	84.67	3.39
1 a 11 m	85.58	3.43
2 a 0 m	86.50	3.47
2 a 1 m	87.23	3.52
2 a 2 m	87.97	3.57
2 a 3 m	88.70	3.62

Edad	P50	DS
2 a 4 m	89.43	3.66
2 a 5 m	90.17	3.71
2 a 6 m	90.90	3.76
2 a 7 m	91.63	3.81
2 a 8 m	92.37	3.86
2 a 9 m	93.10	3.91
2 a 10 m	93.83	3.95
2 a 11 m	94.57	4.00
3 a 0 m	95.30	4.05
3 a 1 m	95.88	4.07
3 a 2m	96.45	4.07
3 a 3 m	97.03	4.08
3 a 4 m	97.60	4.09
3 a 5 m	98.18	4.11
3 a 6 m	98.75	4.12
3 a 7 m	99.33	4.13
3 a 8 m	99.90	4.14
3 a 9 m	100.48	4.16
3 a 10 m	101.05	4.17
3 a 11 m	100.63	4.18
4 a 0 m	101.20	4.20
4 a 1 m	101.77	4.21
4 a 2 m	102.33	4.23
4 a 3 m	102.90	4.25
4 a 4 m	103.47	4.26
4 a 5 m	104.03	4.28
4 a 6 m	104.60	4.30
4 a 7 m	105.17	4.31
4 a 8 m	105.73	4.33
4 a 9 m	106.30	4.35
4 a 10 m	106.87	4.36
4 a 11 m	107.43	4.38
5 a 0 m	108.00	4.40
5 a 1 m	108.52	4.42
5 a 2 m	109.03	4.44
5 a 3 m	109.55	4.47
5 a 4 m	110.07	4.49
5 a 5 m	110.58	4.52
5 a 6 m	111.10	4.55
5 a 7 m	111.62	4.57
5 a 8 m	112.13	4.59
5 a 9 m	112.65	4.62
5 a 10 m	113.17	4.64
5 a 11 m	113.68	4.67
6 a 0 m	114.20	4.70
6 a 1 m	114.71	4.72
6 a 2 m	115.22	4.76

Edad	P50	DS
6 a 3 m	115.73	4.79
6 a 4 m	116.23	4.82
6 a 5 m	116.74	4.85
6 a 6 m	117.25	4.88
6 a 7 m	117.76	4.90
6 a 8 m	118.27	4.93
6 a 9 m	118.78	4.96
6 a 10 m	119.28	4.99
6 a 11 m	119.79	5.02
7 a 0 m	120.30	5.05
7 a 1 m	120.77	5.08
7 a 2 m	121.23	5.11
7 a 3 m	121.70	5.14
7 a 4 m	122.17	5.17
7 a 5 m	122.63	5.20
7 a 6 m	123.10	5.23
7 a 7 m	123.57	5.25
7 a 8 m	124.03	5.28
7 a 9 m	124.50	5.31
7 a 10 m	124.97	5.34
7 a 11 m	125.43	5.37
8 a 0 m	125.90	5.40
8 a 1 m	126.33	5.43
8 a 2 m	126.77	5.46
8 a 3 m	127.20	5.49
8 a 4 m	127.63	5.52
8 a 5 m	128.07	5.55
8 a 6 m	128.50	5.58
8 a 7 m	128.93	5.60
8 a 8 m	129.37	5.63
8 a 9 m	129.80	5.66
8 a 10 m	130.23	5.69
8 a 11 m	130.67	5.72
9 a 0 m	131.10	5.75
9 a 1 m	131.50	5.80
9 a 2 m	131.90	5.84
9 a 3 m	132.30	5.89
9 a 4 m	132.70	5.93
9 a 5 m	133.10	5.98
9 a 6 m	133.50	6.03
9 a 7 m	133.90	6.07
9 a 8 m	134.30	6.12
9 a 9 m	134.70	6.16
9 a 10 m	135.10	6.21
9 a 11 m	135.50	6.25
10 a 0 m	135.90	6.30
10 a 1 m	136.26	6.33

Edad	P50	DS
10 a 2 m	136.62	6.35
10 a 3 m	136.98	6.38
10 a 4 m	137.33	6.40
10 a 5 m	137.69	6.43
10 a 6 m	138.05	6.45
10 a 7 m	138.41	6.48
10 a 8 m	138.77	6.50
10 a 9 m	139.13	6.53
10 a 10 m	139.48	6.55
10 a 11 m	139.84	6.58
11 a 0 m	140.20	6.60
11 a 1 m	140.62	6.65
11 a 2m	141.03	6.70
11 a 3 m	141.45	6.75
11 a 4 m	141.87	6.80
11 a 5 m	142.28	6.85
11 a 6 m	142.70	6.90
11 a 7 m	143.12	6.95
11 a 8 m	143.53	7.00
11 a 9 m	143.95	7.05
11a10 m	144.37	7.10
11a11 m	144.78	7.15
12 a 0 m	145.20	7.20
12 a 1 m	145.71	7.34
12 a 2 m	146.22	7.48
12 a 3 m	146.73	7.61
12 a 4 m	147.23	7.75
12 a 5 m	147.74	7.89
12 a 6 m	148.25	8.03
12 a 7 m	148.76	8.16
12 a 8 m	149.27	8.30
12 a 9 m	149.78	8.44

Edad	P50	DS
12a10 m	150.28	8.58
12a11 m	150.79	8.71
13 a 0 m	151.30	8.85
13 a 1 m	151.91	8.82
13 a 2 m	152.52	8.79
13 a 3 m	153.13	8.76
13 a 4 m	153.73	8.73
13 a 5 m	154.34	8.70
13 a 6 m	154.95	8.68
13 a 7 m	155.56	8.65
13 a 8 m	156.17	8.62
13 a 9 m	156.78	8.59
13a10 m	157.38	8.56
13a11 m	157.99	8.53
14 a 0 m	158.60	8.50
14 a 1 m	159.11	8.48
14 a 2 m	159.62	8.45
14 a 3 m	160.13	8.43
14 a 4 m	160.63	8.40
14 a 5 m	161.14	8.38
14 a 6 m	161.65	8.35
14 a 7 m	162.16	8.33
14 a 8 m	162.67	8.30
14 a 9 m	163.18	8.28
14a10 m	163.68	8.25
14a11 m	164.19	8.23
15 a 0 m	164.70	8.20
16 a 0 m	169.20	7.55
17 a 0 m	171.80	7.15
18 a 0 m	172.60	6.85
19 a 0 m	172.80	6.80

Anexo 2

Datos numéricos del centilo 50 y desvío estándar de peso (hemidistribución inferior) de niñas argentinas según edad, desde el nacimiento hasta la madurez

Fuente: Lejarraga H, Orfila G. "Estándares de peso y estatura para niñas y niños argentinos desde el nacimiento hasta la madurez". *Arch Arg Pediatr* 1992; 90: 239.

Edad	P50	DS
Término	3.34	0.48
1 m	4.00	0.53
2 m	4.65	0.61
3 m	5.30	0.64
4 m	5.75	0.66
5 m	6.38	0.70
6 m	6.95	0.75
7 m	7.31	0.78
8 m	7.88	0.83
9 m	8.35	0.90
10 m	8.71	0.96
11 m	9.03	0.97
1 a 0 m	9.25	0.98
1 a 1 m	9.49	1.01
1 a 2 m	9.73	1.04
1 a 3 m	9.98	1.06
1 a 4 m	10.22	1.09
1 a 5 m	10.46	1.12
1 a 6 m	10.70	1.14
1 a 7 m	10.92	1.17
1 a 8 m	11.13	1.20
1 a 9 m	11.35	1.24
1 a 10 m	11.55	1.27
1 a 11 m	11.78	1.30
2 a 0 m	12.00	1.33
2 a 1 m	12.19	1.35
2 a 2 m	12.38	1.37
2 a 3 m	12.58	1.39

Edad	P50	DS
2 a 4 m	12.77	1.41
2 a 5 m	12.96	1.43
2 a 6 m	13.15	1.45
2 a 7 m	13.34	1.47
2 a 8 m	13.53	1.49
2 a 9 m	13.73	1.51
2 a 10 m	13.92	1.53
2 a 11 m	14.11	1.55
3 a 0 m	14.30	1.57
3 a 1 m	14.46	1.58
3 a 2m	14.63	1.60
3 a 3 m	14.79	1.61
3 a 4 m	14.95	1.63
3 a 5 m	15.11	1.64
3 a 6 m	15.28	1.66
3 a 7 m	15.44	1.67
3 a 8 m	15.60	1.69
3 a 9 m	15.76	1.70
3 a 10 m	15.93	1.72
3 a 11 m	16.09	1.73
4 a 0 m	16.25	1.75
4 a 1 m	16.39	1.76
4 a 2 m	16.53	1.78
4 a 3 m	16.66	1.80
4 a 4 m	16.80	1.82
4 a 5 m	16.94	1.84
4 a 6 m	17.08	1.86
4 a 7 m	17.21	1.87

Edad	P50	DS
4 a 8 m	17.35	1.89
4 a 9 m	17.49	1.91
4 a 10 m	17.63	1.93
4 a 11 m	17.76	1.95
5 a 0 m	17.90	1.97
5 a 1 m	18.10	1.99
5 a 2 m	18.29	2.01
5 a 3 m	18.49	2.04
5 a 4 m	18.68	2.06
5 a 5 m	18.88	2.09
5 a 6 m	19.08	2.11
5 a 7 m	19.27	2.14
5 a 8 m	19.47	2.16
5 a 9 m	19.66	2.19
5 a 10 m	19.86	2.21
5 a 11 m	20.05	2.23
6 a 0 m	20.25	2.26
6 a 1 m	20.45	2.30
6 a 2 m	20.64	2.34
6 a 3 m	20.84	2.38
6 a 4 m	21.03	2.43
6 a 5 m	21.23	2.47
6 a 6 m	21.43	2.51
6 a 7 m	21.62	2.55
6 a 8 m	21.82	2.59
6 a 9 m	22.01	2.64
6 a 10 m	22.21	2.68
6 a 11 m	22.40	2.72
7 a 0 m	22.60	2.76
7 a 1 m	22.84	2.82
7 a 2 m	23.08	2.87
7 a 3 m	23.33	2.92
7 a 4 m	23.57	2.98
7 a 5 m	23.81	3.03
7 a 6 m	24.05	3.08
7 a 7 m	24.29	3.14
7 a 8 m	24.53	3.19
7 a 9 m	24.78	3.24
7 a 10 m	24.02	3.29
7 a 11 m	25.26	3.35
8 a 0 m	25.50	3.40
8 a 1 m	25.75	345
8 a 2 m	26.00	3.49
8 a 3 m	26.25	3.53
8 a 4 m	26.50	3.58
8 a 5 m	26.75	3.62
8 a 6 m	27.00	3.67

Edad	P50	DS
8 a 7 m	27.25	3.71
8 a 8 m	27.50	3.76
8 a 9 m	27.75	3.80
8 a 10 m	28.00	3.84
8 a 11 m	28.25	3.89
9 a 0 m	28:50	3.93
9 a 1 m	28.79	3.99
9 a 2 m	29.08	4.06
9 a 3 m	29.38	4.12
9 a 4 m	29.67	4.18
9 a 5 m	29.96	4.24
9 a 6 m	30.25	4.30
9 a 7 m	30.54	4.37
9 a 8 m	30.83	4.43
9 a 9 m	31.13	4.49
9 a 10 m	31.42	4.55
9 a 11 m	31.71	4.61
10 a 0 m	32.00	4.68
10 a 1 m	32.33	4.74
10 a 2 m	32.67	4.81
10 a 3 m	32.99	4.88
10 a 4 m	33.33	4.94
10 a 5 m	33.67	5.01
10 a 6 m	33.99	5.07
10 a 7 m	34.33	5.14
10 a 8 m	34.67	5.21
10 a 9 m	34.99	5.27
10a10 m	35.33	5.34
10a11 m	35.67	5.41
11 a 0 m	36.00	5.47
11 a 1 m	36.48	5.58
11 a 2m	36.95	5.69
11 a 3 m	37.43	5.79
11 a 4 m	37.90	5.90
11 a 5 m	38.38	6.00
11 a 6 m	38.85	6.11
11 a 7 m	39.33	6.22
11 a 8 m	39.80	6.32
11 a 9 m	40.28	6.43
11a10 m	40.75	6.54
11a11 m	41.23	6.64
12 a 0 m	41.70	6.75
12 a 1 m	42.03	6.75
12 a 2 m	42.37	6.76
12 a 3 m	42.70	6.76
12 a 4 m	43.03	6.77
12 a 5 m	43.37	6.77

Edad	P50	DS
12 a 6 m	43.70	6.77
12 a 7 m	44.03	6.78
12 a 8 m	44.37	6.78
12 a 9 m	44.70	6.79
12 a 10 m	45.03	6.79
12 a 11 m	45.37	6.80
13 a 0 m	45.70	6.80
13 a 1 m	45.98	6.76
13 a 2 m	46.27	6.71
13 a 3 m	46.55	6.67
13 a 4 m	46.83	6.63
13 a 5 m	47.12	6.58
13 a 6 m	47.40	6.54
13 a 7 m	47.68	6.50
13 a 8 m	47.97	6.45
13 a 9 m	48.25	6.41
13 a 10 m	48.53	6.37
13 a 11 m	48.82	6.32

Edad	P50	DS
14 a 0 m	49.10	6.28
14 a 1 m	49.27	6.24
14 a 2 m	49.43	6.20
14 a 3 m	49.60	6.16
14 a 4 m	49.77	6.12
14 a 5 m	49.93	6.08
14 a 6 m	50.10	6.04
14 a 7 m	50.27	6.00
14 a 8 m	50.43	5.95
14 a 9 m	50.60	5.91
14 a 10 m	50.77	5.87
14 a 11 m	50.93	5.83
15 a 0 m	51.10	5.79
16 a 0 m	52.40	5.69
17 a 0 m	53.20	5.74
18 a 0 m	53.70	5.85
19 a 0 m	53,80	5.99

Datos numéricos del centilo 50 y desvío estándar de peso (hemidistribución inferior) de varones argentinos según edad, desde el nacimiento hasta la madurez

Fuente: Lejarraga H, Orfila G. "Estándares de peso y estatura para niñas y niños argentinos desde el nacimiento hasta la madurez". *Arch Arg Pediatr* 1992; 90: 239.

Edad	P50	DS
Término	3.42	0.51
1 m	4.05	0.45
2 m	4.90	0.53
3 m	6.00	0.65
4 m	6.60	0.74
5 m	7.20	0.81
6 m	7.80	0.88
7 m	8.30	0.96
8 m	8.80	1.06
9 m	9.30	0.90

Edad	P50	DS
10 m	9.60	0.96
11 m	9.90	0.97
1 a 0 m	10.20	0.98
1 a 1 m	10.43	1.01
1 a 2 m	10.65	1.04
1 a 3 m	10.88	1.06
1 a 4 m	11.10	1.09
1 a 5 m	11.33	1.12
1 a 6 m	11.55	1.14
1 a 7 m	11.76	1.17

Edad	P50	DS
1 a 8 m	11.97	1.20
1 a 9 m	12.18	1.24
1 a 10 m	12.38	1.27
1 a 11 m	12.59	1.30
2 a 0 m	12.80	1.33
2 a 1 m	12.96	1.35
2 a 2 m	13.13	1.37
2 a 3 m	13.29	1.39
2 a 4 m	13.45	1.41
2 a 5 m	13.61	1.43
2 a 6 m	13.78	1.45
2 a 7 m	13.94	1.47
2 a 8 m	14.10	1.49
2 a 9 m	14.26	1.51
2 a 10 m	14.43	1.53
2 a 11 m	14.59	1.55
3 a 0 m	14.75	1.57
3 a 1 m	14.89	1.54
3 a 2m	15.03	1.51
3 a 3 m	15.16	1.49
3 a 4 m	15.30	1.46
3 a 5 m	15.44	1.44
3 a 6 m	15.58	1.41
3 a 7 m	15.71	1.38
3 a 8 m	15.85	1.36
3 a 9 m	15.99	1.33
3 a 10 m	16.13	1.30
3 a 11 m	16.26	1.28
4 a 0 m	16.40	1.25
4 a 1 m	16.58	1.32
4 a 2 m	16.77	1.39
4 a 3 m	16.95	1.46
4 a 4 m	17.13	1.53
4 a 5 m	17.32	1.60
4 a 6 m	17.50	1.67
4 a 7 m	17.68	1.74
4 a 8 m	17.87	1.82
4 a 9 m	18.05	1.89
4 a 10 m	18.23	1.96
4 a 11 m	18.42	2.03
5 a 0 m	18.60	2.10
5 a 1 m	18.79	2.14
5 a 2 m	18.98	2.18
5 a 3 m	19.18	2.23
5 a 4 m	19.37	2.27
5 a 5 m	19.56	2.31
5 a 6 m	19.75	2.35

Edad	P50	DS
5 a 7 m	19.94	2.39
5 a 8 m	20.13	2.44
5 a 9 m	20.33	2.48
5 a 10 m	20.52	2.52
5 a 11 m	20.71	2.56
6 a 0 m	20.90	2.60
6 a 1 m	21.08	2.62
6 a 2 m	21.25	2.64
6 a 3 m	21.43	2.66
6 a 4 m	21.60	2.67
6 a 5 m	21.78	2.69
6 a 6 m	21.95	2.71
6 a 7 m	22.13	2.73
6 a 8 m	22.30	2.75
6 a 9 m	22.48	2.76
6 a 10 m	22.65	2.78
6 a 11 m	22.83	2.80
7 a 0 m	23.00	2.82
7 a 1 m	23.22	2.84
7 a 2 m	23.43	2.86
7 a 3 m	23.65	2.89
7 a 4 m	23.87	2.91
7 a 5 m	24.08	2.93
7 a 6 m	24.30	2.96
7 a 7 m	24.52	2.98
7 a 8 m	24.73	3.00
7 a 9 m	24.95	3.03
7 a 10 m	25.17	3.05
7 a 11 m	25.38	3.07
8 a 0 m	25.60	3.10
8 a 1 m	25.84	3.13
8 a 2 m	26.08	3.17
8 a 3 m	26.33	3.20
8 a 4 m	26.57	3.23
8 a 5 m	26.81	3.27
8 a 6 m	27.05	3.30
8 a 7 m	27.29	3.34
8 a 8 m	27.53	3.37
8 a 9 m	27.78	3.40
8 a 10 m	28.02	3.44
8 a 11 m	28.26	3.47
9 a 0 m	28.50	3.51
9 a 1 m	28.75	3.55
9 a 2 m	29.00	3.59
9 a 3 m	29.25	3.63
9 a 4 m	29.50	3.67
9 a 5 m	29.75	3.71

Edad	P50	DS
9 a 6 m	30.00	3.75
9 a 7 m	30.25	3.79
9 a 8 m	30.50	3.83
9 a 9 m	30.75	3.87
9 a 10 m	31.00	3.91
9 a 11 m	31.25	3.95
10 a 0 m	31.50	3.99
10 a 1 m	31.76	4.03
10 a 2 m	32.02	4.08
10 a 3 m	32.28	4.13
10 a 4 m	32.53	4.18
10 a 5 m	32.79	4.23
10 a 6 m	33.05	4.28
10 a 7 m	33.31	4.33
10 a 8 m	33.57	4.38
10 a 9 m	33.83	4.42
10a10 m	34.08	4.47
10a11 m	34.34	4.52
11 a 0 m	34.60	4.57
11 a 1 m	34.92	4.64
11 a 2m	35.23	4.71
11 a 3 m	35.55	4.78
11 a 4 m	35.87	4.85
11 a 5 m	36.18	4.92
11 a 6 m	35.50	4.98
11 a 7 m	36.82	5.05
11 a 8 m	37.13	5.12
11 a 9 m	37.45	5.19
11 a 10 m	37.77	5.26
11 a 11 m	38.08	5.33
12 a 0 m	38.40	5.40
12 a 1 m	38.84	5.51
12 a 2 m	39.28	5.62
12 a 3 m	39.73	5.74
12 a 4 m	40.17	5.85
12 a 5 m	40.61	5.96

Edad	P50	DS
12 a 6 m	41.05	6.07
12 a 7 m	41.49	6.19
12 a 8 m	41.93	6.30
12 a 9 m	42.38	6.41
12 a 10 m	42.82	6.52
12 a 11 m	43.26	6.64
13 a 0 m	43.70	6.75
13 a 1 m	44.23	6.89
13 a 2 m	44.75	7.04
13 a 3 m	45.28	7.19
13 a 4 m	45.80	7.33
13 a 5 m	46.33	7.48
13 a 6 m	46.85	7.63
13 a 7 m	47.38	7.77
13 a 8 m	47.90	7.92
13 a 9 m	48.43	8.06
13a10 m	48.95	8.21
13a11 m	49.48	8.36
14 a 0 m	50.00	8.50
14 a 1 m	50.57	8.59
14 a 2 m	51.13	8.68
14 a 3 m	51.70	8.77
14 a 4 m	52.27	8.86
14 a 5 m	52.83	8.94
14 a 6 m	53.40	9.03
14 a 7 m	53.97	9.12
14 a 8 m	54.53	9.21
14 a 9 m	55.10	9.30
14a10 m	55.67	9.39
14a11 m	56.23	9.48
15 a 0 m	56.80	9.56
16 a 0 m	61.10	9.19
17 a 0 m	63.50	8.45
18 a 0 m	64.80	8.44
19 a 0 m	65.70	8.61

Anexo 3

Recomendaciones de macro y micronutrientes

Ingesta Dietaria de Referencia (DRI): Vitaminas

Food and Nutrition Board, Institute of Medicine, National Academies

Grupo etario	Vit A (µg/d)[a]	Vit C (mg/d)	Vit D (µg/d)[b,c]	Vit E (mg/d)[d]	Vit K (µg/d)	Tiamina (mg/dl)	Riboflavina (mg/dl)	Niacina (mg/d)[e]	Vit B_6 (mg/d)	Folato (µg/d)[f]	Vit B_{12} (µg/d)	Ác. Pantoténico (mg/d)	Biotina (µg/d)	Colina (mg/d)
Lactantes														
0–6 m	400*	40*	5*	4*	2.0*	0.2*	0.3*	2*	0.1*	65*	0.4*	1.7*	5*	125*
7–12 m	500*	50*	5*	5*	2.5*	0.3*	0.4*	4*	0.3*	80*	0.5*	1.8*	6*	150*
Niños														
1–3 a	**300**	**15**	5*	**6**	30*	**0.5**	**0.5**	**6**	**0.5**	**150**	**0.9**	2*	8*	200*
4–8 a	**400**	**25**	5*	**7**	55*	**0.6**	**0.6**	**8**	**0.6**	**200**	**1.2**	3*	12*	250*
Varones														
9–13 a	**600**	**45**	5*	**11**	60*	**0.9**	**0.9**	**12**	**1.0**	**300**	**1.8**	4*	20*	375*
14–18 a	**900**	**75**	5*	**15**	75*	**1.2**	**1.3**	**16**	**1.3**	**400**	**2.4**	5*	25*	550*
19–30 a	**900**	**90**	5*	**15**	120*	**1.2**	**1.3**	**16**	**1.3**	**400**	**2.4**	5*	30*	550*
31–50 a	**900**	**90**	5*	**15**	120*	**1.2**	**1.3**	**16**	**1.3**	**400**	**2.4**	5*	30*	550*
51–70 a	**900**	**90**	10*	**15**	120*	**1.2**	**1.3**	**16**	**1.7**	**400**	**2.4**[i]	5*	30*	550*
> 70 a	**900**	**90**	15*	**15**	120*	**1.2**	**1.3**	**16**	**1.7**	**400**	**2.4**[i]	5*	30*	550*
Mujeres														
9–13 a	**600**	**45**	5*	**11**	60*	**0.9**	**0.9**	**12**	**1.0**	**300**	**1.8**	4*	20*	375*
14–18 a	**700**	**65**	5*	**15**	75*	**1.0**	**1.0**	**14**	**1.2**	**400**[i]	**2.4**	5*	25*	400*
19–30 a	**700**	**75**	5*	**15**	90*	**1.1**	**1.1**	**14**	**1.3**	**400**[i]	**2.4**	5*	30*	425*
31–50 a	**700**	**75**		**15**	90*	**1.1**	**1.1**	**14**	**1.3**	**400**[i]	**2.4**	5*	30*	425*
51–70 a	**700**	**75**	10*	**15**	90*	**1.1**	**1.1**	**14**	**1.5**	**400**	**2.4**[h]	5*	30*	425*
> 70 a	**700**	**75**	15*	**15**	90*	**1.1**	**1.1**	**14**	**1.5**	**400**	**2.4**[h]	5*	30*	425*
Embarazo														
14–18 y	**750**	**80**	5*	**15**	75*	**1.4**	**1.4**	**18**	**1.9**	**600**[j]	**2.6**	6*	30*	450*
19–30 y	**770**	**85**	5*	**15**	90*	**1.4**	**1.4**	**18**	**1.9**	**600**[j]	**2.6**	6*	30*	450*
31–50 y	**770**	**85**	5*	**15**	90*	**1.4**	**1.4**	**18**	**1.9**	**600**[j]	**2.6**	6*	30*	450*
Lactancia														
14–18 y	**1,200**	**115**	5*	**19**	75*	**1.4**	**1.6**	**17**	**2.0**	**500**	**2.8**	7*	35*	550*
19–30 y	**1,300**	**120**	5*	**19**	90*	**1.4**	**1.6**	**17**	**2.0**	**500**	**2.8**	7*	35*	550*
31–50 y	**1,300**	**120**	5*	**19**	90*	**1.4**	**1.6**	**17**	**2.0**	**500**	**2.8**	7*	35*	550*

NOTA: Esta tabla presenta la Recomendación Dietética Admitida (RDA) en **negrita** y la Ingesta adecuada (AI) identificada por un asterisco (*)

a Como Equivalente de retinol (EqR). 1 EqR = 1 µg retinol, 12 µg β-caroteno, 24 µg α-caroteno, ó 24 µg de otros carotenoides

b Como colecalciferol. 1 µg colecalciferol = 40 IU vitamina D

c Con una adecuada exposición a la luz solar

d Como α-tocoferol

e Como niacina equivalente (NE). 1 mg de niacina = 60 mg de triptofano

f Como folato dietario equivalente (DFE). 1 DFE = 1 µg de folato proveniente de alimentos = 0.6 µg de ácido fólico proveniente de alimentos fortificados o de un suplemento consumido con alimentos = 0.5 µg de un suplemento tomado en ayunas

FUENTE: Ingesta Dietaria de Referencia para Vitamina D (1997); Ingesta Dietaria de Referencia para Tiamina, Riboflavina, Niacina, Vitamina B6, Folato, Vitamina B12, Ácido Pantoténico, Biotina y Colina (1998); Ingesta Dietaria de Referencia para Vitamina C, Vitamina E y Carotenoides (2000); Ingesta Dietaria de Referencia para Vitamina A y Vitamina K (2001). Este reporte puede ser obtenido en http://www.nap.edu.

Ingesta Dietaria de Referencia (DRI): Minerales
Food and Nutrition Board, Institute of Medicine, National Academies

Grupo etario	Calcio (mg/d)	Cromo (µg/d)	Cobre (µg/d)	Flúor (mg/d)	Iodo (µg/d)	Hierro (mg/d)	Magnesio (mg/d)	Manganeso (mg/d)	Molibdeno (µg/d)	Fósforo (mg/d)	Selenio (µg/d)	Zinc (mg/d)	Potasio (g/d)	Sodio (g/d)	Cloro (g/d)
Lactantes															
0–6 mo	210*	0.2*	200*	0.01*	110*	0.27*	30*	0.003*	2*	100*	15*	2*	0.4*	0.12*	0.18*
7–12 mo	270*	5.5*	220*	0.5*	130*	**11**	75*	0.6*	3*	275*	20*	**3**	0.7*	0.37*	0.57*
Niños															
1–3 y	500*	11*	**340**	0.7*	**90**	**7**	**80**	1.2*	**17**	**460**	**20**	**3**	3.0*	1.0*	1.5*
4–8 y	800*	15*	**440**	1*	**90**	**10**	**130**	1.5*	**22**	**500**	**30**	**5**	3.8*	1.2*	1.9*
Varones															
9–13 y	1,300*	25*	**700**	2*	**120**	**8**	**240**	1.9*	**34**	**1,250**	**40**	**8**	4.5*	1.5*	2.3*
14–18 y	1,300*	35*	**890**	3*	**150**	**11**	**410**	2.2*	**43**	**1,250**	**55**	**11**	4.7*	1.5*	2.3*
19–30 y	1,000*	35*	**900**	4*	**150**	**8**	**400**	2.3*	**45**	**700**	**55**	**11**	4.7*	1.5*	2.3*
31–50 y	1,000*	35*	**900**	4*	**150**	**8**	**420**	2.3*	**45**	**700**	**55**	**11**	4.7*	1.5*	2.3*
51–70 y	1,200*	30*	**900**	4*	**150**	**8**	**420**	2.3*	**45**	**700**	**55**	**11**	4.7*	1.3*	2.0*
> 70 y	1,200*	30*	**900**	4*	**150**	**8**	**420**	2.3*	**45**	**700**	**55**	**11**	4.7*	1.2*	1.8*
Mujeres															
9–13 y	1,300*	21*	**700**	2*	**120**	**8**	**240**	1.6*	**34**	**1,250**	**40**	**8**	4.5*	1.5*	2.3*
14–18 y	1,300*	24*	**890**	3*	**150**	**15**	**360**	1.6*	**43**	**1,250**	**55**	**9**	4.7*	1.5*	2.3*
19–30 y	1,000*	25*	**900**	3*	**150**	**18**	**310**	1.8*	**45**	**700**	**55**	**8**	4.7*	1.5*	2.3*
31–50 y	1,000*	25*	**900**	3*	**150**	**18**	**320**	1.8*	**45**	**700**	**55**	**8**	4.7*	1.5*	2.3*
51–70 y	1,200*	20*	**900**	3*	**150**	**8**	**320**	1.8*	**45**	**700**	**55**	**8**	4.7*	1.3*	2.0*
> 70 y	1,200*	20*	**900**	3*	**150**	**8**	**320**	1.8*	**45**	**700**	**55**	**8**	4.7*	1.2*	1.8*
Embarazo															
14–18 y	1,300*	29*	**1,000**	3*	**220**	**27**	**400**	2.0*	**50**	**1,250**	**60**	**13**	4.7*	1.5*	2.3*
19–30 y	1,000*	30*	**1,000**	3*	**220**	**27**	**350**	2.0*	**50**	**700**	**60**	**11**	4.7*	1.5*	2.3*
31–50 y	1,000*	30*	**1,000**	3*	**220**	**27**	**360**	2.0*	**50**	**700**	**60**	**11**	4.7*	1.5*	2.3*
Lactancia															
14–18 y	1,300*	44*	**1,300**	3*	**290**	**10**	**360**	2.6*	**50**	**1,250**	**70**	**14**	5.1*	1.5*	2.3*
19–30 y	1,000*	45*	**1,300**	3*	**290**	**9**	**310**	2.6*	**50**	**700**	**70**	**12**	5.1*	1.5*	2.3*
31–50 y	1,000*	45*	**1,300**	3*	**290**	**9**	**320**	2.6*	**50**	**700**	**70**	**12**	5.1*	1.5*	2.3*

NOTA: Esta tabla presenta la Recomendación Dietética Admitida (RDA) en **negrita** y la Ingesta adecuada (AI) identificada por un asterisco (*).
FUENTES: *Ingesta Dietaria de Referencia para Calcio, Fósforo, Magnesio y Flúor* (1997); *Ingesta Dietaria de Referencia para Selenio* (2000); *Ingesta Dietaria de Referencia para Arsénico, Boro, Cromo, Cobre, Iodo, Hierro, Manganeso, Molibdeno, Niquel, Silicio, Vanadio y Zinc* (2001); *e Ingesta Dietaria de Referencia para Agua, Potasio, Sodio, Cloro y Sulfato* (2004). Este reporte puede ser obtenido en http://www.nap.edu.

Ingesta Dietaria de Referencia (DRI): Macronutrientes

Food and Nutrition Board, Institute of Medicine, National Academies

Grupo etario	Agua [a] total (L/d)	Carbohidratos (g/d)	Fibra total (g/d)	Grasa (g/d)	Ác. Linoleico (g/d)	Ác. α-Linoleico (g/d)	Proteína [b] (g/d)
Lactantes							
0–6 m	0.7*	60*	ND	31*	4.4*	0.5*	9.1*
7–12 m	0.8*	95*	ND	30*	4.6*	0.5*	**13.5**
Niños							
1–3 a	1.3*	**130**	19*	ND	7*	0.7*	**13**
4–8 a	1.7*	**130**	25*	ND	10*	0.9*	**19**
Varones							
9–13 a	2.4*	**130**	31*	ND	12*	1.2*	**34**
14–18 a	3.3*	**130**	38*	ND	16*	1.6*	**52**
19–30 a	3.7*	**130**	38*	ND	17*	1.6*	**56**
31–50 a	3.7*	**130**	38*	ND	17*	1.6*	**56**
51–70 a	3.7*	**130**	30*	ND	14*	1.6*	**56**
> 70 a	3.7*	**130**	30*	ND	14*	1.6*	**56**
Mujeres							
9–13 a	2.1*	**130**	26*	ND	10*	1.0*	**34**
14–18 a	2.3*	**130**	26*	ND	11*	1.1*	**46**
19–30 a	2.7*	**130**	25*	ND	12*	1.1*	**46**
31–50 a	2.7*	**130**	25*	ND	12*	1.1*	**46**
51–70 a	2.7*	**130**	21*	ND	11*	1.1*	**46**
> 70 a	2.7*	**130**	21*	ND	11*	1.1*	**46**
Embarazo							
14–18 a	3.0*	**175**	28*	ND	13*	1.4*	**71**
19–30 a	3.0*	**175**	28*	ND	13*	1.4*	**71**
31–50 a	3.0*	**175**	28*	ND	13*	1.4*	**71**
Lactancia							
14–18 a	3.8*	**210**	29*	ND	13*	1.3*	**71**
19–30 a	3.8*	**210**	29*	ND	13*	1.3*	**71**
31–50 a	3.8*	**210**	29*	ND	13*	1.3*	**71**

NOTA: Esta tabla presenta la Recomendación Dietética Admitida (RDA) en **negrita** y la Ingesta adecuada (AI) identificada por un asterisco (*).

[a] *El Agua Total incluye el agua contenida en los alimentos y bebidas.*

[b] *Basado en 1,5 g/k/día para lactantes, 1,1 g/k/día para 1 a 3 año, 0,95 g/k/día para 4 a 13 años, 0,8 g/k/día para adultos y 1,1 g/k/día para mujeres embarazadas y durante la lactancia.*

FUENTE: *Ingesta Dietaria de Referencia para Energía, Carbohidratos, Fibra, Grasa, Ácidos Grasos, Colesterol, Proteína y Aminoácidos* (2002).

Anexo 4

Recomendaciones energéticas

Niños de 0 a 12 meses de edad

Edad (meses)	Todos	Lactantes	1985	Dif. % (1985) Todos	Lactantes
0-1	460	430	519	-11	-17
1-2	430	405	485	-11	-16
2-3	395	380	456	-13	-17
3-4	345	330	431	-20	-23
4-5	345	330	414	-17	-20
5-6	340	330	404	-16	-18
6-7	330	320	397	-17	-19
7-8	330	320	395	-16	-19
8-9	330	320	397	-17	-19
9-10	335	325	414	-19	-21
10-11	335	325	418	-20	-22
11-12	335	330	437	-23	-24

Los requerimientos energéticos se encuentran expresados en kJ/k/día. *Report of a Joint FAO/ WHO/UNU Expert Consulation. FAO Food and Nutrition Technical Report Series N° 1. Rome: Food and Agriculture Organization, 2004*

Niños y adolescentes

Años	Nuevo	Niños	1985	Diferencia	Nuevo	Niñas	1985	
Edad	kJ/kg/d	kcal/kg/d	kJ/kg/d		kJ/kg/d	kcal/kg/d	kJ/kg/d	kcal/kg/d
1-2	345	82.4	439	-21.4	335	80.1	439	-23.7
2-3	350	83.6	418	-16.3	337	80.6	418	-19.4
3-4	334	79.7	397	-15.9	320	76.5	397	-19.4
4-5	322	76.8	397	-18.9	309	73.9	397	-22.2
5-6	312	74.5	377	-17.2	299	71.5	356	-16.0
6-7	303	72.5	377	-19.6	290	69.3	356	-18.5
7-8	295	70.5	326	-9.5	279	66.7	280	-0.4
8-9	287	68.5	326	-12.0	267	63.8	280	-4.6
9-10	279	66.6	326	-14.4	254	60.8	280	-9.3
10-11	270	64.6	267	1.1	242	57.8	227	6.6
11-12	261	62.4	267	-2.2	229	54.8	227	0.9
12-13	252	60.2	228	10.5	217	52.0	189	14.8
13-14	242	57.9	228	6.1	206	49.3	189	9.0
14-15	233	55.7	200	16.5	197	47.0	173	13.9
15-16	224	53.4	200	12.0	189	45.3	173	9.2
16-17	216	51.6	186	16.1	186	44.4	167	11.4
17-18	210	50.3	186	12.9	185	44.1	167	10.8

Report of a Joint FAO/WHO/UNU Expert Consulation. FAO Food and Nutrition Technical Report Series N° 1. Rome: Food and Agriculture Organization, 2004

Anexo 5

Fórmulas de Inicio
Composición química cada 100 ml
de fórmula reconstituída

(ver tabla al dorso)

Fórmula	Reconst.	Calorías	H. de C. (g)	Proteínas (g)	Grasas (g)	Fe (mg)	Ca (mg)	Zn (mg)	Na (mg)	Tipo de nutriente			Laboratorio
										H. de C.	Proteínas	Grasas	
Crecer 1	Líquida	68,4	7,1	1,5	3,7	1,2	55,5	0,6	22	33% lactosa 17% monosacáridos 50% oligo y polisacáridos Adicionada con FOS	25% prot. de suero 75% caseína	50% grasa láctea 15% ac. de coco 15% ac. de soja 20% ac. alto oleico	La Serenísima®
Nan 1	13,2% Líquida	67	7,6	1,5	3,4	0,8	42	0,5	16	100% lactosa	60% prot. de suero 40% caseína	100% ac. vegetales	Nestlé®
Nidina 1	13,3%	67	7,38	1,73	3,39	0,8	63	0,5	25	Lactosa Sacarosa Maltodextrina	23% prot. de suero 77% caseína	100% ac. vegetales	Nestlé®
Nutrilón Premium 1 con Prebióticos	13,8% Líquida	66	7,5	1,5	3,3	0,8	56	0,5	18	100% lactosa adicionada con FOS y GOS	60% prot. de suero 40% caseína	98% ac. vegetales (coco, canola, palma, maíz) 2% grasa láctea	Nutricia-Bagó®
Sancor Bebé 1	13,5% Líquida	69,4	7,4	1,5	3,8	1,2	50	0,5	20	90% lactosa 10% maltodextrina	60% prot. de suero 40% caseína	80% grasa láctea 20%ac. vegetal	Sancor®
Vital Infantil 1	13,5% Líquida	70	7,3	1,6	3,8	0,8	70	0,6	25	80% lactosa 20% maltodextrina	20% prot.de suero 80% caseína	30% grasa láctea 70% ac. vegetal (maíz, canola, lard)	Nutricia-Bagó®

Anexo 6

Fórmulas de Continuación Composición química cada 100 ml de fórmula reconstituída

(ver tabla al dorso)

Fórmula	Reconst.	Calorías	H. de C. (g)	Proteínas (g)	Grasas (g)	Fe (mg)	Ca (mg)	Zn (mg)	Na (mg)	Tipo de nutriente			Laboratorio
										H.deC.	Prot.	Grasas	
Crecer 2	Líquida	66	6,2	2,2	2,9	1,2	82,5	0,6	35,7	40% lactosa 60% sacarosa	22% prot.de suero 78% caseína	75% grasa láctea 25% ac. vegetales (girasol alto oleico, soja, coco)	La Serenísima®
Nan 2	13,6%	67	7,8	2,2	2,9	1,1	80	0,5	33	75% lactosa 25% maltodextrina	100% caseína	80% grasa láctea 20% ac. vegetales	Nestlé®
	Líquida									100% lactosa			
Nidina 2	14,1%	67	7,2	2,7	3,03	1,1	101	0,8	39	56% lactosa 28% sacarosa 16% maltodextrina	23% prot. de suero 77% caseína	80% grasa láctea 20% ac. vegetales	Nestlé®
Nutrilón Premium 2 con Prebióticos	15,8% Líquida	71	8,6	2,4	3	1,2	94	0,7	42	50% lactosa 50% maltodextrina Adicionada con FOS y GOS	20% prot. de suero 80% caseína	71% grasa láctea 29% ac. maíz	Nutricia-Bagó®
Sancor Bebé 2	14,3% Líquida	70	7,6	2,2	3,4	1,2	88	0,56	42	47% lactosa 24% maltodextrina 29% sacarosa	20% prot. de suero 80% caseína	80% grasa láctea 20%ac. vegetal	Sancor®
Vital Infantil 2	15% Líquida	73	8,4	2,4	3,3	1,2	107	0,7	42	55% lactosa 25% maltodextrina 20% sacarosa	20% prot.de suero 80% caseína	46% grasa láctea 54% ac. vegetal (maíz, coco)	Nutricia-Bagó®

Anexo 7

Fórmulas para niños mayores
Composición química cada 100 ml
de fórmula reconstituída

(ver tabla al dorso)

Fórmula	Reconst.	Calorías	H. de C. (g)	Proteínas (g)	Grasas (g)	Fe (mg)	Ca (mg)	Zn (mg)	Na (mg)	Tipo de nutriente			Laboratorio
										H. de C.	Prot.	Grasas	
Crecer 3 Plus	Líquida	80	10	3,3	3,3	1,5	140	1	S/D	S/D	S/D	S/D	La Serenísima®
Nutrilón Premium 3 con Prebióticos	17,4%	78,6	9,6	2,6	3,2	1,4	99	1,2	47	50% lactosa 50% maltodextrina Adicionada con FOS y GOS	20% prot. de suero 80% caseína	73% grasa láctea 27% ac. maíz	Nutricia-Bagó®
Sancor Bebé 3	15% Líquida	68,9	7,6	2,8	3	0,8	120	0,4	36	100% lactosa	60% prot. de suero 40% caseína	80% grasa láctea 20% ac. vegetal	Sancor®
Vital Infantil 3	17%	81	10,1	2,6	3,4	1,4	98,6	1,2	42,5	59% lactosa 21% maltodextrina 20% sacarosa	20% prot.de suero 80% caseína	7% grasa láctea 30% ac. vegetal (maíz, coco)	Nutricia-Bagó®
Nido Crecimiento 1+ con Prebio 1	14,4%	66	7,3	2,6	2,8	1	119,6	0,8	37,6	Adicionada con inulina y FOS	20% prot.de suero 80% caseína	Grasa láctea Ac. vegetales	Nestlé®
Nido Crecimiento 3+ con Prebio 3	14,4%	81	6,4	3,04	3,4	1	160	0,8	42,4	Adicionada con inulina y FOS	20% prot.de suero 80% caseína	Grasa láctea Ac. vegetales	Nestlé®
Nido Crecimiento 6+ con Calci-N	13%	55,2	6,3	3,4	1,8	0,9	200 (adicionado con concentrado de Ca proveniente de la leche)	0,7	48	Lactosa Azúcar Miel Jarabe de glucosa	20% prot.de suero 80% caseína	Grasa láctea Ac. vegetales	Nestlé

Anexo 8

Fórmulas especiales
Composición química cada 100 g de polvo

(ver tabla al dorso)

Fórmula	Reconst.	Calorías	H. de C. (g)	Prot. (g)	Grasas (g)	Na (mg)	Tipo de nutriente			Laboratorio
							H. de C.	Prot.	Grasas	
Sin Lactosa										
L-K Infantil	15%	484	51	16	24	280	80% maltodextrina 20%glucosa	Caseinato de calcio	59% ac. maíz 41% ac. coco	Nutricia-Bagó®
Nan sin Lactosa	13,3%	503	56,7	12	25	169	100% maltodextrina	40% caseína 60% suero	100% ac. vegetales	Nestlé®
Con proteínas de soja										
Nutrilón Soja	12,7%	522	52,7	14,2	28,3	142	100% maltodextrina	100% prot. aislada de soja	Aceite de palma, canola, girasol y coco	Nutricia-Bagó®
Nan Soya	13,3%	503	55,6	14,2	24,8	172	100% maltodextrina	100% prot. aislada de soja	100% ac.vegetales	Nestlé®
Con proteínas hidrolizadas										
Kas 1000	13,5%	485	51	16,2	25	400	100% maltodextrina	100% caseinato de sodio hidrolizado	53% ac. maíz 47% TCM	Nutricia-Bagó®
Pregestimil	12,7	500	51,1	14	28,1	237	100% polímeros de glucosa	100% caseína hidrolizada	100% ac. vegetales	Mead Johnson®
Nan HA	13%	511	56,5	12,2	26	122	70% lactosa 30% maltodextrina	100% prot. aislada de soja	100% ac.vegetales	Nestlé®
Elementales										
Neocate	15%	475	54	13	23	120	Monosacáridos	aminoácidos	95% TCL 5% TCM	SHS®
Neocate Advance	15%	400	58,5	10	14	240	Monosacáridos	aminoácidos	65% TCL 35% TCM	SHS®
Módulos enterales										
Teceeme	-	794/100 cc	-	-	100/100 cc		-	-	TCM	Nutricia-Bagó®
Nutrosa	5-10%	364	91	-	-	-	Monohidrato de glucosa	-	-	Nutricia-Bagó®
Polimerosa	5-10%	380	95	-	-	-	Maltodextrina	-	-	Nutricia-Bagó®
Secalbum	-	360	-	85/90	-	45	-	Caseinato de calcio	-	Nutricia-Bagó®
Bifidosa	5-10%	387	96,8	-	-	-	10% lactulosa 60% lactosa 20% maltodextrina 26% glucosa	-	-	Nutricia-Bagó®

Índice alfabético

Números y símbolos

A

B

C

F

G

H

I

K

L

Q

R

S